DR. KEVIN LAU D.C.

PROGRAM PENCEGAHAN DAN PENYEMBUHAN

SKOLIOSIS

UNTUK ANDA

EDISI KE EMPAT – REVISI DAN BAB BARU

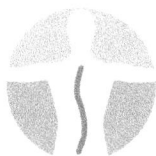

KESEHATAN DI
TANGAN ANDA

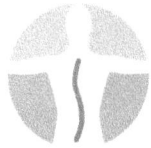

KESEHATAN DI TANGAN ANDA

Edisi Ketiga

Hak Cipta © 2011 oleh Kesehatan di Tangan Anda Pte Ltd.

Edisi Pertama dicetak tahun 2010

Desain Sampul oleh Nigel O'Brien

Desain Buku oleh Gisele Malenfant

Hak Cipta Dilindungi.

Dr. Kevin Lau

302 Orchard Road #10-02A,

Tong Building (Rolex Centre),

Singapura 238862

Untuk informasi lebih lanjut tentang
DVD Latihan, Buku Audio dan Aplikasi *ScolioTrack* untuk *iPhone*, kunjungi:

www.HIYH.info
atau
www.ScolioTrack.com

ISBN: 9789810994525

Sangkalan

Informasi yang terkandung dalam buku ini untuk tujuan pendidikan belaka. Hal ini tidak dimaksudkan untuk digunakan sebagai cara mendiagnosa atau mengobati suatu penyakit, dan bukan merupakan pengganti atau resep untuk saran medis, intervensi, atau pengobatan yang sebenarnya. Setiap konsekuensi dari penerapan informasi ini merupakan tanggung jawab pembaca. Baik penulis maupun penerbit akan bertanggung jawab atas segala kerugian yang disebabkan atau diduga disebabkan oleh penerapan informasi dalam buku ini. Individu yang diketahui atau diduga mengalami masalah kesehatan sangat dianjurkan untuk berkonsultasi dengan ahli kesehatan bersertifikat sebelum menerapkan protokol apa pun dalam buku ini.

"Saya sangat menganjurkan program skoliosis alami dari dr. Lau sebagai pilihan yang lebih efektif dan lebih aman dibandingkan dengan operasi dan program biasa yang umumnya dianjurkan. Saya sangat terkesan setelah melihat hasilnya! Menurut saya, setiap ahli tulang belakang membutuhkan informasi ini."

— *Dokter Alan Kwan, D.O. Direktur Medis*

"Sebagai dokter bedah Ortopedi, saya biasanya merekomendasikan pembedahan sebagai pilihan terakhir. Kebanyakan penderita skoliosis tidak memenuhi parameter untuk menjalani operasi dan harus mencari langkah-langkah yang lebih konservatif. Program dr. Lau merupakan pilihan aman, tanpa rasa sakit dan bermanfaat bagi para pasien skoliosis. Saya ingin merekomendasikan Anda agar mencoba program penyembuhan skoliosis tanpa bedah dari dr. Lau."

— *Dokter Gul Keng, M.D. Ahli Bedah Ortopedi*

"Dokter Kevin Lau menyajikan fakta dalam urutan logis dan masuk akal. Saya mengakui bahwa kiat-kiatnya mudah diikuti dan tidak merepotkan. Saya tidak perlu menghabiskan waktu, tenaga, dan uang untuk melakukan rekacipta ulang diet saya, kecuali hanya harus lebih berhati-hati dengan porsi dan asupan nutrisi saya. Ia benar bahwa melakukan diet tidak harus selalu membuat kantong menjadi kosong. Oleh karena itu, terima kasih dr. Lau atas wawasan kesehatan yang sangat berharga dan bijaksana yang telah diberikan kepada pembaca seperti saya."

— *Wendy Y.*

"Awalnya, saya sungguh meragukan program skoliosis dari dr. Lau, takut akan lemak dalam dietnya. Namun, saya coba juga. Setelah sekitar empat minggu menjalankan diet baru, saya mulai merasakan manfaatnya. Tingkat energi saya bertambah dan nyeri di punggung menghilang. Kini saya bisa tidur semalaman tanpa terbangun, tidak lagi mengidamkan coklat atau kue keju, saya merasa sangat baik dan berat badan saya berkurang tiga kilo gram bahkan tanpa melakukan apa pun."

— *Isla W.*

"Sakit punggung telah mengganggu saya selama lebih dari dua puluh tahun. Saya kira penyebabnya adalah postur yang buruk atau terkait dengan pekerjaan. Akupuntur dan pijat hanya memberikan manfaat sementara. Saya memulai pengobatan dengan dr. Kevin Lau, enam bulan setelah melakukan X-Ray. Hasilnya sungguh jauh dari apa yang saya bayangkan, 8 derajat di bagian dada dan 12 derajat di bagian pinggang dan satu senti meter lebih tinggi."

— Lucy K.

"Dokter Lau adalah seorang pria baik hati yang memahami masalah dan rasa sakit yang diderita oleh pasiennya. Ia mencurahkan hati dan jiwanya dalam mengobati pasiennya. Ia menunjukkan perhatian dan terus memantau perkembangan pasien. Setelah program dr. Lau, saya menyadari bahwa masalah punggung dan kesehatan saya kian membaik. Kondisi saya secara keseluruhan telah membaik. Akhirnya, saya menemukan seseorang yang dapat membantu saya dalam meringankan masalah punggung saya."

— Christie C.

"Bagi saya, seluruh pengalaman pengobatan ini jauh lebih berarti daripada hasil pelurusan lima belas derajat pada tulang belakang saya. Saya merasa diberkati dalam banyak hal dan belajar meyakini bahwa selalu ada solusi di mana pun untuk masalah apa pun. Dengan perkiraan umum bahwa skoliosis pada orang dewasa memburuk sebesar satu derajat setiap tahun, maka hasil pelurusan itu mungkin telah menyelamatkan saya selama lima belas tahun … kalau pun belum cukup, dengan tulus saya bersyukur untuk itu."

— Cher C.

"Akhirnya! Saya benar-benar sehat dan bebas dari rasa sakit. Dokter Lau menawarkan pengetahuan yang memungkinkan saya mempertahankan kesehatan dan kesejahteraan yang tidak pernah saya bayangkan bakal terjadi. "

— Alisa L.

"Bahkan, yang lebih mengesankan adalah bahwa dr. Lau meminta hasil pasca-terapi ronsen saya yang menunjukkan bahwa saya mengalami degenerasi cakram tulang belakang. Saya sangat terkesan dengan program dr. Lau. Saya memang ragu pada awalnya, tetapi hasil yang saya capai membuat saya percaya! Terima kasih, dr. Lau!"

— Andre Z.

Tentang Penulis

Seorang lulusan dari Universitas RMIT di Melbourne, Australia dan Clayton College di Alabama, Amerika, dr. Kevin Lau D.C. menggabungkan pendidikan universitas dengan praktek pengobatan dan pencegahan alami selama bertahun-tahun. Pendekatannya meliputi pengobatan holistik tubuh, pikiran dan jiwa.

Setelah memberikan konsultasi kepada ratusan pasien yang terdiagnosis skoliosis dan sejumlah penyakit lainnya, dr. Lau menemukan penelitian baru yang tidak diragukan lagi memberikan manfaat nyata bagi pengobatan skoliosis tanpa bedah.

Sebagai orang yang benar-benar percaya dengan ideologi bahwa kesehatan dan penyakit berada dalam kendali kita, landasan utama dr. Lau berasal dari pengalaman hidupnya sendiri. Pasiennya berasal dari segala lapisan sosial dan usia, mulai dari anak-anak sampai orang tua sembilan puluh tahun. Dokter Lau menerima Penghargaan sebagai Penyedia Perawatan Kesehatan Terbaik (*Best Health-care Provider Award*) dari koran ternama di Singapura, *Straits Time Newspaper*.

Dari perjalanan karir dan berdasarkan pengalamannya, dr. Lau memperoleh keahlian khusus dalam menangani pasien penderita skoliosis, diabetes, depresi, osteoartritis, tekanan darah tinggi/hipertensi, masalah kesehatan jantung, sakit leher dan punggung bagian bawah kronis, kelelahan kronis, dan beberapa "penyakit modern" lainnya. Dokter Lau percaya bahwa obat terbaik di dunia berasal langsung dari alam dan tidak dapat diproduksi dan dipasarkan secara massal melalui laboratorium.

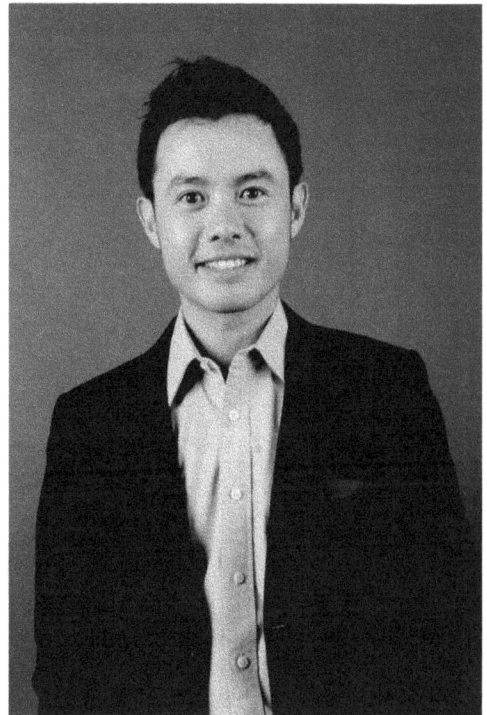

SOSORT

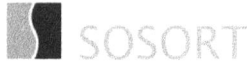

MASYARAKAT INTERNASIONAL UNTUK ORTOPEDIK DAN TERAPI REHABILITASI SKOLIOSIS

Sebagai pengakuan atas sumbangsihnya
dalam perawatan dan terapi konservatif skoliosis,

Kevin LAU, DC,
Singapura

Dengan ini menyatakan
Anggota Asosiasi SOSORT tahun 2012

Stefano Negrini, MD,
Presiden, Itali

Patrick Knott, PhD, PA-C,
Sekretaris Jenderal

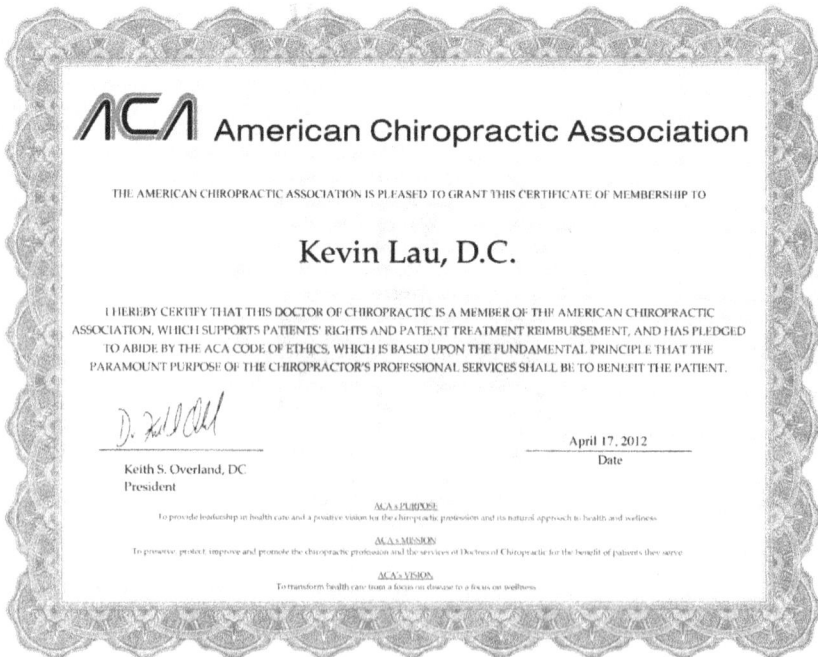

ACA American Chiropractic Association

THE AMERICAN CHIROPRACTIC ASSOCIATION IS PLEASED TO GRANT THIS CERTIFICATE OF MEMBERSHIP TO

Kevin Lau, D.C.

I HEREBY CERTIFY THAT THIS DOCTOR OF CHIROPRACTIC IS A MEMBER OF THE AMERICAN CHIROPRACTIC ASSOCIATION, WHICH SUPPORTS PATIENTS' RIGHTS AND PATIENT TREATMENT REIMBURSEMENT, AND HAS PLEDGED TO ABIDE BY THE ACA CODE OF ETHICS, WHICH IS BASED UPON THE FUNDAMENTAL PRINCIPLE THAT THE PARAMOUNT PURPOSE OF THE CHIROPRACTOR'S PROFESSIONAL SERVICES SHALL BE TO BENEFIT THE PATIENT.

Keith S. Overland, DC
President

April 17, 2012
Date

ACA's PURPOSE
To provide leadership in health care and a positive vision for the chiropractic profession and its natural approach to health and wellness

ACA's MISSION
To preserve, protect, improve and promote the chiropractic profession and the services of Doctors of Chiropractic for the benefit of patients they serve

ACA's VISION
To transform health care from a focus on disease to a focus on wellness

Dia termasuk salah satu anggota "Masyarakat Internasional untuk Ortopedik Skoliosis dan Terapi Rehabilitasi" (SOSORT), pelopor internasional dalam hal pengobatan konservatif terhadap kelainan bentuk tulang belakang, juga anggota Asosiasi Kiropraktek Amerika (American Association of Chiropractic, ACA), asosiasi profesional terbesar di AS.

Kisah Saya

Bertumbuh dan menjalani hidup sehat dan bahagia, membuat saya mengabaikan tantangan-tantangan yang kelak menjadi penyebab masalah kesehatan saya. Ketika berumur empat belas tahun, saya mulai bekerja di sebuah gerai makanan cepat saji, tempat saya mencari nafkah hanya dari burger dan keripik kentang secara teratur. Saya minum banyak sekali soda dan susu kocok selayaknya meminum air putih, tetapi makan dan minum apa pun, berat badan saya tidak pernah bertambah satu ons pun. Jerawat jelek mulai timbul di wajah saya. Rasanya sangat mencemaskan, sehingga saya mulai mencoba setiap produk pencuci muka, termasuk banyak losion dan krim.

Kemudian, ketika saya pindah antar negara bagian untuk belajar kiropraktek, kesehatan saya benar-benar merosot, dari buruk menjadi jauh lebih buruk lagi. Pada usia 21 tahun, saya mulai sakit secara kronis dan tertekan secara klinis!

Karena jauh dari masakan ibu, saya mengkonsumsi makanan siap-saji instan dan makanan kaleng apa pun asalkan bisa mengisi perut saya dalam situasi ketatnya anggaran belanja. Saya masih ingat ketika pertama kali pergi ke pasar swalayan, bagian buah dan sayuran saya abaikan dan langsung menuju mie instan, sereal penuh-gula dan camilan sarapan. Akibatnya, perlahan-lahan kulit saya mulai memburuk, tetapi saat itu saya tidak memikirkan hubungan antara makanan dan kesehatan. Akhirnya, jerawat saya kian parah sehingga saya mendatangi dokter medis yang segera meresepkan antibiotika.

Antibiotika memang membantu awalnya, namun tetap harus saya gunakan, jika tidak, kulit saya memburuk lagi. Beberapa tahun dengan ketergantungan terus-menerus pada antibiotika telah meninggalkan bekas luka permanen dan banyak masalah pencernaan. Saya selalu merasa letih dan lesu, dan merasa ingin tidur sepanjang hari. Pada dasarnya, saya mengetahui ada yang salah dengan sistem tubuh saya. Konsentrasi dan ingatan memburuk: prestasi turun dari mahasiswa A menjadi B, dan akhirnya C. Memandang kembali ke masa itu dan mengambil hikmahnya, saya kini memahami bahwa sebagian besar masalah saya terjadi karena kenaifan dan kurangnya pemahaman saya akan prinsip-prinsip dasar gizi. Antibiotika hanya mengobati gejala jerawat tetapi gagal menghilangkan penyebabnya, yakni pola makan yang buruk.

Kemudian, satu hal dramatis terjadi. Suatu hari, saya "terbangun" dan mendapatkan pencerahan yang sebenarnya. Ini menandai titik balik dalam kehidupan saya, ketika saya memutuskan untuk sama sekali menghentikan semua obat resep dan mulai giat membaca tentang kesehatan alami.

Saya membaca banyak pustaka pada titik ini, dan mulai menyadari bahwa segala yang telah saya lakukan hingga saat itu praktis membuka jalan bagi satu kemungkinan dampak, yaitu keracunan fungsi metabolis normal secara perlahan. Ternyata, saya berbalik menjadi musuh terburuk bagi diri sendiri. Ceroboh mengkonsumsi sangat banyak lemak jahat, gula, dan ramuan farmasi, ditambah dengan kerasnya kehidupan sekolah, telah mulai meninggalkan dampak buruk pada pikiran dan tubuh saya, dan lambat-laun menyeret saya ke dalam arus penyakit dan depresi.

Anda bisa menyebutnya momen pembalasan. Saya berada di persimpangan besar kehidupan ketika baru saja menyelesaikan studi dan mulai memenuhi panggilan utama saya: mempelajari cara membangun kembali tubuh dan memperoleh kembali kesehatan saya sedikit demi sedikit melalui upaya konsisten dan pertimbangan matang. Pernah saya berkata pada diri sendiri, bagaimana bisa saya berpraktek sebagai profesional kesehatan kalau saya sendiri tidak sehat?

Sejak saat itu, saya menjadi contoh hidup bagi para pasien saya. Mereka yang sangat memikat saya adalah pasien penderita skoliosis, karena pengobatan modern gagal menangani kondisi ini secara efektif. Hasil bersama para pasien ini kadang kala begitu mengejutkan sehingga saya pun yakin akan metodologi saya sendiri. Hampir secara naluriah saya menyadari bahwa saya membawa sesuatu yang besar; sesuatu yang menjanjikan kesehatan dan pengharapan bagi ribuan pasien skoliosis di seluruh dunia.

Kini, sebagai ahli kiropraktek dan nutrisinis, saya lebih yakin daripada sebelumnya bahwa skoliosis sungguh bisa diobati dan disembuhkan. Mungkin skoliosis pernah menjadi salah satu penyakit paling sulit dan paling misterius, namun kini, dengan penerapan prinsip gizi yang telah saya padukan, skoliosis dapat ditangani dan perkembangan kondisinya bisa berbalik. Saya sungguh memahami dari studi saya tentang ilmu nutrisi bahwa makanan sendiri memiliki khasiat manjur untuk menyembuhkan bukan hanya skoliosis, melainkan juga banyak penyakit lainnya.

Seiring perjalanan waktu, saya praktis membaca hampir setiap karya tulis menyangkut cara penyembuhan tradisional dan alternatif. Beberapa literatur ini sangat menginspirasi dan mendalam; beberapa malah bertentangan dan membingungkan. Meskipun demikian, karena berkomitmen terhadap reformasi total, saya mengawali perubahan kecil namun berarti dalam pola makan dan gaya hidup saya.

Sebagai pasien bagi diri sendiri, saya mulai makan sebatas makanan vegetarian dan mengkonsumsi 10 sampai 20 suplemen sintetis dalam sehari sambil secara drastis mengurangi asupan gula, makanan olahan dan lemak. Saya mencoba banyak hal selama tahap ini dengan hasil bervariasi. Saya juga mencoba hal-hal aneh mulai dari penyembuhan spiritual sampai terapi kolon. Saya terjebak dalam rutinitas ini selama beberapa tahun untuk menemukan kesehatan yang sesungguhnya.

Anehnya, meskipun merasa kehabisan tenaga, depresi, dan sangat lelah pada saat itu, saya tetap mengusahakan apa pun demi kesehatan, melakukan apa saja yang dianggap buruk menurut pandangan umum, seperti mengurangi lemak, makan sedikit daging dan lebih banyak sayur. Namun, saya tidak sepenuhnya puas dengan kemajuan (atau malah kemunduran) saya. Hasilnya tidak sesuai harapan. Segalanya tidak menghasilkan momentum sebagaimana harapan saya.

Setelah makan, saya masih merasa lelah, tidak jelas secara mental, dan kembung. Masalah pencernaan tidak berhenti mengganggu sampai akhirnya makanan menjadi musuh saya. Ketika memulai satu mata kuliah tingkat master dalam Nutrisi Holistik, saya merasa terinspirasi dan sangat terpengaruh oleh karya dan tulisan para pelopor nutrisi seperti dr. Weston Price, dr. Joseph Mercola dan Bill Wolcott. Saya mengagumi penulis lainnya yang sembuh melalui terapi nutrisi untuk penyakit yang tidak bisa disembuhkan dengan obat-obatan dan operasi konvensional, seperti Gillian McKeith, presenter televisi dan penulis *You Are What You Eat*, Mike Adams dari NaturalNew.com dan Jordan Rubin, penulis *The Makers Diet*.

Secara bertahap, melalui ajaran mereka, saya belajar memadukan semua makanan ke dalam diet saya dan mulai makan dengan benar sesuai Tipe Metabolik saya, dan beralih ke makanan yang mengandung banyak probiotik yang dipersiapkan secara tradisional seperti yogurt dan kefir.

Karena memperoleh pengetahuan yang lebih dalam tentang hal-hal mendasar ini, saya menemukan bahwa secara genetik saya "diprogram" sebagai orang bertipe protein, sehingga terlalu mementingkan suplemen sintetis tidak akan membantu. Memang, ini hanya membuat kesehatan saya kian buruk. Sejak itu, walaupun ada banyak promosi pemasaran oleh produsen makanan dan suplemen, saya belajar membaca dan mendengarkan tubuh saya.

Saya memahami pentingnya mengurangi biji-bijian dan gula dari makanan saya dan mulai menyantap lebih banyak protein dan lemak. Akhirnya, dengan semua ini, saya memahami arti satu pepatah terkenal, "Makanan seseorang bisa menjadi racun bagi orang lain."

Pelan tetapi pasti, dengan memasukkan perubahan baru dalam pola makan, kesehatan saya berangsur-angsur normal dan mulai meningkat. Makan tidak lagi membuat saya merasa lelah, mengantuk atau pusing kepala. Sebaliknya, saya mulai merasa terisi dan penuh dengan energi, ketenangan, dan kejelasan mental yang luar biasa.

Didorong oleh pengalaman ini, akhirnya saya memutuskan untuk mengabdikan karya dalam hidup saya demi menyelidiki, menghimpun, dan berbagi wawasan lebih dalam tentang gizi, penyakit, kesehatan dan penyembuhan dengan pasien yang bersusah payah mendatangi saya dari jauh untuk berkosultasi.

Salam sehat selalu,

Dokter Kevin Lau D.C.

Ucapan Terimakasih

Buku ini didedikasikan kepada keluarga dan pasien saya, yang mencintai, mendukung, dan memberi inspirasi untuk menyusun sebuah pemahaman yang lebih baik tentang cara kerja tulang belakang dan kesehatan secara optimal.

Ucapan Terimakasih dan Pujian Tambahan

Nigel O'Brien (Desainer Grafis, Inggris) - Yang tanpa lelah mengerjakan sampul depan dan belakang agar menjadi lain dari yang lain.

Gisele Malenfant (Desainer Grafis, Kanada) - Atas perancangan tata letak buku secara keseluruhan dan berbagai masukan untuk membuat buku ini lebih mudah dibaca dan terlihat lebih artistik.

Kathy Bruins (Editor, Amerika Serikat) - Atas komitmennya yang kuat terhadap kualitas, dan perhatian secara terperinci tanpa henti.

Jacqueline Briggs (Ilustrator, Amerika Serikat) - Atas ilustrasinya yang luar biasa di dalam buku dan membantu saya menyampaikan gagasan melalui kekuatan gambar.

Darren Stephen Lim dan Jason Chee (Pelatih Pribadi, Singapura) - Karena mendemostrasikan latihan-latihan yang terkandung dalam buku ini dan membuatnya lebih mudah dipahami oleh pembaca secara visual.

Jericho Soh Chee Loon (Fotografer) - Atas pengambilan Gambar latihan secara profesional.

Nurmianti (Penerjemah, Indonesia) - Atas kerja keras dalam menyelesaikan penerjemahan buku ini ke dalam bahasa Indonesia. Tetap semangat dan semakin lebih baik untuk kedepannya.

Firmo Inosensi Saka (Editor, Indonesia) - Atas ketelitiannya dalam memeriksa dan mengedit naskah buku.

Saya juga ingin berterimakasih kepada semua ilmuwan dan dokter yang berdedikasi yang telah menginspirasi saya melalui karya mereka dan memberikan kontribusi terhadap karya saya sendiri.

Kiat untuk Membaca dan Membuat Program Pembenahan Skoliosis Anda Sendiri

Banyak sekali informasi yang tersimpan dalam setiap halaman buku ini! Anda tidak akan sabar lagi untuk mendapat banyak jawaban atas penyakit skoliosis Anda – namun demikian, Anda mungkin akan kewalahan dengan segala hal yang ingin Anda ketahui dan lakukan ketika memulai program ini. Jangan kuatir, Anda akan memperoleh hasilnya apabila mengikuti evaluasi diri dan petunjuk langkah demi langkah pada akhir buku ini, yang terbagi menjadi tingkat pemula dan tingkat lanjutan.

Saya sarankan membaca buku secara menyeluruh, menandai dan mencatat ide dan tindakan yang dianggap penting. Kolom kosong yang ada di samping setiap halaman disediakan untuk catatan pribadi ini. Kemudian, setelah menyelesaikan buku ini dan memulai program diet dan latihan, kembalilah dan tandai dengan warna yang berbeda, karena Anda akan menemukan sudut pandang yang berbeda.

"*Di dalam mulut orang bodoh ada rotan untuk punggungnya, tetapi orang bijak dipelihara oleh bibirnya.*"

— **Amsal 14:3**

Daftar Isi

Bagian 1 – Apa yang Kita Ketahui tentang Skoliosis Saat ini

Bagian 2 – Program Nutrisi untuk Kesehatan dan Skoliosis

Bagian 3 – Latihan Korektif untuk Skoliosis

Bagian 1

Apa yang Kita Ketahui Tentang Skoliosis Saat ini

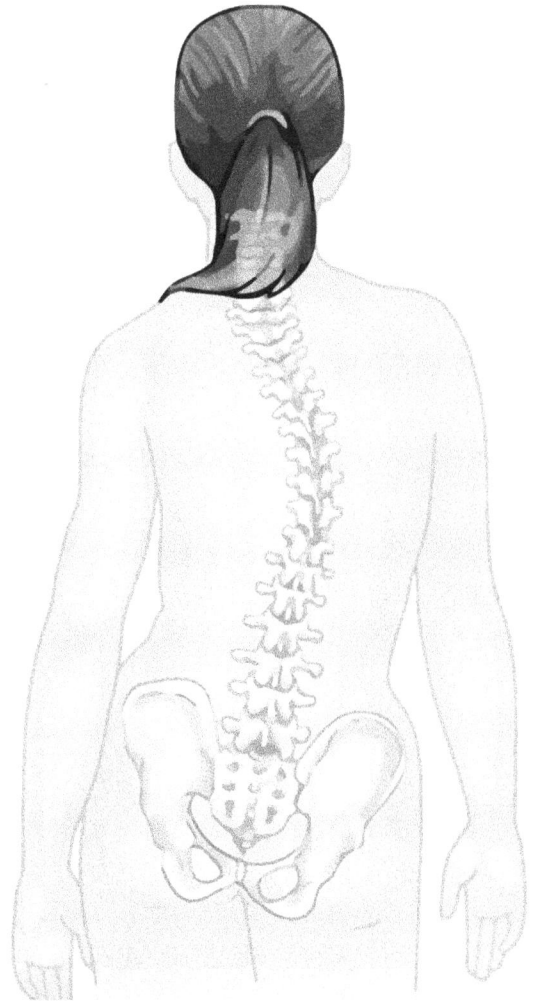

Masa Depan Pengobatan Skoliosis

"Hidupmu ada di tanganmu sendiri, untuk menghidupinya tergantung pilihan Anda"

— **John Kehoe**

Sejauh ingatannya, dia (Lucy Koh) menderita sakit punggung kronis, barangkali selama hampir 20 tahun. Kini usianya 54, dan Lucy mengira rasa sakit itu ada kaitannya dengan pekerjaan; mungkin disebabkan oleh postur tubuh yang buruk dan gaya hidup kurang gerak. Dia menemui puluhan ahli akupuntur dan pijat. Mereka memberinya kesembuhan sementara, tetapi rasa sakit itu kembali muncul dan menyiksanya sesaat setelah dia berhenti dari program tersebut.

Secara bertahap, seiring berjalannya waktu, kondisinya mulai memburuk dan ada saat-saat dia merasakan sensasi kesemutan dan mati rasa akut pada lengan kiri dan jarinya. Merasa cemas, dia akhirnya berkonsultasi dengan ahli bedah ortopedi.

Setelah beberapa sesi traksi dan latihan yang menyakitkan dengan seorang terapis, ia diperiksa oleh ahli bedah yang mengatakan bahwa kondisi yang dialaminya saat ini mungkin disebabkan oleh degenerasi beberapa otot progresif yang menyebabkan terjepitnya syaraf. Lebih dari itu, ahli bedah ini tidak dapat mengidentifikasi kondisinya. Walaupun demikian, ia menyarankan operasi tulang belakang sebagai pilihan terakhir.

Lucy memahami resiko operasi dan menolak rekomendasi dokter ortopedi itu. Dia nyaris pasrah untuk hidup dengan rasa sakitnya, ketika suatu pagi, secara tidak sengaja dilihatnya pengumuman seminar yang akan dipresentasikan oleh seorang kiropraktisi, dr. Kevin Lau. Lebih terdorong oleh rasa penasaran daripada keyakinan, ia pergi menemui dr. Lau.

Dokter Lau memeriksa lalu mengirimnya untuk menjalani ronsen. Hasil ronsen memperkuat dugaan dokter Lau. Lucy menderita skoliosis. Karena paling tidak untuk pertama kalinya seseorang telah mendiagnosis keadaannya secara benar, Lucy mulai melakukan pengobatan dengan dr. Lau walaupun awalnya masih ragu. Ia mulai dengan menghadiri sesi pengobatan dr. Lau setiap minggu dan setelah enam bulan, atas saran dr. Lau, Lucy menjalani ronsen yang kedua.

Hasilnya? Jauh dari apa yang dibayangkan. Skoliosisnya berkurang 8 derajat di bagian dada dan 12 derajat di daerah pinggang dan puncaknya, ia menjadi satu senti meter lebih tinggi, menurut hasil pengukuran dokter selama pemeriksaan rutin di rumah sakit!

Secara profesional, dr. Lau membimbing Lucy melalui program detoksifikasi terperinci dan diet individual. Setahun kemudian, serangkaian tes lainnya dilakukan dan kali itu, ternyata, pengobatan dr. Lau tidak hanya memperbaiki kondisi utama Lucy yaitu skoliosis, tetapi diabetes, hipertensi, kolesterol, fungsi ginjal, dan hati juga ikut membaik berkat perubahan-perubahan yang disarankan oleh dr. Lau!

Sementara itu, dokter pribadi Lucy meresepkan pengurangan sejumlah besar obat-obatan yang diminumnya dan mengurangi ketergantungannya pada dua belas macam obat. Dokter Lau membantunya menentukan diet yang cocok untuk Tipe Metabolik/genetiknya, yakni tipe protein (Anda akan mempelajarinya lebih jauh dalam buku ini) dan meresepkan panduan latihan yang mudah.

Tidak perlu dikatakan lagi, Lucy sangat senang dengan hasilnya. Teman-temannya memuji dan berkomentar bahwa ia merupakan gambaran orang sehat. Dia juga merasa lebih bertenaga dan tidak bosan menceritakan kepada dr. Lau bahwa ia merasa seperti memasuki fase baru dalam hidup.

Makanan Sebagai Obat

Sejak 2500 tahun lalu, Hippocrates telah membuat pernyataan provokatif ini: "Tinggalkan semua obatmu di dalam periuk peramu obat bila kamu bisa menyembuhkan pasien dengan makanan". Hippocrates mengakui pentingnya nutrisi yang baik untuk kesehatan seseorang, dan membawa konsep ini selangkah lebih maju dengan mengumumkan kepada publik tentang khasiat penyembuhan dari makanan.

Sayangnya, budaya modern kita telah meninggalkan konsep ini. Walaupun para ilmuwan telah membuat langkah besar untuk mengenali unsur-unsur yang terkandung dalam makanan, dan penyakit yang disebabkan oleh kurangnya nutrisi tertentu dalam makanan kita, gagasan makanan sebagai obat menjadi kurang populer di dunia modern ini.

Pertimbangkan hal berikut ini: orang yang sepanjang hari makan makanan olahan dan makanan tidak sehat, bisa kekurangan unsur nutrisi, sedangkan orang yang makan lebih sedikit tetapi memilih makanan yang lebih bergizi akan menjadi sangat sehat. Kita sering mendengar pepatah, "Kamu adalah apa yang kamu makan." Pepatah ini lebih benar daripada apa yang Anda ketahui; menyantap makanan yang tidak sehat akhirnya akan membuat kesehatan menjadi buruk, sedangkan menyantap makanan yang penuh dengan nutrisi akan melindungi Anda dari penyakit-penyakit modern. Kebutuhan nutrisi setiap orang berbeda, bergantung pada susunan genetiknya. Selanjutnya dalam buku ini, Anda akan mempelajari bagaimana menyantap makanan yang sesuai dengan gen Anda melalui penentuan Tipe Metabolik.

Makan makanan yang sesuai adalah sama seperti minum obat-obatan pencegah penyakit dan bisa membantu tubuh melawan efek penuaan dan kondisi lainnya yang disebabkan oleh tubuh yang letih. Menyantap makanan yang salah, akan mengakibatkan penumpukan racun dalam tubuh, yang pada akhirnya akan membuat pertahanan alami Anda kewalahan dan menyebabkan penyakit.

Ingatlah, makan satu buah apel sehari, menjauhkan dokter dari Anda!

Perawatan Kesehatan: Masa Lalu, Kini dan Masa Depan

Tahukah Anda bahwa orang Mesir mengkonsumsi tidak lain hanya kubis untuk melawan 87 penyakit mematikan, sementara bawang merah dianggap cukup baik untuk menyembuhkan 28 penyakit lainnya? Mereka tentu tidak punya aspirin atau Viagra pada zaman itu!

Sudah ada penelitian yang membuktikan bahwa beberapa kondisi yang berkaitan dengan pola makan masyarakat beradab relatif tidak ada dalam masyarakat Aborigin, dan ini membantu mereka mencegah banyak penyakit degeneratif masa kini, yang dijuluki sebagai "sindrom gaya hidup." Penyakit-penyakit itu antara lain: penyakit jantung koroner, tekanan darah tinggi, degenerasi cakram, osteoartritis, radang usus buntu, batu empedu, diabetes, obesitas, stroke, wasir, hernia hiatus, karies gigi, polip dubur, varises dan kanker kolon, indung telur dan payudara.

Fakta: Masyarakat modern telah melihat peningkatan dramatis penyakit mematikan selama tujuh puluh tahun terakhir

- Gangguan jiwa meningkat 400%
- Kanker meningkat 308%
- Anemia meningkat 300%
- Epilepsi meningkat 397%
- Penyakit ginjal meningkat 65%
- Penyakit jantung meningkat 179%
- Diabetes meningkat 1800% (selain atau karena insulin)
- Polio meningkat 680%

Sebagai contoh, penelitian baru yang diterbitkan dalam *New England Journal of Medicine* (2000; 343:16-22), menunjukkan pengurangan dramatis penyakit jantung hanya dengan membuat sedikit perubahan dalam diet dan gaya hidup umum pasien. Penelitian lain yang serupa membuktikan bahwa beberapa perubahan gaya hidup dapat menghambat perkembangan kanker prostat secara signifikan, terutama pada tahap awal terdektesinya penyakit ini pada kaum pria.[1]

Lantas, apakah mengejutkan bila penyebab utama kematian pada masyarakat zaman modern bukanlah penyakit jantung atau kanker, melainkan kebiasaan makan yang buruk?

Dalam sebuah kajian yang ditulis oleh Gary Null, Ph.D., Carolyn Dean, M.D., Martin Feldman, M.D., dan lainnya (2003), para penulis ini setuju bahwa kematian yang disebabkan oleh obat dapat menjadi laporan penelitian yang panjang lebar. Menurut para ahli ini, hampir 751.936 penduduk Amerika meninggal setiap tahun akibat kesalahan medis. Dalam hal tertentu, ini setara dengan lebih dari enam jet jumbo yang penuh dengan penumpang jatuh dari langit setiap hari!

Sementara itu, pada satu sisi terdapat sekitar 2,2 juta orang yang dirawat di rumah sakit, akibat dari reaksi obat menyimpang (*Adverse Drugs Reactions*, ADR) terhadap obat-obatan resep, pada sisi lain dr. Richard Besser pada tahun 1995 menggungkapkan bahwa antibiotika yang tidak perlu diresepkan untuk infeksi virus setiap tahunnya berjumlah sekitar 20 juta!

Titik Perenungan

"Praktek sukses seni penyembuhan harus berdasarkan pada hukum-hukum kehidupan dan ekonomi vitalitas (efisiensi pemanfaatan fasilitas). Karena itu, satu-satunya fondasi penyembuhan sejati adalah prinsip fisiologi yang benar, dan di sinilah tepatnya letak kegagalan seluruh sistem medis ortodok masa kini – benar-benar gagal total. Sistem ini tidak memiliki ilmu fisiologi dan biologi yang bisa dijadikan dasar untuk mempraktekkan seni penyembuhan yang sesungguhnya."

— *R.T. Trall, M.D.*

Pada tahun 2003, jumlah antibiotik yang tidak dibutuhkan ini meningkat menjadi 10 juta. Selain itu, sekitar tahun ini, jumlah prosedur bedah dan medis yang tidak perlu juga meningkat menjadi 7,5 juta per tahun; sementara jumlah orang yang seharusnya tidak perlu menjalani rawat inap, bertambah hingga 8,9 juta. Cukup mengherankan bahwa kematian yang disebabkan oleh "kesalahan medis" (istilah teknisnya kematian iatrogenik) juga meningkat menjadi 783.936 selama periode ini.[2]

Mari kita hadapi: selama hampir tiga dasawarsa, kita mendengar tentang pedoman diet baru, penyembuhan ajaib dan obat-obatan manjur. Akan tetapi, masalah yang lazim terjadi dengan pilihan cepat-beres ini adalah bahwa semuanya berorientasi-massal. Pedoman dan obat-obatan ini tidak diubahsuaikan untuk memenuhi kebutuhan pasien tertentu. Akibatnya, kegagalan berupa dampak akhir atau dampak total selalu terjadi.

Dapatkah Anda bayangkan bahwa sebuah gaun bisa cocok untuk, katakanlah, "semua wanita yang berusia 35 tahun di seluruh dunia?" Lalu bagaimana Anda bisa mengharapkan hal yang sama dari obat, yang juga harus memenuhi kebutuhan pasien tertentu? Inilah sebenarnya, inti sari yang saya perjuangkan di dalam buku ini.

Menurut pehamanan saya, skoliosis hanyalah gejala rasa tidak enak badan yang lebih dalam; disfungsi biokimia dan mekanik yang lebih besar yang ada pada setiap orang dan muncul sebagai penyakit. Tidak ada dua pasien skoliosis yang memiliki kepadatan tulang yang sama dan tidak ada yang memiliki kelengkungan tulang belakang yang sama pula. Jadi, bagaimana bisa mengharapkan pilihan pengobatannya pun sama? Bagaimana bisa berharap bahwa setiap pilihan standar (rungkup dan bedah) yang belum diubahsuaikan dengan kebutuhan individu akan memberikan manfaat yang sama?

Tidak akan, sebagaimana buku ini akan menjelaskannya.

BAB 2

Apa itu Skoliosis?

> *Kita harus merangkul derita dan menjadikannya sebagai bahan bakar perjalanan kita.*
>
> — **Kenji Miyazawa**

K etika Susan berusia 12 tahun, ibunya melihat ada sedikit benjolan di punggungnya. Ibunya khawatir karena bisa saja itu tumor. Namun, foto ronsen menunjukkan bahwa tulang belakang putrinya tumbuh menyamping, melengkung seperti huruf *S*. Dokter mengatakan bahwa itu skoliosis. Kemudian, foto ronsen menunjukkan bahwa tulang belakang Susan keluar dari pusatnya sejauh 36 derajat. Menurut dokter, itu adalah "idiopatik," yang berarti penyebabnya tidak diketahui. Kira-kira ada 80% pasien yang menderita jenis penyakit ini. Yang lainnya biasanya terkait dengan cacat sejak lahir, cedera tulang belakang, dan penyakit saraf dan otot seperti distrofi otot.

Bagaimana Skoliosis Terdeteksi?

Apa kesamaan antara Elizabeth Taylor, Sarah Michelle Gellar, Isabella Rossellini, dan Vanessa Williams? Selain sudah jelas bahwa mereka adalah selebritis populer dan cantik, para wanita ini juga menderita skoliosis. Kelainan ini menyerang dua sampai tiga persen dari semua remaja dan umumnya bisa terlihat antara usia 10 dan 15 tahun, usia ketika seorang remaja sangat peduli-citra dirinya. Untuk alasan yang tidak jelas, kelainan ini lebih mempengaruhi anak perempuan daripada anak laki-laki – rasio

Pundak tidak seimbang

Lengkungan pada
tulang belakang

Pinggul tidak
seimbang

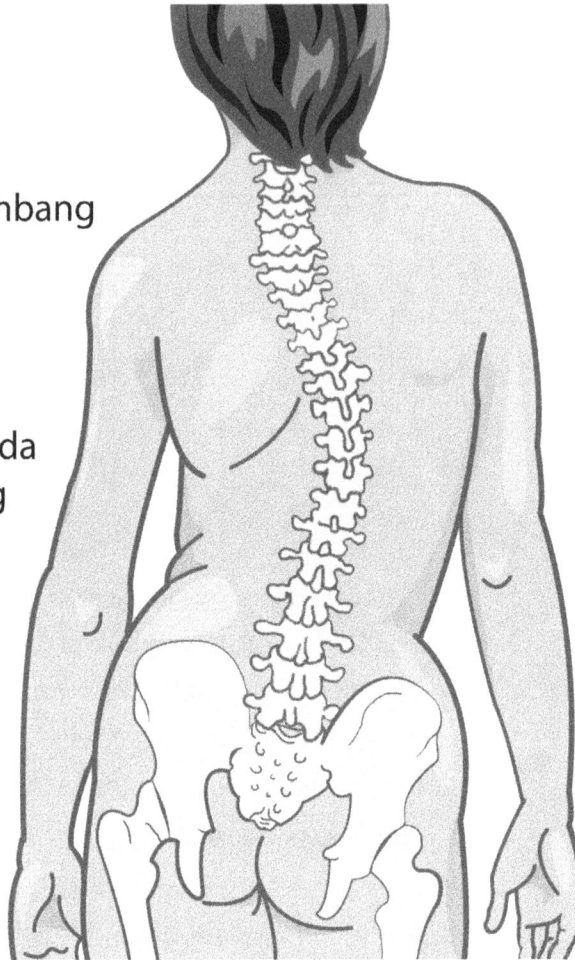

Gambar 1: Tanda-tanda Skoliosis

ketimpangan sekitar 3,6 banding 1; dan 10 banding 1 ketika lengkungan mencapai 30 derajat atau lebih. Gejala-gejalanya secara khusus meliputi: satu tulang belikat lebih tinggi daripada yang lainnya, salah satu pinggul terangkat, pinggang tidak rata, kepala tidak berpusat langsung di atas panggul dan memiringkan seluruh tubuh ke satu sisi.

Pada tahun 2008, ditemukan bahwa 1 dari 10 penduduk Singapura yang berusia lebih dari empat puluh tahun mengalami skoliosis pinggang, menurut studi yang dilakukan oleh tim ahli bedah tulang belakang.

Penelitian itu mengungkapkan bahwa lebih dari 9% penduduk yang berusia empat puluh tahun ke atas memiliki masalah tersebut. Lebih buruk lagi, penelitian itu juga mengungkapkan bahwa kondisi skoliosis pinggang 1,6 kali lebih sering terjadi pada wanita. Dan kondisi ini juga 2 kali lebih sering terjadi pada etnis Cina dan Melayu daripada etnis India.[3] Walaupun penyebab utama skoliosis masih belum diketahui, para dokter mencari faktor-faktor yang berkontribusi terhadap ketidakseimbangan hormon, gizi buruk, cacat mekanis dan genetis yang terkait dengan gangguan ini.

Mencari Petunjuk Penyebab Skoliosis

Walaupun para dokter masih dibingungkan oleh teka-teki medis yang bernama skoliosis, paling tidak mereka mengetahui satu hal bahwa penyebabnya terkait dengan nutrisi yang cenderung berhubungan dengan skoliosis. Beberapa kondisi yang muncul bersamaan dengan skoliosis dibahas di bawah ini. Memahami penyebab berbagai kondisi ini mungkin bisa juga membantu kita memahami penyebab skoliosis.

1. **Prolaps Katup Mitral (MVP,** *Mitral Valve Prolapse***)** — Penyakit jantung yang sering terjadi bersamaan dengan skoliosis. Keduanya bisa terjadi sebagai fitur yang 'terisolasi', atau bersama-sama sebagai kondisi umum yang sering ditemukan di dalam banyak gangguan jaringan ikat dan gangguan genetis lainnya seperti Sindrom Down.

    Sebuah studi di India menemukan bahwa 55% anak dengan Prolaps Katup Mitral mengalami skoliosis.[4] Beberapa studi menunjukkan bahwa sebanyak 85% dari sebagian besar pasien dengan Prolaps Katup Mitral, mengalami kekurangan magnesium, dan bahwa suplemen magnesium dapat mengurangi gejala MVP. Kekurangan magnesium juga terkait dengan osteoporosis dan osteopenia, kondisi yang juga berhubungan dengan skoliosis. Dengan banyaknya hubungan tersebut, maka cukup logis untuk menganggap bahwa kekurangan magnesium mungkin merupakan faktor kontributif utama terjadinya skoliosis.

Kekurangan magnesium juga diketahui sebagai penyebab kontraksi otot, dan otot yang terkontraksi memainkan peran dalam skoliosis, seperti yang dicatat oleh sebagian kecil studi tentang postur pada skoliosis.

Menariknya, sebagimana skoliosis idiopatik, Prolaps Katup Mitral lebih sering terjadi pada perempuan daripada laki-laki. Baik Prolaps Katup Mitral maupun Skoliosis idiopatik memburuk pada awal pubertas. Mungkin ini terkait dengan apa yang dikatakan oleh dr. Roger J. Williams tentang defisiensi diet yang cenderung terjadi selama masa remaja. Dokter Williams telah menunjukkan dalam bukunya bahwa satu diet yang sama yang benar-benar cukup untuk kanak-kanak, mungkin tidak cukup untuk seorang anak yang memasuki masa pubertas, saat kebutuhan gizinya meningkat secara tidak proporsional untuk mendukung perkembangan seksual.

Juga merupakan fakta yang terdokumentasi dengan baik, bahwa wanita yang masih mendapat menstruasi memiliki resiko lebih besar menderita anemia daripada laki-laki karena kehilangan magnesium dan zat besi selama menstruasi. Tetapi bukan hanya kedua nutrisi ini yang hilang selama menstruasi.

2. **Kecenderungan Pendarahan** — Berbagai studi menunjukkan bahwa vitamin K juga erat terkait dengan pendarahan berkepanjangan dan osteoporosis, dan, mungkin juga, merupakan faktor kontributif perkembangan skoliosis.

Gejala-gejala pendarahan berkepanjangan yang disebabkan oleh defisiensi vitamin A termasuk hematuria (darah di dalam urin), mudah memar, pendarahan menstruasi berat atau berkepanjangan, pendarahan gastrointestinal, pendarahan mata, dan mimisan.

3. **Hipoestrogenisme (Tingkat Estrogen Rendah)** — Tingkat estrogen rendah telah lama dihubungkan dengan skoliosis dalam berbagai studi. Studi tentang penari balet menyatakan bahwa keterlambatan masa pubertas bersamaan dengan interval menstruasi yang berkepanjangan mencerminkan hipoestrogenisme berkepanjangan dan dapat menyebabkan penari balet[5] rentan terhadap skoliosis dan patah tulang dengan angka insidens sekitar 24 - 40%.[6] Tingkat estrogen rendah diketahui sebagai penyebab osteoporosis dan osteopenia, kondisi yang menurut banyak studi lainnya berkaitan dengan skoliosis. Para penari balet diperkirakan menderita hypoestrogenisme karena cenderung melakukan latihan yang berlebihan dan tetap mempertahankan berat badan rendah, kondisi yang bisa menyebabkan rendahnya tingkat estrogen. Selain penari balet, atlit wanita kelas atas yang melakukan latihan berlebihan juga menderita tingkat estrogen rendah, menarke terlambat, patah tulang dan skoliosis. Sepuluh kali lipat tingkat skoliosis ditemukan pada murid yang mengikuti senam ritmik (12%) dibandingkan dengan kelompok kontrol (1,1%).[7] Terlambatnya menstruasi dan hipermobilitas sendi biasa terjadi pada murid yang mengikuti senam ritmik.

Atlit wanita umumnya memiliki tingkat skoliosis tinggi.[8] Kemungkinan besar alasannya adalah bahwa, para penari dan atlit profesional wanita yang berolahraga secara berlebihan, tidak mengalami menstruasi sehingga kadar estrogen mereka menurun, dan menempatkan mereka pada resiko osteoporosis, suatu keadaan yang erat kaitannya dengan skoliosis.

Meningkatnya resiko skoliosis dan osteoporosis juga mirip dengan apa yang terjadi saat wanita mencapai masa menopaus. Baik atlit maupun wanita pasca-menopaus memiliki resiko rendahnya tingkat estrogen, patah tulang, osteopenia, skoliosis dan osteoporosis. Mungkin karena tingkat estrogen rendah yang terjadi pada kedua kelompok wanita ini menyebabkan tulang melemah dan mengakibatkan osteoporosis, skoliosis dan patah tulang.

Selain karena olahraga berlebihan dan menopaus, hipoestrogenisme terjadi bersamaan dengan skoliosis, yang disebabkan oleh kekurangan sejumlah besar nutrisi yang dapat pula menyebabkan antara lain:

a) **Patah tulang berkaitan** dengan osteoporosis, yang bisa disebabkan oleh berbagai macam kekurangan gizi. Penyebab utama patah tulang dan osteoporosis adalah kekurangan vitamin K. Sebagaimana telah disebutkan di atas, kekurangan vitamin K bisa menyebabkan kecenderungan pendarahan, suatu keadaan yang dikaitkan dengan skoliosis.

b) **Hipermobilitas (gerak berlebihan)** adalah ciri-ciri rakitis yang berhubungan dengan kekurangan berbagai nutrisi, termasuk kekurangan vitamin D, kalsium, magnesium (lihat Prolaps Katup Mitral dan magnesium di atas) dan seng.

c) **Hipoestrogenisme (terlambatnya pubertas dan berat badan ringan)** bisa disebabkan oleh kekurangan seng. Kera yang kekurangan seng mengalami keterlambatan kedewasaan seksual, penurunan berat badan dan mineralisasi tulang yang buruk, keadaan serupa yang banyak ditemukan dalam tubuh penderita skoliosis. Kekurangan seng pada manusia terkait dengan keterlambatan pubertas dan kurangnya berat badan. Kekurangan seng pada studi hewan juga terbukti menyebabkan skoliosis.

4. **Pectus Excavatum (Dada Cekung)** — Ada hubungan statistik yang signifikan antara dada cekung dan skoliosis. Dada cekung bisa disebabkan oleh rakitis, seperti yang telah disebutkan di atas, bisa juga disebabkan oleh berbagai macam kekurangan nutrisi.

Kekurangan seng pada kera diketahui sebagai penyebab sindrom rakitis yang mirip dengan rakitis pada manusia. Menariknya, sebuah studi terpisah menemukan bahwa pesenam sering mengalami skoliosis dan hipermobilitas sendi, ciri khas rakitis.

Apakah Ada di Dalam Gen Kita

Dengan penemuan genom manusia dan identifikasi penyebab genetis dari banyak penyakit sebagai akibat dari penemuan ini, ilmu pengetahuan telah bergerak melampaui identifikasi faktor-faktor resiko penyakit. Sekarang fokusnya ada pada apa yang bisa kita lakukan untuk mempengaruhi cara gen kita mengekspresikan diri.

Yang membuat kita spesial dan unik adalah gen kita; gen juga membantu menentukan penyakit atau keadaan yang kita alami. Sebelumnya kita berpikir bahwa kita "terjebak" oleh gen bawaan, tetapi sekarang para ilmuwan menunjukkan bahwa kita memegang kendali atas ekpresi gen kita.

Ada banyak hal yang bisa dilakukan untuk mengambil manfaat dari gen kita, misalnya, menggunakan nutrisi yang tepat. Nutrisi memelihara, dan juga menghidupkan dan mematikan gen kita. Contoh yang bagus untuk ini ditunjukkan oleh kanker sebagai penyakit. Telah diketahui bahwa penyebab kanker adalah penggandaan sel yang berlangsung terlalu cepat; inilah cara terbentuknya tumor, yang pada dasarnya perkembangannya disebabkan oleh proliferasi sel dalam jumlah besar dan cepat.

Nutrien mungkin bisa mencegah sel-sel ini 'dihidupkan' sehingga mencegah kanker. Nutrien bekerja pada berbagai tingkat dan dengan berbagai cara di seluruh tubuh, dan makan makanan bergizi dapat membantu menghindari perkembangan kanker, meskipun secara genetik Anda rentan terhadap jenis kanker tertentu!

Studi baru yang dipimpin oleh ilmuwan di Institut Genetika Kedokteran (*Medical Genetics Institute*) di Pusat Medis Cedars-Sinai menemukan bahwa mutasi gen tertentu mengarah pada skoliosis bawaan.

Para ilmuwan menunjukkan bahwa orang yang mewarisi gangguan ini, yakni sejenis cacat tulang, memiliki badan, tungkai, jari tangan dan kaki yang lebih pendek daripada ukuran rata-rata. Cacat ini juga dipengaruhi oleh skoliosis, terutama pada tulang belakang lumbal.

Diyakini bahwa mutasi gen dapat menyebabkan peningkatan kalsium dalam sel tulang yang sedang bertumbuh. Pada satu sisi studi tersebut merupakan studi pertama untuk mengidentifikasi mekanisme ini sebagai kontributor terhadap berbagai jenis cacat tulang, pada sisi lain temuan tersebut menunjukkan bahwa keseimbangan kalsium penting dalam perkembangan tulang belakang normal dan karena itu, secara keseluruhan, nutrisi penting dalam membantu skoliosis jenis tertentu, bahkan untuk mereka yang memiliki predisposisi genetik.

Pengujian Skoliosis Genetik

Tes Prognostik AIS *ScoliScore* merupakan tes genetik baru yang menganalisis DNA pasien yang terdiagnosis mengidap Skoliosis Idiopatik Remaja, jenis skoliosis yang paling umum. Tes ini menunjukkan kemungkinan perkembangan lengkungan tulang belakang. Dengan kata lain, tes ini membantu dokter dan pasien melihat seberapa besar kemungkinan tulang belakang pasien menjadi semakin melengkung dan kemungkinan bahwa pasien akhirnya akan memerlukan operasi atau intervensi lainnya.

Sekitar 85-90% pasien yang semula terdiagnosis AIS tidak akan mengalami perkembangan dari lengkungan skoliotik ringan (10-250 sudut Cobb) menjadi lengkungan skoliotik berat yang memerlukan pembedahan. Hasil tes dapat digunakan untuk memprediksi, dengan tingkat probabilitas lebih dari 99%, saat lengkungan skoliotik ringan tidak mungkin berkembang ke titik yang membutuhkan pembedahan. Pengetahuan ini bisa mencegah kebutuhan pasien untuk menjalani banyak kunjungan dokter dan pengambilan Gambar radiografis selama bertahun-tahun untuk memantau perkembangan potensi lengkungan.

Yang BUKAN Merupakan Penyebab Skoliosis

Saya telah menangani pasien penderita skoliosis selama bertahun-tahun. Pertanyaan yang sering diajukan kepada saya adalah apakah posisi tidur yang salah, sikap tubuh yang buruk, cedera atau membawa barang-barang berat menjadi penyebab skoliosis. Jawaban atas pertanyaan ini adalah "TIDAK." Meskipun menyebabkan rasa sakit atau ketidaknyamanan karena membuat otot dan jaringan ikat menjadi tegang, aktivitas-aktivitas ini tidak menyebabkan skoliosis.

Hal ini dikonfirmasi oleh para ahli lain seperti dr. Arthur. Steindler, dari Universitas Iowa, dan dr. Robert H. Lovett, ahli ortopedi, yang bekerja sama dengan pasien skoliosis. Mereka mencatat bahwa sikap tubuh yang buruk merupakan penyebab "skoliosis palsu," yakni tulang belakang normal membungkuk ke posisi melengkung. Mereka tidak percaya bahwa sikap tubuh yang buruk atau posisi duduk dan tidur yang salah bisa menyebabkan Skoliosis Idiopatik Remaja.

Skoliosis paling sering terjadi selama lonjakan pertumbuhan masa remaja, dan walaupun ada banyak teori mengenai penyebab skoliosis, sebagian besar kasusnya adalah idiopatik, yang berarti bahwa tidak ada penyebab yang jelas yang bisa diidentifikasi. Sangat mungkin bahwa ada lebih dari satu faktor yang berkontribusi terhadap perkembangan skoliosis.

Kesimpulan: Jadi, Apa Penyebab Skoliosis?

Kesimpulannya, banyak peneliti skoliosis cenderung menghabiskan banyak waktu untuk mencari penyebab tunggal skoliosis. Benang merah dari berbagai teori tentang perkembangan dan kemajuan skoliosis adalah bentuk kelainan entah pada susunan struktural, neurologis, biokimia atau pada susunan genetik yang berakhir dengan informasi yang salah mengenai orientasi tubuh dalam ruang. Teori saya adalah bahwa seringkali hal itu merupakan efek dari banyak faktor yang mengakibatkan perkembangan skoliosis, seperti kerusakan gen, daya biomekanis abnormal terhadap tulang belakang, buruknya pola makan yang mengakibatkan kekurangan atau ketidakseimbangan nutrisi, masalah asimetri fisik di dalam otak, dan/atau ketidakseimbangan sistem hormon yang berakhir dengan kekurangan melatonin atau estrogen.

Dengan mengimbangkan zat kimia tubuh kita melalui makanan yang secara genetik harus kita makan dan dengan berhati-hati memilih program latihan sebagaimana dijelaskan dalam buku ini, kita bisa mencegah dan mengobati gejala-gejala ketidakseimbangan tersebut dengan cara melatih tubuh kita berada pada orientasi dan kesejajarannya yang benar.

Skoliosis juga cenderung terjadi di dalam keluarga, dengan tingkat kambuh di antara anggota keluarga, sesuai laporan, sebesar 25% dan 35%.[9] Apabila anggota keluarga kandung, seperti orangtua dan kakek-nenek memiliki skoliosis, peluang perkembangan skoliosis nampaknya menjadi tiga atau empat kali lebih tinggi. Bila kedua orang tua mengalami skoliosis, jumlah anak dengan lengkungan signifikan mencapai 40%, jauh lebih tinggi daripada orang tua yang tidak mengalami skoliosis.[10] Karena faktor keturunan menjadikan seorang anak rentan terhadap skoliosis, jika satu orang dalam keluarga mengalami skoliosis, Anda harus sangat waspada dan memperhatikan tanda-tanda yang serupa pada anak-anak yang lain. Kebiasaan makan keluarga Anda harus mulai diubah secara radikal, dan menggabungkan latihan rutin secara berkala seperti yang dijelaskan dalam buku ini.

Kapan Lengkungan pada Tulang Belakang Disebut Skoliosis?

Umumnya, para dokter tidak khawatir tentang lengkungan tulang belakang yang sangat ringan, yakni di bawah sepuluh derajat. Lengkungan seperti ini sering lurus dengan sendirinya, dan hanya 3 dari 1.000 kasus lengkungan ringan yang menjadi cukup buruk untuk mendapatkan pengobatan.[11] Namun, apabila lengkungan semakin buruk, tulang belakang berpilin pada pusatnya dan perlahan-lahan menarik sangkar tulang rusuk keluar dari posisi normalnya. Meskipun lengkungan skoliosis kebanyakan berbentuk "S," beberapa bahkan menyerupai bentuk "C" panjang.

Seringkali, petunjuk pertama bahwa skoliosis sedang berkembang adalah tidak ratanya pinggiran rok atau adanya perbedaan panjang kaki celana. Tanda-tanda peringatan dini lainnya, yang sering kelihatan sebagai sikap tubuh yang buruk bagi mata yang tidak terbiasa, meliputi pinggul atau bahu lebih tinggi daripada yang lain, tulang belikat menonjol, atau kepala miring.

Diketahui bahwa lengkungan yang lebih dari 30 derajat sangat mungkin akan berkembang setelah mencapai titik yang dapat terpengaruh oleh gaya gravitasi. Seiring mendekatnya lengkungan ke 60 derajat, sangkar tulang rusuk yang terdistorsi bisa membatasi perkembangan paru-paru, menyebabkan masalah pernafasan.

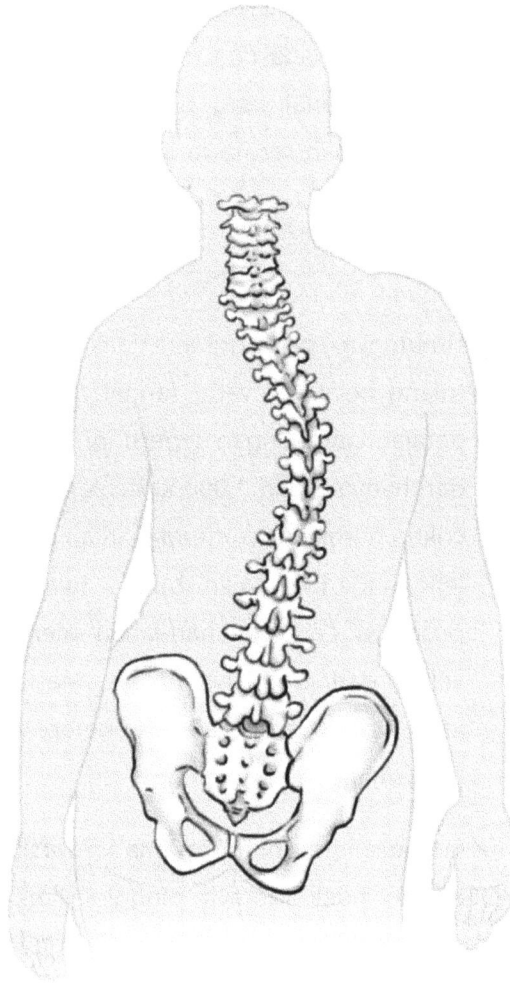

Gambar 2: Skoliosis bentuk S

Tes Adams - Tes Membungkuk ke Depan

Tes pemeriksaan yang paling sering digunakan di sekolah dan di tempat praktek dokter anak dan dokter perawatan primer disebut Tes Adams -Tes Membungkuk ke Depan.

Anak membungkukkan badan ke depan, menggantungkan lengan, dengan kaki merapat dan lutut lurus. Lengkungan skoliosis struktural lebih jelas terlihat ketika tubuh membungkuk. Pada anak yang mengalami skoliosis, pemeriksa dapat mengamati sangkar tulang rusuk yang tidak seimbang, yakni satu sisi lebih tinggi daripada sisi yang lain, atau kelainan lainnya.

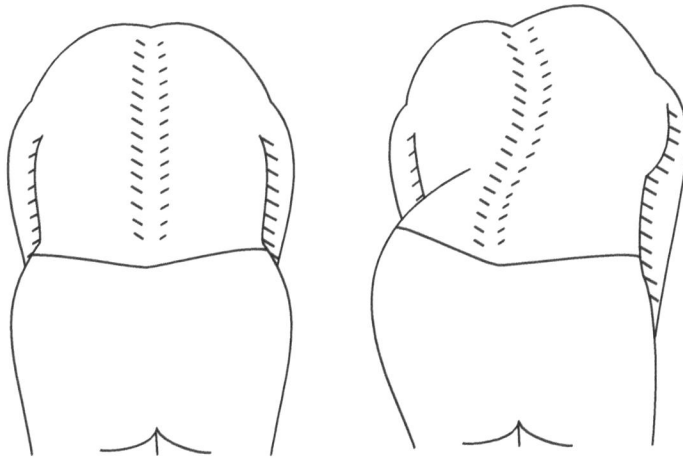

Gambar 3: Tes Adams – tulang belakang normal (kiri),
tulang belakang skoliotik (kanan)

Cara Mendeteksi Skoliosis di Rumah

Skoliosis bisa terdeteksi secara akurat dan dipantau dengan mudah dengan bantuan keluarga atau teman di tengah kenyamanan rumah sendiri. Anda membutuhkan pena dan kertas untuk mencatat jawabannya. Bila khawatir anak Anda mungkin menderita skoliosis, ikutilah langkah-langkah berikut:

1) Dengan menggunakan titik-titik kertas berperekat, tempelkan satu titik pada tiap bagian tulang yang menonjol sepanjang tulang belakang. Anda bisa mendapatkan hasil terbaik dengan cara meletakkan titik-titik itu pada kerangka tulang belakang yang terlihat. Setelah itu, Anda bisa menelusuri dengan jari di sepanjang tulang belakang untuk merasakan tulang-tulang yang ada namun tidak terlihat. Ada 6 titik sepanjang bagian belakang leher (mungkin akan lebih mudah ditentukan bila anak Anda diminta untuk menekuk lehernya), 12 titik di bagian punggung tengah, dan 5 titik pada punggung bawah. Anda harus menempatkan 23 titik seluruhnya; jangan khawatir bila tidak bisa menemukan semuanya.

2) Dengan posisi anak berdiri tegak tetapi santai dan membelakangi Anda, periksalah apakah deretan titik-titik

itu membentuk garis lurus. Amati hal-hal berikut ini dari belakang:

		Ya	
Satu sisi bahu lebih tinggi	Tidak	Kiri	Kanan
Satu sisi tulang rusuk lebih tinggi	Tidak	Kiri	Kanan
Satu sisi tulang belikat lebih menonjol	Tidak	Kiri	Kanan
Pinggul lebih tinggi pada satu sisi	Tidak	Kiri	Kanan
Satu sisi punggung bawah lebih menonjol	Tidak	Kiri	Kanan

3) Mintalah anak Anda untuk meletakkan telapak tangan bersama-sama dan membungkuk ke depan pada pinggang (tes Adams). Sekali lagi amati hal-hal berikut ini:

		YA	
Satu sisi tulang rusuk lebih tinggi	Tidak	Kiri	Kanan
Satu sisi tulang belikat lebih menonjol	Tidak	Kiri	Kanan
Pinggul lebih tinggi pada satu sisi	Tidak	Kiri	Kanan
Satu sisi punggung bawah lebih menonjol	Tidak	Kiri	Kanan

Hasil Tes:

Sambil melanjutkan langkah-langkah itu, buatlah catatan pada Gambar 4: pada sisi mana terdapat kelainan, misalnya, ketika dilihat dari belakang, bahu kanan nampak lebih tinggi, tulang rusuk nampak lebih tinggi. Bila garis titik-titik yang ditempatkan pada punggung anak nampak bengkok atau tidak rata, buatlah catatan tentang letak tulang belakang yang kelihatan melengkung pada Gambar 4. Apakah pada punggung bawah atau punggung atas? Apakah ada satu atau dua lengkungan? Buatlah juga arah lengkungan tersebut (kanan atau kiri). Gunakan diagram pada halaman berikutnya untuk membantu memetakan skoliosis Anda:

Bila Anda menjawab "ya" terhadap sebagian besar pengamatan, hasil pengamatan harus dibawa ke ahli kesehatan. Ahli kesehatan, seperti dokter keluarga atau kiropraktik, akan memeriksa Anda atau anak Anda dan dapat mengkonfirmasi apakah skoliosis atau bukan.

Bagus sekali bila melakukan pemeriksaan ini secara teratur selama lonjakan pertumbuhan masa remaja anak antara umur 10 sampai 16 tahun karena dalam masa ini skoliosis sering tercatat. Anak perempuan bisa mengenakan pakaian renang (atau pakaian lain yang menjaga kesopanan), sementara anak laki-laki bisa memakai celana pendek. Skoliosis pada anak-anak dapat dideteksi dengan mudah dan nyaman oleh orang tua di rumah sendiri. Anda akan membutuhkan pena dan kertas untuk mencatat jawaban atau jika mengikuti metode yang dijelaskan dalam buku ini, saya sarankan agar mengambil foto setiap 2-3 bulan untuk mencatat kemajuannya.

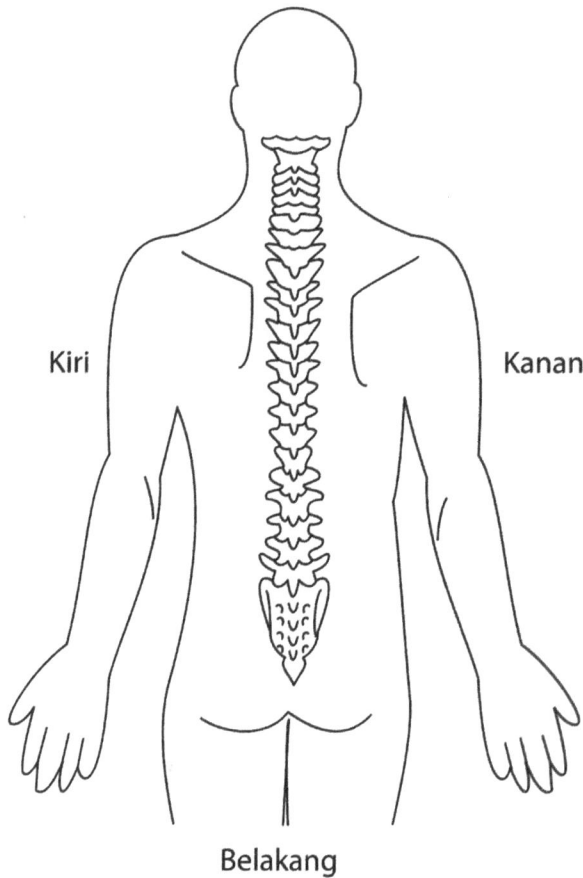

Kiri

Kanan

Belakang

Gambar 4: Cara mendeteksi Skoliosis di rumah – gambarlah pen-
gamatan Anda pada diagram

Cara Mengukur Skoliosis: Sudut Cobb

Metode yang paling akurat untuk menentukan tingkat keparahan lengkungan tulang belakang adalah dengan mengukur dari foto ronsen. Skoliosis dievaluasi dengan menggunakan kriteria berikut ini: sudut skoliosis, arah penyimpangan lengkungan, tulang belakang atas dan bawah yang membentuk bagian lengkungan dan ujung tulang belakang, yakni tulang belakang terjauh dari garis tengah tulang belakang. Evaluasi terhadap tiap kelengkungan tulang belakang yang terdeteksi film foto ronsen biasanya dilakukan dengan menggunakan metode Cobb. Metode ini melibatkan pengidentifikasian lengkungan, kemudian menemukan ruas tulang belakang pada bagian atas dan bawah lengkungan yang menyimpang paling jauh dari garis horisontal.

Apabila dua ruas tulang belakang ini telah diidentifikasi, garis lurus horisontal ditarik dari kedua tepinya. Sudut antara dua garis ini diukur dalam satuan derajat dan diberi nilai numerik. Pengukuran ini disebut sudut Cobb.

Walaupun sudut Cobb merupakan standar pengukuran lengkungan tulang belakang, sudut ini memiliki beberapa kelemahan. Contohnya, dengan metode ini, kita tidak bisa menentukan apakah tulang belakang telah berputar di sekitar lengkungan, dan karena itu tingkat keparahan suatu lengkungan mungkin ditafsirkan lebih rendah daripada semestinya ketika metode ini digunakan untuk mengukur lengkungan. Walau demikian, sudut Cobb merupakan tempat yang sangat bagus untuk memulai, sebagaimana foto ronsen tulang belakang lengkap pun mudah diperoleh dan murah.

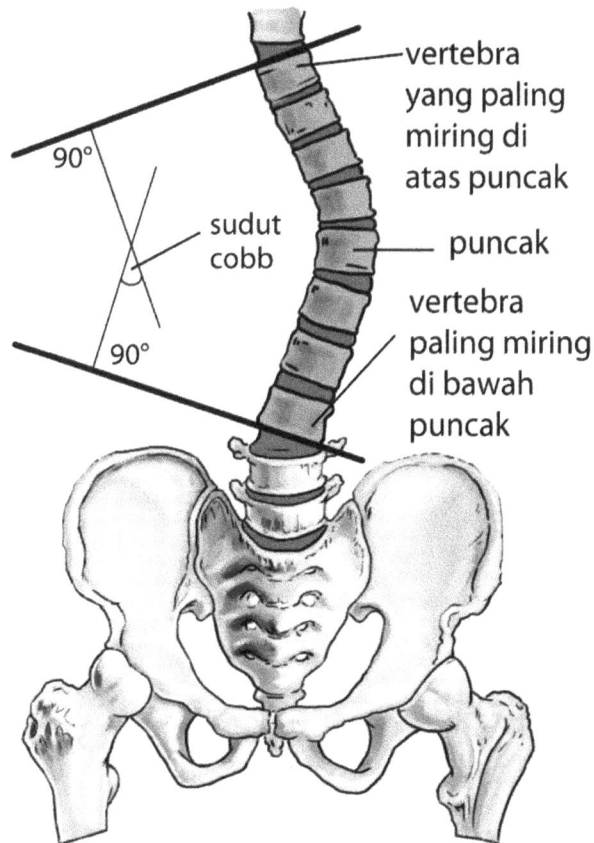

90°

sudut cobb

90°

vertebra yang paling miring di atas puncak

puncak

vertebra paling miring di bawah puncak

Gambar 5: Sudut Cobb

Studi Kasus: Pengobatan Skoliosis pada Setiap Usia

Ibu Chan yang berusia enam puluh tahun, mengidap skoliosis yang hampir tanpa gejala selama hidupnya. Lalu, suatu hari sekitar dua puluh tahun lalu, saat sedang melakukan pekerjaan rumah, ia membungkuk dan merasakan nyeri yang menusuk di tulang punggungnya. Saat itu, ia tidak berkonsultasi dengan seorang spesialis pun untuk menangani sakit nyeri tersebut. Ada kalanya rasa nyeri itu menjalari tulang punggungya lalu tiba-tiba menjadi begitu hebatnya sehingga ia tidak bisa bergerak sama sekali selama beberapa hari. Namun, setelah rasa sakit itu reda, dia segera lupa.

Atas bujukan teman, ia kemudian berkonsultasi dengan seorang fisioterapis yang membantu menyingkirkan rasa nyeri, namun hanya untuk sementara. Pada tahun 2003, ia menjalani operasi penggantian pinggul. Ini membuatnya sedikit lega, tetapi masalah punggung tetap muncul. Pada Oktober 2005, dia menemui saya. Setelah menjalani beberapa bulan terapi dan diet, akhirnya, skoliosis ibu Chan dan rasa nyeri yang ditimbulkannya, membaik.

> "Akhirnya, saya temukan seseorang yang bisa membantu meringankan masalah punggung saya."
>
> — *Ibu Chan (62 tahun)*

Pilihan Pengobatan Saat Ini untuk Skoliosis

Bila membatasi pilihan hanya pada sesuatu yang tampaknya mungkin atau masuk akal, Anda akan memutuskan hubungan antara diri sendiri dengan apa yang benar-benar Anda inginkan, dan yang tertinggal hanyalah kompromi.

— **Robert Fritz**

Keputusan tentang pengobatan skoliosis konvensional bergantung pada usia, jenis kelamin, kesehatan secara umum, potensi pertumbuhan, tingkat keparahan, dan lokasi lengkungan. Skoliosis mempengaruhi 4,5% populasi umum dan menyebabkan penurunan harapan hidup rata-rata 14 tahun.[13] Oleh karena itu, mencegah skoliosis melalui cara proaktif seperti yang telah disarankan oleh panduan latihan dan diet saya di dalam buku ini, akan menambahkan 168 juta tahun kesehatan dan produktivitas bagi masyarakat kita.[13] Melihat lebih dekat pada panduan pengobatan dan manajemen saat ini akan menjadikan semakin jelas mengapa panduan saya sudah semestinya lebih dipilih untuk pasien skoliosis. Ketika membicarakan masalah skoliosis, para dokter medis memiliki reputasi buruk karena menganjurkan pendekatan tunggu-dan-lihat. Untuk lengkungan yang sangat ringan, dokter medis biasanya hanya menyarankan pemeriksaan pemantauan, dengan foto ronsen untuk mendeteksi keadaan memburuk setiap 3 atau 6 bulan atau mungkin 1 kali dalam setahun. Bahkan menurut pandangan mereka, lengkungan sedang, antara 25 sampai 40 derajat, mungkin tidak memerlukan pengobatan selain perungkupan, tetapi untuk lengkungan parah, antara 40 sampai 50 derajat, mereka akan merekomendasikan pembedahan tulang belakang sebagai tindakan terakhir. Pada saat itu semuanya sudah terlambat. Kebijakan tunggu-dan-lihat sama artinya dengan mengundang masalah dengan cara menolak mengambil tindakan dan tidak didasarkan pada proses pemikiran rasional, tetapi berasal dari kurangnya pilihan pengobatan dari dokter bedah untuk melakukan sesuatu yang berguna. Pembedahan akan selalu menjadi pilihan pengobatan yang penting bagi mereka dengan kelengkungan lebih parah, tetapi sementara itu, banyak hal lain dapat dilakukan pada tahap-tahap awal kondisi mereka untuk mencegah memburuknya keadaan.

Selama bertahun-tahun, para dokter berjuang keras untuk memahami penyebab lengkungan tulang belakang yang tidak normal ini. Bisa jadi, merupakan akibat dari ketidakmampuan kerangka tulang (tulang belakang, tulang cakram, ligamen, tulang rusuk, panggul, dan tungkai bawah) yang sedang bertumbuh untuk menyangga bagian-bagiannya sendiri selama lonjakan pertumbuhan, atau yang terkait dengan beberapa disfungsi neuromuskuler, jaringan ikat atau pengaruh genetik. Faktanya adalah tidak ada faktor penyebab tunggal skoliosis yang teridentifikasi.

Melakukan Perungkupan atau Tidak?

Ada beberapa tipe rungkup skoliosis yang sering digunakan:[14]

Thoraco-Lumbo-Sacral-Orthosis (TLSO)

Bentuk rungkup TLSO yang paling umum sering disebut "Rungkup Boston", dan dapat disebut rungkup "ketiak". Rungkup ini terbuat dari plastik dan disesuaikan dengan tubuh dan ukuran anak. Alat ini bekerja dengan cara menerapkan tekanan tiga-titik pada lengkungan untuk mencegah perkembangannya. Alat ini juga bisa dipakai di balik pakaian dan biasanya tidak terlihat. Rungkup

TLSO biasanya digunakan 23 jam sehari dan diresepkan untuk lengkungan di bagian pinggang atau bagian dada-pinggang dari tulang belakang.

Cervico-Thoraco-Lumbo-Sacral-Orthosis (dikenal sebagai Rungkup Milwaukee)

Rungkup Milwaukee serupa dengan rungkup TLSO tersebut, tetapi rungkup ini mencakup cincin leher yang disangga oleh batang vertikal yang melekat pada badan rungkup. Biasanya digunakan 23 jam dalam sehari. Rungkup tipe ini sering diresepkan untuk lengkungan pada tulang belakang bagian dada.

Rungkup Bungkuk Charleston

Rungkup tipe ini biasa disebut rungkup "malam" karena hanya digunakan pada waktu tidur. Rungkup punggung Charleston dirancang untuk pasien ketika sedang membungkuk ke samping, dan dengan demikian rungkup ini memberikan tekanan lebih dan menekuk punggung pasien ke arah yang berlawanan dengan lengkungan.

Tekanan ini meningkatkan tindakan korektif rungkup. Jenis rungkup ini digunakan hanya pada waktu malam saat anak tertidur. Lengkungan harus berkisar antara 20 sampai 40 derajat dan puncak lengkungan harus berada di bawah ketinggian tulang belikat supaya rungkup Charleston bisa efektif.

Rungkup SpineCor

SpineCor adalah sistem rungkup lentur yang baru saja ditemukan dan biasanya diresepkan kepada pasien dengan sudut Cobb antara 15 sampai 50 derajat. Pasien harus memakainya selama paling tidak 20 jam setiap hari, sampai mereka mencapai kematangan, dengan evaluasi radiologi yang dilakukan sebelum dan segera setelah pemasangan rungkup, dan setiap 4 sampai 6 bulan kemudian. Metode perungkupan ini menggabungkan komponen-komponen untuk mengakomodasi pertumbuhan pasien, dengan demikian diharapkan komponen ini akan diganti setiap 1,5 sampai 2 tahun. Sebuah studi yang dilakukan pada pasien idiopatik remaja menyebut hasil penggunaan rungkup *SpineCor* sebagai keberhasilan luar biasa.[15] Tetapi tinjauan Perpustakaan Cochrane mengklasifikasikannya sebagai studi yang berdasarkan bukti bermutu rendah dan juga mereka tidak menemukan perbedaan subyektif apa pun dalam kesulitan sehari-hari terkait dengan pemakaian rungkup *SpineCor*. Penting bahwa studi seperti itu dilakukan atas dasar pedoman pelaksanaan studi perungkupan dari Masyarakat Penelitian Skoliosis (*Scoliosis Research Society*, SRS) dan Masyarakat untuk Ortopedik Skoliosis dan Terapi Rehabilitasi (*Society on Scoliosis Orthopedic and Rehabilitation Treatment*, SOSORT) sehingga hasil studi lebih meyakinkan.[16]

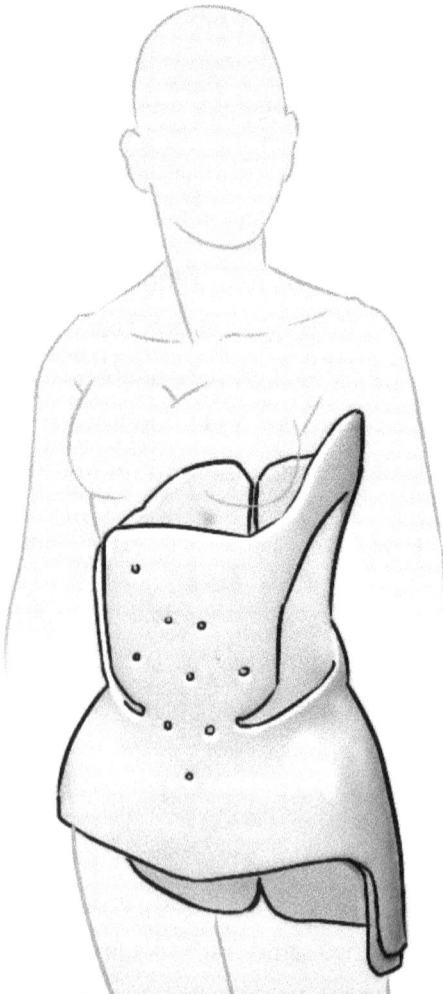

Penyangga Chêneau-Gensingen

Penyangga Chêneau-Gensingen merupakan suatu model penyanggaan baru, yang didasarkan pada konsep dimana jika hasil positif ingin dicapai, maka skoliosis harus ditangani dalam ketiga dimensi. Penyangga ini dapat menjangkau semua pola bengkokan yang ada dan, menurut pendapat saya, sejauh ini merupakan penyangga yang paling sesuai digunakan oleh orang dewasa dan anak-anak. Berbeda dengan model penyanggaan pada umumnya yang hanya berfungsi untuk menghentikan perkembangan lebih jauh dari bengkokan yang ada, model penyanggaan Chêneau-Gensingen berfungsi untuk melakukan perbaikan dalam upaya untuk mengurangi bengkokan yang ada pada tubuh (bagi remaja yang masih dalam tahap pertumbuhan). Penyangga ini juga lebih mudah dan lebih nyaman digunakan dibanding dengan model yang lainnya.

Penyangga Chêneau-Gensingen diciptakan dengan teknologi CAD/CAM, yang memungkinkan pemakaian yang lebih baik dan sesuai dengan tubuh si pemakai. Sebelum suatu model dibentuk, batang tubuh pasien akan dipindai menggunakan pemindaian-3D optikal yang menyeluruh dan data akan direkam. Model penyangga kemudian akan dibentuk dengan cara a) memodifikasi data pasien yang telah diperoleh dan mendesain penyangga secara khusus untuk pasien atau dengan b) memilih daftar model penyangga yang telah ada dan menyesuaikan ukurannya dengan kriteria tubuh pasien.

Penyangga Gensingen telah diciptakan oleh Dr. Hans-Rudolf Weiss, yang telah bekerja begitu keras untuk mengembangkan model penyanggaan ini. Ia ingin menciptakan suatu penyangga yang tidak hanya ringan ketika digunakan, tetapi juga yang efektif untuk menangani AIS (adolescent idiopathic scoliosis/ skoliosis idiopatik remaja). Ia juga bekerja keras untuk dapat mengembangkan suatu penyangga yang dapat digunakan pada bengkokan level menengah, yaitu bengkokan yang pada umumnya tidak dianjurkan untuk ditangani dengan penyangga (seperti bengkokan yang melebihi 40°. Disaat pasien khawatir dengan kondisinya, kebanyakan dokter akan menganjurkan operasi sebagai satu-satunya pilihan. Sesungguhnya, saya pribadi selama ini tidak terlalu menyukai penanganan skoliosis dengan metode penyanggaan maupun bedah, karena tidak hanya akan memberikan dampak fisik negatif terhadap tubuh pasien, penyanggaan tipe yang keras seringkali akan melukai kondisi psikologis dan mental pasien secara mendalam. Namun demikian, sejak saya mengenal, mempelajari dan melakukan uji coba pada penyanggaan Gensingen, yang juga dikenal dengan nama Weiss-Chêneau atau GBW, saya terdorong untuk merekomendasikannya kepada sebagian besar pasien.

Walaupun penyangga Gensingen berupaya untuk memaksimalkan pengoreksian; namun seperti pula penggunaan penyangga lainnya, saya tetap merekomendasikan untuk menjalankan pelatihan fisik skoliosis seperti yang telah dijelaskan di buku ini bersamaan dengan penggunaan penyangga untuk mengurangi efek negatif (yang diketahui maupun tidak) ketika menggunakan penyangga. Contohnya yaitu efek pada beberapa otot, tulang dan pola pernapasan. Maka dari itu, penyanggaan hanya boleh dilakukan bersamaan dengan latihan fisik dan metode-metode lain yang akan dijelaskan nanti di buku.

Ketika suatu penyangga sulit untuk dikenakan pasien, maka prospek dan tingkat efektifitas pun akan menurun secara signifikan. Ini merupakan salah satu permasalahan penyanggaan pada anak remaja. Penyangga Gensingen memberikan kenyamanan, dan dengan demikian pula, tingkat efektifitas yang lebih baik. Persoalan penting lainnya mengenai penyanggaan bagi anak remaja yaitu jadwal pemakaian yang tergolong menyiksa. Penyangga Gensingen memudahkan anak-anak untuk dapat menyesuaikan diri dengan jadwal pemakaian mereka. Dengan demikian, bengkokan akan berkurang dan bentuk punggung dan batang tubuh yang lebih baik pun dapat dicapai, sehingga pasien dapat terhindarkan dari pelaksanaan operasi. Berdasarkan tanggapan dari para pasien, penyangga Gensingen mudah untuk dikenakan jika disesuaikan dengan benar. Studi lebih lanjut tetap harus dilakukan untuk menilai tingkat kenyamanan dan efektifitas penyangga melalui acuan kriteria SRS.

Efektivitas Rungkup Skoliosis

Pada awal 1993, sebuah laporan oleh *Preventive Services Task Force* Amerika Serikat mencatat bahwa, "Selain perbaikan sementara terhadap lengkungan, tidak tersedia cukup bukti bahwa rungkup membatasi perkembangan alami penyakit skoliosis."

Kemudian, sebuah studi tahun 1984 mengenai rungkup skoliosis menyatakan adanya peningkatan "kecil tetapi tidak signifikan" pada mereka yang menggunakan rungkup, yang "menunjukkan bahwa perungkupan mengurangi kemungkinan progresi secara keseluruhan pada lengkungan yang dirungkup." Para penulis studi tersebut kemudian melaporkan, "Namun, dengan memperhatikan bahwa hampir 75% dari lengkungan grup kontrol merupakan lengkungan non-progresif, ada kemungkinan bahwa proporsi serupa dari lengkungan yang dirungkup tidak memerlukan perungkupan."[18]

Bertahun-tahun kemudian, pada 1995, studi ketiga yang dilakukan oleh SRS menemukan bahwa perungkupan efektif.[19] Namun, penting untuk dicatat bahwa studi itu disponsori oleh SRS, sebuah lembaga industri ahli ortopedi yang bisa jadi memiliki kepentingan moneter untuk tetap meresepkan perungkupan sebagai pilihan utama pengobatan skoliosis. Saya secara pribadi berpikir bahwa selalu merupakan hal yang bijaksana untuk melihat studi semacam ini dengan sikap skeptis yang wajar, karena para penyandang dana penelitian tersebut bermaksud mencari keuntungan dari temuan studi.

Sebuah studi pada tahun 2007 yang diterbitkan dalam *Spine* oleh Drs. Dolan dan Weinstein menyimpulkan bahwa "pengamatan-belaka atau pengobatan perungkupan skoliosis menunjukan tidak adanya manfaat yang jelas dari satu pun pendekatan tersebut.[20] Lagi pula, seseorang tidak bisa merekomendasikan satu pendekatan melampaui pendekatan yang lain untuk mencegah pembedahan skoliosis. Mereka memberi nilai "D" untuk rekomendasi perungkupan dalam hubungan dengan pengamatan-belaka oleh karena "Studi yang tidak konsisten atau tidak meyakinkan pada tingkat mana pun." Cara rasional pengukuran efektivitas strategi rungkup akan menggabungkan perbandingan hasil yang diperoleh dari pasien yang menggunakan rungkup dengan hasil genetik yang diharapkan dari pasien yang tidak diobati. Ogilvie dkk., di *Axial Bio-Tech* melakukan studi serupa dan melaporkan pada tahun 2009 dalam jurnal skoliosis bahwa perungkupan tulang belakang sama sekali tidak memberikan efek positif pada skoliosis.[21]

Para peneliti menyimpulkan bahwa penelitian sejauh ini gagal membuktikan secara definitif bahwa perungkupan bisa berhasil. Seperti yang dilaporkan oleh dr. Stefano Negrini dari Institut Tulang Belakang Ilmiah Italia di Milan, Italia, dan laporan rekan-rekan sejawatnya di Perpustakaan Cochrane (2010), bukti perungkupan itu lemah, demikian pula bukti dari setiap manfaat jangka panjangnya. Pustaka yang tersedia secara kumulatif merupakan bagian dari "bukti mutu rendah" yang menyetujui penggunaan rungkup.[16] Pertanyaan dan ketidakpastian tentang efektivitas dan kebutuhan penggunaan rungkup untuk skoliosis akan semakin terjawab secara definitif setelah dilakukan analisis secara tidak memihak terhadap hasil studi jutaan dolar selama lima tahun yang didanai oleh Institut Nasional Arthritis dan Penyakit Muskuloskeletal dan Kulit. Jurnal *Spine* bulan September 2001 melaporkan lewat sebuah artikel yang berjudul 'Efektifitas Perungkupan Pasien Pria dengan Skoliosis Idiopatik' bahwa "Progresi sebesar 6 derajat terjadi pada 74% laki-laki dan 46% mencapai ambang pembedahan. Perungkupan pada pasien pria dengan skoliosis idiopatik tidak efektif."[22] Dalam artikel lain, 'Pusat Penelitian Anak-anak, Irlandia' menyatakan "Sejak 1991, di pusat penelitian ini, perungkupan tidak direkomendasikan untuk anak-anak dengan Skoliosis Idiopatik Remaja. Tidak bisa dikatakan bahwa perungkupan memberikan manfaat yang berarti bagi pasien atau komunitas."[23]

Di sisi lain, Gangguan Muskuloskeletal dilaporkan oleh sebuah studi pada 14 September 2004 dengan judul "Pengobatan Skoliosis menggunakan kombinasi terapi rehabilitatif dan manipulatif" oleh Mark Morningstar, D.C., Dennis Woggon, D.C, dan Gary Lawrence, D.C. Pasien skoliosis sebanyak 22 orang dengan sudut Cobb antara 15 sampai 52 derajat menjadi sasaran protokol rehabilitasi yang melibatkan penyesuaian tulang belakang tertentu, terapi latihan, dan stimulasi getaran. Dari 19 pasien yang menyelesaikan studi tersebut, pengurangan rata-rata pada sudut Cobb setelah 6 minggu adalah 62% (pengurangan berkisar antara 8 sampai 33 derajat dan bahkan tidak ada satu pun kasus peningkatan).[24] Hal ini menjamin ekspansi dan pengujian lebih lanjut terhadap prosedur inovatif dan non-invasif seperti itu yang menetapkan penyebab skoliosis sebagai target dan bukan gejala-gelajanya saja.

Terlepas dari semua studi ini, rungkup tubuh masih merupakan standar pengobatan tanpa bedah untuk lengkungan sedang (24 sampai 40 derajat). Tampilannya sebagai bukan alat kecantikan merupakan penghalang dan alasan utama tidak dipakainya alat ini, terutama di kalangan wanita. Terapi perungkupan konvensional memiliki beberapa kelemahan signifikan. Karena rungkup menstabilkan tulang belakang dengan cara mengerahkan tekanan pada titik-titik kritis di dada, rungkup harus menyelimuti batang tubuh, dan dengan demikian, bisa terasa tebal dan tidak nyaman. Rungkup juga bisa membatasi gerakan tubuh, yang setelah beberapa lama bisa menyebabkan atrofi dan kelemahan pada otot dada dan tulang belakang. Akibatnya, tulang belakang anak mulai kehilangan kelenturan sebelumnya dan menjadi rentan apabila rungkup dilepas. Melemahnya otot di sekitar tulang belakang, bisa semakin memperumit skoliosis. Lebih buruk lagi, beberapa kasus tekanan konstan dari rungkup bisa menyebabkan kelainan bentuk secara permanen pada sangkar tulang rusuk atau jaringan lunak di bawah titit-titik tekanan.

Dalam penelitian terbaru tentang akibat psikologis perungkupan pada anak yang sedang tumbuh, terungkap bahwa "60% anak merasa bahwa perungkupan membuat hidup mereka menjadi cacat dan 14% menganggap bahwa rungkup telah meninggalkan bekas luka psikologis."[25] Tentu, Anda tidak ingin anak Anda merasakan dampak seperti itu, bukan?

Bisakah Pembedahan Menjadi Pilihan?

Jelas, jika perungkupan efektif sebagaimana mestinya, kebutuhan pembedahan tulang belakang bakal berkurang secara cukup signifikan. Sayangnya, hal ini tidak terjadi. Dari 30.000 sampai 70.000 prosedur pembedahan tulang belakang yang dilakukan setiap tahun, sekitar sepertiga dari prosedur itu diterapkan pada skoliosis yang sudah parah.[26] Sambil percaya bahwa pembedahan akan selalu menjadi pilihan pengobatan yang cocok untuk skoliosis parah tetapi tidak kondusif untuk bentuk pengobatan lainnya, saya percaya bahwa penggunaan metode yang diuraikan di dalam buku ini pasti akan membantu meningkatkan kesehatan, terlepas dari tingkat keparahan lengkungan. Untuk membantu Anda membuat pilihan tentang metode pengobatan yang baik, yang merupakan bentuk yang berbeda dari pembedahan skoliosis, saya garis bawahi pada bagian berikut ini.[27,28]

1. Prosedur Harrington

Prosedur ini merupakan teknik paling standar dalam pembedahan skoliosis sampai sepuluh tahun lalu. Proses ini melibatkan penggunaan batang baja yang memanjang dari bawah sampai ke atas lengkungan, yang pada gilirannya dimaksudkan untuk mendukung fusi ruas tulang belakang. Pasak dimasukkan ke dalam tulang dan berfungsi sebagai jangkar bagi batang yang tergantung. Dari catatan, balutan gips di sekujur tubuh dan istirahat total selama 3-6 bulan merupakan prasyarat pasca-pembedahan. Tanpa bisa dipahami, meskipun batang tersebut tidak diperlukan lagi setelah 1-2 tahun, dokter bedah tidak pernah berpikir untuk mengeluarkannya sampai infeksi atau komplikasi lain menyerang. Kelemahan yang menonjol dari prosedur Harrington adalah:

1. Sangat sulit, terutama bagi remaja
2. Kehilangan 10-25% koreksi lengkungan dari waktu ke waktu (yang paling bagus adalah 50%); selain itu, prosedur ini tidak efektif untuk memperbaiki rotasi tulang belakang

dan karena itu tidak bisa mengurangi punuk tulang rusuk resultan.

3. Terjadi sindrom punggung rata hingga 40% pada pasien yang menjalani prosedur ini karena prosedur ini menghilangkan cekungan normal-tulang punggung bawah (lordosis). Durasi yang berkepanjangan dari sindrom punggung rata mungkin bisa melumpuhkan seseorang karena menghambat kemampuannya untuk berdiri tegak.

4. Kemungkinan fenomena poros engkol pada anak-anak di bawah usia sebelas tahun yang menjalani pembedahan. Alasan utamanya adalah melanjutkan proses osifikasi tulang selama usia pembedahan tersebut, dan bagian depan tulang belakang yang disatukan menjadi lebih tinggi setelah pembedahan. Tulang belakang melengkung karena ia tidak bisa tumbuh lurus akibat adanya traksi.

2. Prosedur Cotrel-Dubousset

Prosedur ini sedikit lebih baik daripada prosedur Harrington dalam arti bahwa pada prinsipnya ia memperbaiki baik lengkungan maupun rotasi tulang belakang, dan sindrom punggung datar bukanlah suatu komplikasi. Prosedur ini melibatkan batang paralel tautan-silang untuk memberikan stabilitas lebih pada ruas tulang belakang yang disatukan. Waktu pemulihannya sekitar tiga minggu. Kelemahan utamanya adalah kompleksitas pembedahan itu sendiri dan jumlah kait serta tautan-silang yang dilibatkan (Humke et al., 1995).[26]

3. Instrumentasi Texas Scottish-Rite Hospital (TSRH)

Instrumentasi ini sangat mirip dengan rancangan prosedur *Cotrel-Dubousset*. Satu-satunya perbedaannya adalah penggunaan kait dan batang bertekstur lebih halus yang direncanakan untuk dibongkar atau disesuaikan kelak jika terjadi komplikasi pasca-operasi. Kekurangannya juga mirip dengan protokol *Cotrel-Dubousset*.

Instumentasi lainnya yang digunakan adalah instrumentasi Luque,[29] yang bisa mempertahankan lordosis normal dan awalnya dianggap bisa menghindari penggunaan rungkup pasca-bedah. Namun, sisi lemahnya adalah koreksi lengkungan yang dicapai melalui pembedahan sangat bertolak belakang dengan tidak digunakannya rungkup dan juga mengakibatkan insidens tambahan berupa cedera sunsum tulang belakang. Dari antara intrumen lainnya, Instrumentasi Sinus Segmental Wisconsin (*Wisconsin Segmental Sine Instrumentation*, WSSI)[30] sering digunakan tetapi nampaknya mewarisi masalah yang sama dengan prosedur batang instrumentasi Luque serta Harrington dan dengan demikian menjadi sangat problematik.

Dokter bedah secara klasik telah menggunakan Pendekatan Posterior[13] (mengakses area bedah melalui sayatan punggung pasien), sedangkan Pendekatan Anterior[32] (mengakses area bedah dengan membuka dinding dada) menemukan banyak pendukung di kalangan dokter bedah masa kini. Komplikasi utama yang timbul dari pendekatan posterior adalah peningkatan resiko timbulnya fenomena poros engkol, yakni lengkungan meningkat seiring berjalannya waktu dan, tidak bersahabat dengan daerah torakolumbalis. Untuk pendekatan anterior, komplikasi utamanya berupa kifosis (peningkatan lengkungan luar), peningkatan kerentanan terhadap infeksi paru-paru dan dada, dan pseudoarthrosis (sendi semu pada lokal fusi).

Semua ini dan lainnya lagi dapat dihindari dengan mengupayakan kesehatan si penderita melalui perubahan pola makan, dan mengikuti kegiatan latihan secara rutin seperti yang dijabarkan dalam buku ini. Saya telah bekerja dengan ratusan pasien skoliosis dan menyimpulkan bahwa seringkali pengobatan tidak terletak pada pembedahan satu-langkah atau perungkupan yang tidak nyaman. Sering kali, segala yang dibutuhkan pasien adalah kemauan untuk mengambil peran proaktif untuk perbaikan kesehatan mereka sendiri.

Untuk Kita Renungkan

"… tingkat pembedahan yang dilakukan pada daerah tertentu sangat berhubungan dengan jumlah dokter bedah di area tersebut daripada ukuran populasi. Satu studi menunjukkan bahwa sebuah area dengan 4,5 dokter bedah per 10.000 orang mengalami 940 operasi setiap 10.000, sedangkan satu area dengan 2,5 dokter bedah per 10.000 orang mengalami 590 operasi setiap tahunnya."

— Michael Murray,
tulisan dalam Encyclopedia of Natural Medicine
dan laporan dalam esai tahun 1989 oleh
L.L. Leape, "Unnecessary Sugery."

Membahas Resiko Operasi Tulang Belakang

Tingkat komplikasi diperkirakan 15% terjadi pada anak-anak dan 25% pada orang dewasa pada semua prosedur fusi dalam sebuah studi yang dilakukan antara tahun 1993 dan 2002.[33] Komplikasi utamanya sebagai berikut:

Kehilangan Darah

Seperti setiap prosedur bedah lainnya, pembedahan tulang belakang menyebabkan terjadi banyak kehilangan darah yang memerlukan transfusi darah sehingga pasien dianjurkan untuk menyumbangkan darah dalam periode pra-operasi. Ini selanjutnya mengakibatkan pasien yang sudah menderita semakin menderita stres. Teknik endoskopik terbaru dan penggunaan eritropoientin manusia rekombinan (*recombinant human erythropoietin*, rhEPO) untuk meningkatkan hematopoisesis sedang diuji untuk melawan kehilangan darah.

Rentan terhadap Infeksi

Seperti prosedur operasi lainnya, kemungkinan infeksi pun bisa terjadi dalam pembedahan skoliosis. Infeksi pada saluran kemih dan pankreas paling umum terjadi dan antibiotik-perlindungan pasca-pembedahan biasanya dianjurkan.

Komplikasi Neuron

Kerusakan bagian sistem saraf (neuron) terjadi pada – 1% pasien yang menjalani pembedahan, dengan resiko yang jauh lebih tinggi pada orang dewasa dibandingkan dengan pasien muda. Kelemahan otot dan/atau kelumpuhan merupakan akibat kerusakan neuron yang sering muncul.

Pseudoarthrosis

Terjadi bila fusi-nya tidak sembuh dan sendi semu berkembang pada lokasi bedah. Keadaan ini sangat menyakitkan. Pendekatan anterior lebih berpeluang menyebabkan komplikasi ini, terjadi sampai 20% dari semua kasus pembedahan.

Nyeri punggung bagian bawah dan degenerasi tulang cakram: stres pada punggung bagian bawah sebagai akibat fusi pada daerah pinggang akhirnya bisa mengakibatkan degenerasi tulang cakram. Selain itu, kekuatan otot-terkompromi, mobilitas anggota tubuh bagian bawah, dan keseimbangan bisa juga menyebabkan sakit punggung yang luar biasa.

Fungsi Paru

Orang dewasa yang berusia lebih muda dan anak-anak memiliki resiko tinggi berkembangnya masalah paru pasca-bedah sampai dua bulan setelah pembedahan. Resiko ini jauh lebih tinggi pada pasien yang menderita skoliosis sebagai hasil sekunder dari masalah neuromuskuler. Selain itu, batu empedu, pankreatitis, obstruksi usus dan cedera perangkat keras (sebagai akibat dari terlepas, rusak dan berkaratnya kait, atau patah tulang pada ruas tulang belakang yang disatukan) juga berhubungan dengan pembedahan skoliosis.

Untuk mengurangi beberapa masalah utama, sejumlah kecil variasi operasi invasif (teknik batang-meluas, pengapitan badan vertebral dan pengikatan tulang belakang anterior) telah dirancang. Meskipun semua teknik ini menunjukkan hasil jangka pendek yang memberikan harapan, pemantauan terhadap efek jangka panjang dan perbaikannya perlu dipertimbangkan secara serius.

Kebenaran Tak Terungkap Tentang Pembedahan Skoliosis

Biaya rata-rata pembedahan skoliosis di Amerika Serikat sekitar $120.000 per operasi dan ada 20.000 operasi seperti itu setiap tahun.[34] Mengejutkan bahwa 8.000 pasien yang telah menjalani pembedahan skoliosis menjadi cacat setiap tahun, dan pada mereka yang tidak menjadi cacat, jumlah seluruh permintaan pertolongan medis untuk keadaan pra-pembedahan terjadi di dalam 22 tahun pembedahan.[35] Di samping itu, ada pembedahan tindak lanjut untuk memperbaiki kait yang longgar, batang yang rusak, dan formasi yang berkarat![36]

Lebih buruk lagi, 25% pasien yang menjalani pembedahan telah mengkompromi kendali motor pasca-pembedahan.[37] Di beberapa tempat, dinyatakan bahwa kesulitan tersembunyi pada pembedahan remedial sebenarnya lebih buruk dari skoliosis itu sendiri. Apakah ini tidak cukup menjadi alasan untuk menghindari pembedahan sebagai cara pengobatan, kecuali memang merupakan jalan terakhir dan tepat? Apakah kita tidak mempunyai tanggung jawab sosial untuk memanfaatkan dan menggabungkan cara-cara dalam gaya hidup kita yang secara signifikan bisa memperkecil kerugian serius dan gawat dari pembedahan? Tepatnya, teknik saya akan menuntun Anda untuk mengambil langkah pertama menuju rehabilitasi tanpa perlu berurusan dengan bahaya yang terkait dengan pembedahan skoliosis. Selain itu, teknik saya akan memperbaiki kualitas hidup Anda secara keseluruhan karena memahami penyakit dan penyebabnya merupakan awal dari akhir skoliosis Anda.

Beberapa contoh nyata dan studi kasus yang didiskusikan di sini akan memperkuat pernyataan yang telah saya sebutkan sebelumnya.

1. Stuart Weinstein, MD, Universitas Iowa melaporkan pada tahun 2003 dalam jurnal Asosiasi Medis Amerika (JAMA) "Banyak orang yang menderita kelengkungan tulang belakang kemudian memiliki kehidupan normal. Banyak remaja yang terdiagnosis tulang belakang melengkung bisa meninggalkan rungkup, pembedahan dan pengobatan lainnya tanpa mengalami pelemahan fisik, demikian pernyataan sebuah studi lima puluh tahun."[38] *Apakah kita benar-benar perlu menggabungkan perungkupan atau pembedahan pada pasien muda?*

2. Dokter J. Steinbeck melaporkan pada tahun 2002 bahwa "empat puluh persen dari pasien dengan skoliosis idiopatik yang mendapat perawatan pembedahan secara sah ditetapkan sebagai orang cacat parah, 16,7 tahun setelah pembedahan."[39] *Apakah pembedahan benar-benar meningkatkan kualitas hidup kita dari waktu ke waktu?*

3. Dokter Sponseller melaporkan pada tahun 1987 bahwa "frekuensi rasa nyeri tidak berkurang...fungsi paru tidak berubah...40% mengalami komplikasi ringan, 20% mengalami komplikasi berat, dan... terdapat 1 kematian (dari 45 pasien). Melihat tingginya tingkat komplikasi, terbatasnya manfaat fusi tulang belakang harus diperhitungkan dan diterangkan kepada pasien."[40] *Mengapa kita masih bersikeras memilih metode pembedahan?*

4. Dokter H. Moriya melaporkan pada tahun 2005 bahwa "karat terlihat pada banyak sambungan batang (66.2 %) setelah

implantasi jangka panjang."[41] **Mengapa tidak menganut pilihan lain yang efektif dan tidak terlalu berbahaya?**

5. *Reuters Health* (New York) melaporkan pada 29 Januari 2008: "Pemeriksaan skoliosis dan pengobatan perungkupan selanjutnya nampak tidak memberikan manfaat dalam menghindari pembedahan, demikian laporan para peneliti Belanda pada bulan Januari, isu tentang Pediatri untuk Orangtua. "Menurut kami, penghapusan pemeriksaan skoliosis nampaknya dibenarkan," ungkap peneliti utama, Eveline M. Bunge kepada *Reuters Health*. Ini "karena kurangnya bukti bahwa pemeriksaan dan/atau pengobatan awal dengan perungkupan ada manfaatnya."[42]

6. Dokter M. Hawes melaporkan pada Jurnal Rehabilitasi Pediatri bahwa "skoliosis anak berhubungan dengan tanda dan gejala yang meliputi berkurangnya fungsi paru, meningkatnya rasa nyeri, memburuknya kualitas hidup, dan semuanya akan semakin memburuk pada usia dewasa, bahkan apabila kelengkungan tetap stabil. Pada tahun 1941, Asosiasi Ortopedi Amerika melaporkan bahwa untuk 70% pasien yang mendapat perawatan pembedahan, hasilnya biasa atau buruk.... Berhasilnya pembedahan belum menghilangkan kelengkungan tulang belakang dan pembedahan membawa komplikasi yang tidak bisa pulih yang akibatnya dalam jangka panjang sangat sulit dipahami."

Untuk sebagian besar pasien, hanya ada sedikit atau sama sekali tidak ada peningkatan fungsi paru... kelainan bentuk tulang rusuk dihilangkan hanya dengan reseksi tulang rusuk yang bisa mengurangi fungsi pernafasan secara dramatis bahkan pada remaja sehat. Hasil dari fungsi paru dan kelainan bentuk semakin buruk pada pasien yang mendapat perawatan pembedahan sebelum berusia sepuluh tahun, walaupun mendapat penanganan lebih awal. Penelitian untuk mengembangkan metode tanpa-bedah yang efektif untuk mencegah perkembangan kelengkungan tulang belakang taraf ringan dan bisa pulih menjadi kelainan bentuk tulang belakang yang kompleks dan tidak bisa-pulih sudah sangat terlambat."[43] **Apakah kita benar-benar membutuhkan pembedahan?**

Mengapa Metode di Dalam Buku ini Lebih Baik

Kecenderungan Pewarisan Sifat: Kelompoknya James W. Ogilvie menemukan penanda genetik, 2 lokus genetik utama dan 12 lokus kecil yang berhubungan dengan perkembangan skoliosis. 95% dari pasien yang mengalami lengkungan lebih dari 40 derajat memiliki korelasi dengan penanda genetik yang teridentifikasi.[44] Oleh sebab itu, memprediksi kecenderungan bawaan pada skoliosis merupakan hal yang mungkin untuk saat ini, dan berdasarkan manajemen yang sama dan terindividualisasi, panduan dapat disusun dengan menggunakan strategi saya, yakni strategi terapeutik perawatan menyeluruh, yang memiliki manfaat tambahan karena benar-benar tidak invasif. Alasan utama tidak berjalannya semua prosedur ini, yakni berupaya menyembuhkan keadaan dan bukan penyebabnya. Walaupun kita tidak berdaya untuk mengubah gen kita, kita masih bisa mengubah caranya berinteraksi dengan lingkungan dan dengan demikian menekan kesalahan genetik ini dan bagaimana kesalahan itu akhirnya muncul melalui penyakit. Dalam hal ini, panduan yang saya ajukan tentang penyeimbangan faktor metabolik, neurologis dan homeostatik biokimia dengan menggunakan aturan nutrisi,

Cerita Pribadi Claire

Seperti kebanyakan gadis muda, Claire C. tidak mengetahui tentang skoliosis sampai ia terdiagnosis mengalaminya saat pemeriksaan skoliosis di sekolah menengahnya. Pada saat itu, skoliosisnya hanya 15 derajat dan ia diminta untuk kembali dalam 6 bulan untuk pemeriksaan berikutnya. Ketika 6 bulan berlalu, dokter meminta untuk foto ronsen, dan terungkap bahwa skoliosisnya telah berkembang. Waktu itu, Claire menderita kelengkungan punggung bawah utama sebesar 40 derajat dan kelengkungan tulang dada kompensatori (dari tengah hingga belakang) yang lebih kecil, kira-kira 34 derajat.

Dia belum mengalami rasa nyeri sedikit pun, tetapi memang bisa terlihat jelas bahwa ada punuk pada punggungnya serta bahu yang tidak rata yang mengkhawatirkan orang tuanya. Atas saran dokter ortopedi-nya, ia segera memakai rungkup yang keras dan diberitahu bahwa jika lengkungannya berkembang lebih jauh, dia harus menjalani pembedahan skoliosis.

Dia diminta untuk mengenakan rungkup tersebut selama 23 jam sehari dengan harapan untuk mencegah tulang belakangnya berubah menjadi kian buruk. Namun, dengan iklim panas dan lembab Singapura, rungkup itu sangat tidak nyaman, dan setelah kira-kira satu bulan, Claire tidak bisa lagi menahan rasa sakit dan iritasi akibat rungkup itu, dan ia berhenti memakainya.

Claire dan keluarganya mulai mencari alternatif pengobatan lain karena takut bahwa saat ini pembedahan dengan resiko tinggi merupakan satu-satunya resep medis yang bisa ditawarkan kepadanya. Ketika itulah mereka menemukan dr. Kevin, dan dalam enam bulan pengobatan, skoliosisnya berkurang 28 derajat! Ketidakseimbangan bahu dan punuk pada punggungnya terlihat semakin membaik.

Dia datang kembali ke ahli ortopedi-nya untuk tindakan lebih lanjut, dan ia pun kagum akan kemajuannya. Sang ahli segera menghubungkan kesuksesan itu dengan pemakaian rungkup; sesuatu yang tidak lagi dipakai oleh Claire!

Karena menolak jawaban tunggal terhadap pengobatan skoliosis, Claire bisa menghindari perungkupan dan pembedahan yang beresiko tinggi.

"Perungkupan tidak efektif sama sekali. Saya tidak bisa menggunakannya sebagaimana dianjurkan karena rungkup sangat tidak nyaman dan tidak menyenangkan; karena itu, saya berhenti memakainya setelah beberapa lama. Di sisi lain, pembedahan pun tidak lebih baik. Saya takut akan komplikasi, rasa sakit, dan bekas luka yang ditinggalkannya. Dengan dr. Kevin, saya bisa menghindari dua-duanya!"

— *Claire C. (16 tahun)*

BAB 4

Beralih dari Perawatan Kesehatan Berbasis- Gejala

Segala sesuatu tentang pola makan yang dikatakan oleh para ahli ditujukan kepada semua orang, tetapi sayang, tidak semua orang sama.

— Majalah Scientist

Coba katakan: berapa kali Anda berkonsultasi dengan dokter yang tidak menyatakan bahwa mereka telah menyiapkan pengobatan (obat) untuk setiap penyakit?

Ucapan yang paling sering diulang adalah: jika Anda menderita penyakit ini, Anda harus mencoba ini. Bila menderita penyakit itu, coba itu. Pada akhirnya, daftar obat yang diresepkan bisa lebih panjang dari jumlah penyakit yang teridentifikasi di dunia!

Saya telah belajar bahwa ini hanyalah taktik. Sediaan atau obat-obatan alopatik tidak menyembuhkan; semuanya hanya menutupi gejala. Tubuh ini merupakan satu-satunya penyembuh penyakit, bila Anda mengizinkannya. Obat-obatan hanya menghilangkan gejala penyakit dan Anda mulai merasa lebih baik karena, bagaimanapun juga, gejala-gejala itulah yang mengganggu. Obat-obatan biasanya tidak masuk sampai ke dalam inti masalah. Itulah sebabnya obat-obatan tidak memberikan penyembuhan permanen, tetapi hanya mencari konsumen seumur hidup bagi para apoteker dan produsen obat.

Sebagai contoh, bayangkan Anda mengendarai mobil dan melihat lampu merah menyala berkedip pada dasbor. Ini merupakan gejala. Lampu ini memberitahukan bahwa mobil Anda terlalu panas, karena dalam kasus ini, terjadi kebocoran pada sistem pendingin. Inilah penyebabnya.

Anda membawanya ke montir (dokter medis), dan ia memotong kabel yang menyalakan lampu tadi, lalu memberitahukan bahwa masalahnya sudah terselesaikan.

Anda baik-baik saja sekarang. Dia memberi tahu Anda agar mengisi air ke dalam sistem pendingin setiap hari, menambah oli ketika dibutuhkan, dan membeli barang-barang tersebut dari apotik. Tindakan ini mengobati gejalanya dan memancing Anda untuk meng-konsumsi obat-obatan, dalam hal ini, air dan oli, selamanya. Anda dipaksa untuk membelinya dari mereka. Anda tidak akan pernah bisa mengendarai mobil tanpa obat-obatan itu dan suatu hari, mobil tua kepercayaan Anda akan mati.

Masalah pendekatan semacam ini adalah Anda tidak pernah memperbaiki kerusakannya.

Masyarakat industri kita telah membangun suatu citra baru tentang tubuh manusia. Para pasien mulai percaya bahwa tubuhnya seperti mesin yang bisa diperbaiki, didiagnosis, diukur, dipantau, dan dijaga agar tetap hidup oleh mesin lain. Citra tubuh baru ini bahkan digambarkan dalam kosa kata kita: "kerusakan saraf," "melepas ketegangan," "isi ulang baterai Anda," atau "program-ulang diri sendiri." Akibatnya, ada pasien yang menganggap dokter sebagai montir, tukang ledeng, tukang listrik, atau tukang kayu, alih-alih sebagai penyembuh.

Para dokter juga cenderung mendiagnosa dan mengobati pasien berdasarkan model kesehatan atau penyakit yang secara budaya bisa atau tidak bisa diterima oleh pasien tertentu. Banyak orang yang tidak puas dengan pandangan biologis murni terhadap penyakit, sekarang mencari pengobatan alternatif dan holistik.

Sebagai seorang kiropraktisi dan ahli gizi yang mengkhususkan diri kepada pasien penderita skoliosis, saya percaya bahwa di dalam tubuh kita ada kemampuan bawaan untuk penyembuhan dan pemulihan. Seorang dokter akan menjanjikan keringanan gejala melalui operasi dan perungkupan; saya akan mengobati ketidakseimbangan fundamental yang ada dalam tubuh dengan makanan, dan merekomendasikan latihan dan terapi fisik yang sesuai untuk membenahi kelainan bentuk.

Nasihat yang sering saya sarankan kepada pasien saya adalah: jangan ikut mode atau promosi iklan yang berlebihan. Dengarkan tubuh Anda yang memiliki kebutuhan unik dan berikan apa yang diminta tubuh Anda. Tubuh memiliki kearifan bawaan untuk mengatur semua fungsi kompleks dan memulihkan kesetimbangan kesehatan. Buku ini akan mengajari Anda tentang bagaimana caranya mendengarkan saran dari pakar ini.

Fakta Nutrisi: Satu Ukuran Tidak Cocok Untuk Semua

Ketika masih kanak-kanak, pernahkah Anda berpartisipasi dalam lomba tarik tambang, yakni satu kelompok menarik dari salah satu ujung tali dan kelompok lain dari ujung lainnya, untuk melihat siapa yang akhirnya bisa menarik tali paling panjang? Biasanya, tali terputus menjadi dua karena gaya tarik-menarik ini.

Menurut saya, di dalam debat diet ini, kita menyaksikan sesuatu yang mirip: lomba tarik tambang nutrisi. Untuk sementara, konsensus umumnya adalah bahwa diet tinggi-protein dan rendah-karbohidrat merupakan yang terbaik untuk kesehatan dan penurunan berat badan. Setelah beberapa waktu, diet tinggi-karbohidrat menjadi mode, namun diet tinggi-protein tidak. Tiap ideologi diet memiliki pendukung dan pengikut yang telah sukses dengan diet tertentu, tetapi jumlah yang gagal pun sama. Banyak hal terjadi seperti itu sehingga belakangan ini setiap orang merasa bingung – haruskah saya mengikuti diet ini atau itu?

Contohnya, saya mengenal pasien yang telah mencoba paling tidak enam macam tren diet sebelum berakhir di klinik dan pada saat itu mereka benar-benar lelah dan berkecil hati, karena macam-macam diet itu juga telah merusak sistem tubuh dan memberikan hasil yang sering kontraproduktif!

Jangan biarkan hal itu terjadi pada diri Anda! Menurut saya, para pakar itu sebenarnya salah; kesalahan fatal untuk beberapa orang, dan kesalahan serius untuk jutaan lainnya. Alih-alih memenuhi janji 'diet yang benar bagi semua orang' yang terbaru ini, mereka secara tidak sadar telah menambah kebingungan massa tentang mana yang dianggap sehat, dan obesitas yang tidak pernah dilihat sebelumnya oleh masyarakat modern, serta 'bonus' efek samping berupa jumlah penderita diabetes yang terus meningkat.

Selama hari-hari awal praktek saya, rekomendasi makanan bisa menjadi hal yang, tepat atau luput sasaran. Saya ingin merancang diet 'sehat' yang bisa diterapkan oleh satu grup pasien tertentu, tetapi diet ini tidak bisa membantu banyak pasien lainnya. Sungguh, dalam beberapa kasus, diet ini justru membuat keadaan mereka semakin parah!

Dulu, saya sangat frustrasi, tetapi malahan dengan kurangnya konsistensi dalam hasil yang saya peroleh, saya masih merasa termotivasi untuk melakukan penelitian lebih lanjut tentang nutrisi. Pada titik inilah secara kebetulan saya membaca sebuah buku yang ditulis oleh William Wocott. Konsepnya tentang Penggolongan Metabolik benar-benar merevolusi pemikiran saya dan tiba-tiba semua bagian yang tersembunyi dari teka-teki ini mulai terungkap. Saya menyadari kemudian bahwa kita berbeda satu sama lain, sehingga kebutuhan nutrisi dari makanan yang kita konsumsi juga berbeda.

Coba Pikirkan: Kita semua kelihatan berbeda dari luar dan kita juga berperan secara berbeda dari dalam; mengapa kita semua harus makan makanan yang sama? Saya ingin menyebutnya sebagai ilmu nutrisi sampah!

Evolusi Makanan

Pernah secara kebetulan saya membaca sebuah tulisan, yang sangat cemerlang dan menggugah-pikiran, oleh ahli antropologi terkenal dari Universitas Utah, Henry Harpending.

Di dalam tulisannya yang diterbitkan sebagai laporan di *Science Daily*,[45] ia menuliskan, "Kita tidak sama sebagai manusia bahkan dalam 1.000 atau 2.000 tahun lalu, dan alasannya menyebutkan hal ini adalah: pengaruh genetik yang kuat."

Ia menyebutkan bahwa para peneliti menemukan bukti genetik bahwa evolusi manusia semakin cepat – dan tidak berhenti atau berlanjut pada suatu tingkat yang konstan, seperti yang telah digambarkan sebelumnya, sehingga menunjukkan bahwa manusia di benua yang berbeda menjadi kian berbeda. Memang, studi Harpening menunjukkan bahwa manusia berubah relatif cepat dalam skala ratusan abad sampai ribuan abad, dan bahwa perubahan itu berbeda di antara kelompok benua yang berbeda. Menariknya, studi ini mendukung kesimpulan serupa yang muncul beberapa tahun lalu oleh seorang dokter gigi terlatih dari Harvard, dr. Weston A. Price. (Anda akan membaca lebih lanjut tentang ini di bab selanjutnya).

Harpening menyatakan bahwa pertumbuhan populasi yang cepat berdampingan dengan perubahan besar-besaran dalam kebudayaan dan lingkungan, dan menciptakan kesempatan baru untuk adaptasi. "Sepuluh ribu tahun lalu, telah terlihat evolusi cepat pada kerangka dan gigi populasi manusia, serta munculnya genetik baru sebagai tanggapan terhadap makanan dan penyakit," tulisnya.

Masalahnya, kita sebagai suatu ras tidak berpacu dengan perubahan evolusiner dan perubahan yang terjadi akibat pola makan kita. Penelitian Harpening mencatat bahwa migrasi manusia ke dalam lingkungan Eurasia-baru menciptakan tekanan-tekanan selektif yang mendukung berkurangnya pigmentasi kulit (sehingga semakin banyak sinar matahari bisa diserap oleh kulit untuk membuat vitamin D), adaptasi terhadap cuaca dingin, dan perubahan makanan tertentu.

Karena populasi manusia berkembang dari beberapa juta pada akhir zaman es menjadi 6 miliar saat ini, gen baru yang lebih serupa telah muncul dan evolusi semakin cepat, baik secara global maupun di antara kelompok-kelompok orang di benua, kata Harpending.

Contohnya, di Cina dan sebagian besar Afrika, hanya sedikit orang yang bisa mencerna susu segar pada usia dewasa. Namun di Swedia dan Denmark, gen yang membuat enzim laktase pencerna susu masih aktif, sehingga setiap orang bisa meminum susu segar. Ini menjelaskan mengapa susu lebih umum di Eropa daripada di Asia dan Afrika.

"Bila Anda tiba-tiba membawa anggota masyarakat pemburu-pengumpul dan memberi mereka makanan seperti jagung, nasi atau gandum, mereka biasanya bisa mengalami diabetes. Kita masih beradaptasi dengan itu. Kita menyaksikan beberapa gen baru yang menyebar melalui populasi berperan dalam membantu kita menjadi lebih sejahtera dengan diet tinggi-karbohidrat," kata Harpending.

Studi Kasus: Rasa Nyeri Punggung Bawah, Kolesterol Tinggi dan Masalah Pencernaan

Sebelum bertemu dengan saya, Alisa L. (56 tahun, guru sekolah) menderita luar biasa pada punggung bawah, kolesterol tinggi dan masalah pencernaan yang parah. Ia berkonsultasi dengan berbagai dokter, pakar dan terapis pijat, tetapi semua masalah itu muncul kembali ketika ia menghentikan pengobatan. Alisa L. adalah seorang 'pemburu dan pengumpul' klasik yang hidup di tengah masyarakat modern yang penuh dengan gula dan gandum. Setelah mengajarinya mengkonsumsi makanan yang bisa membantu mengimbangkan tubuh dan menghilangkan faktor-faktor yang berdampak buruk terhadap kesehatannya, sakit punggung, kolesterol tinggi dan masalah pencernaannya kian membaik.

Dari surat yang dikirimkannya kepada saya setelah saya mengobatinya,

> "...terima kasih dr. Kevin yang baik hati dan pendengar yang baik. Anda menjadi inspirasi bagi pasien-pasien lain. Pendekatan holistik Anda untuk kesehatan merupakan kebutuhan saya. Saya membuat dan menganut gaya hidup, kebiasaan makan dan sikap mental yang benar dan berjuang untuk kesehatan saya. Sakit punggung bawah dan masalah pencernaan menghilang, dan kolesterol saya kembali normal. Akhirnya, saya bisa mengendalikan kesehatan saya, bebas obat dan bebas dari rasa sakit. Selain itu, ada yang berkomentar bahwa saya bahkan terlihat lebih muda."

— Alisa L. (56 tahun)

Masa Depan Ilmu Gizi

Coba katakan: bisakah mobil Anda diisi solar bila dirancang untuk bensin?

Apakah mobil itu akan selalu berjalan lancar?

Ingin saya tegaskan bahwa hal yang sama pun terjadi dalam tubuh Anda. Makanan yang dipasok ke dalam tubuh, entah bisa membuat tubuh bekerja secara efisien (seperti mobil) sehingga berkontribusi terhadap pemenuhan kebutuhan genetik, atau, bila memasukan bahan bakar yang salah di dalamnya, Anda bisa mulai merasakan efek negatifnya, seperti lelah, tidak efisien dan 'tidak enak badan', yang semuanya sebenarnya menekankan adanya kerusakan genetik Anda. Dalam kasus apa pun, konsep merekomendasikan makanan yang berbeda untuk orang yang berbeda bukanlah hal baru. Orang Yunani dan Romawi kuno mengeluarkan proklamasi yang terkenal, yakni "makanan sesorang merupakan racun bagi orang lain."

Begitu pula di Asia Timur, pengobatan Cina telah mengajarkan bahwa kita semua terlahir dengan keadaan jasmani berbeda dan karena itu, memerlukan jenis makanan yang berbeda berdasarkan karakteristik unik dan ketidakseimbangan energetik kita. Obat-obatan Ayurveda kuno yang berusia 5.000 tahun dari India ternyata telah mengidentifikasi tiga jenis tubuh dan penyakit *(dorshas): pitta, vatta dan kapha* – masing-masing dengan kebutuhan makanan spesifik dan area permasalahan tersendiri.

Penulis buku itu, William Wolcott, dan para peneliti nutrisi modern lainnya mendapat kesimpulan yang sama, bahwa ada tiga "tipe" metabolik: tipe protein, karbohidrat, dan tipe campuran. Apa yang diperlukan untuk kesehatan optimal sangat terkait dengan pemograman genetik dan latar belakang budaya kita.

Orang bertipe protein harus berkonsentrasi pada protein yang tinggi kepadatannya dan tinggi 'purin', yang terkandung dalam daging merah-tua seperti paha ayam, daging kambing, daging sapi, ikan salmon, serta jeroan. Asupan makanan tinggi-karbohidrat glikemik harus dibatasi, seperti gula, biji-bijian dan kentang olahan.

Sebaliknya, mereka harus berfokus pada segala biji-bijian dan sayur rendah-glikemik seperti asparagus, kacang hijau, bunga kol, bayam, seledri, dan jamur segar. Konsumsi buah-buahan harus dibatasi karena orang bertipe protein cenderung cepat mendapat masalah gula darah; kelapa, alpukat, buah zaitun hitam dan hijau, apel hijau dan buah pir merupakan pilihan terbaik. Mereka harus makan camilan lebih sering dan menghindari alkohol dalam bentuk apa pun.

Di sisi lain, tipe karbohidrat harus berkonsentrasi pada sumber-sumber rendah-protein (rendah purin), rendah-lemak seperti ayam dan ikan serta sayur. Orang bertipe ini juga cocok dengan tepung (pati). Karena tubuhnya lebih toleran terhadap makanan yang mengandung pati tinggi seperti polong dan gandum, mereka tidak harus makan makanan ini secara berlebihan. Semua jenis buah tidak ada masalah, tetapi lebih baik buah berry, dan jeruk khususnya.

Pada bagian sumber daya pembaca, Anda akan menemukan daftar belanjaan yang bisa disesuaikan dengan kebutuhan makanan Tipe Metabolik Anda. Cara termudah untuk memperkirakan porsi makanan adalah dengan membayangkan sebuah piring dan kemudian menutupnya dengan persentasi yang benar dari setiap tipe makanan seperti yang ditunjukan pada Gambar 6: Proporsi Makanan

Manakah Tipe Metabolik Anda?

Pada tingkat paling dasar, Tipe Metabolik menempatkan Anda ke dalam salah satu dari tiga kategori berikut ini:

1. **Tipe Protein**
2. **Tipe Campuran**
3. **Tipe Karbohidrat**

Tiga tipe dasar ini dengan gamblang menjelaskan cara tubuh Anda berfungsi pada bidang internal dan cara sistem Anda memproses makanan dan menyerap gizi. Ada perbedaan anatomis dan bukti fisik yang menunjukkan bahwa jenis dan bentuk dasar dari perut kita juga amat berbeda satu sama lain.

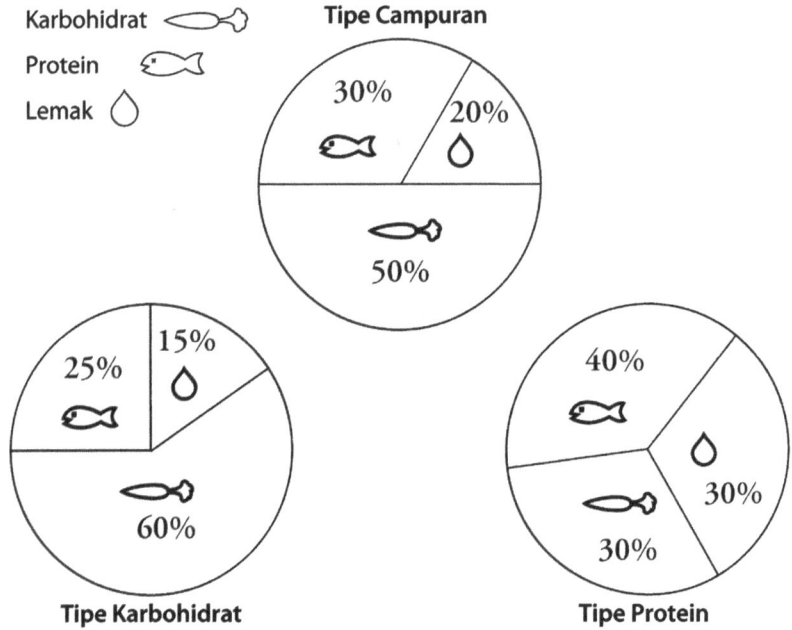

Gambar 6: Proporsi Makanan

Kenyataannya adalah walaupun kita semua membutuhkan deretan nutrisi lengkap, orang yang berbeda membutuhkan nutrisi dalam dosis yang berbeda. Perbedaan kebutuhan berbasis-genetik inilah yang menjelaskan mengapa nutrien tertentu bisa membuat si A merasa sehat, tidak berdampak terhadap si B, dan menyebabkan si C merasa tidak sehat.

Jadi mitos terbesar yang dihancurkan oleh Tipe Metabolik adalah perbaikan diet yang universal untuk manusia. Pendekatan pasar yang bersifat masal terhadap nutrisi ini ternyata lebih banyak mudarat daripada manfaatnya. Ketika merekomendasikan formula universal untuk setiap orang, pendukung pendekatan ini gagal memperkirakan berapa banyaknya protein, karbohidrat, atau lemak yang harus dikonsumsi dan berapa proporsinya yang tepat. Meskipun mereka mencatat perkembangan awal, perkembangan tersebut terjadi karena mereka sedang bermain rolet diet: terkadang memenangkan taruhan, tetapi lebih sering kalah.

Bila kehidupan itu sesederhana apa yang dikatakan oleh orang yang mengangkat diri sendiri sebagai guru diet modern, tentu tidak akan ada begitu banyak penyakit di dunia ini, bukan?

Intinya adalah nutrien diet harus disesuaikan dengan kebutuhan individu, karena apa yang cocok untuk seseorang, mungkin bisa menjadi racun bagi orang lain. Harapan saya adalah bahwa ini merupakan awal dari pengobatan pribadi untuk banyak orang. Cara kerja sistem perawatan kesehatan kami benar-benar aneh, karena memperlakukan kita semua seakan-akan sebagai satu pribadi yang sama. Kita semua sangatlah unik. Kita memberikan respon berbeda terhadap pola makan dan pengobatan, dan sebagian kecil dari itu, orang mengatakan sebanyak 20 persen – bisa dihubungkan dengan perbedaan genetik kita.

Walaupun demikian, tidak setiap perbedaan bisa disebabkan oleh faktor genetika. Beberapa perbedaan ini juga disebabkan oleh faktor lingkungan. Misalnya, orang yang tinggal di daerah tropis memiliki kebutuhan turunan (herediter) yang kuat terhadap makanan tinggi- karbohidrat, seperti sayuran, buah-buahan, gandum, dan kacang-kacangan. Ini merupakan "bahan bakar bio" yang diperlukan oleh tubuh mereka supaya "mesin" bisa tetap berjalan dalam keadaan baik. Mereka benar-benar terprogram secara genetik untuk memproses makanan jenis ini saja.

Sebaliknya, orang Eskimo bisa dengan mudah mengkonsumsi sampai 90% lemak dan protein dari anjing laut dan ikan paus karena sebanyak itulah yang dibutuhkan tubuh untuk cuaca yang sangat dingin di daerah tempat tinggal mereka. Menariknya, mereka relatif bebas dari penyakit serangan jantung meskipun merupakan makanan tinggi-lemak dan tinggi-kolesterol.

Itulah sebabnya, makanan yang dianggap sehat di satu bagian di bumi ini mungkin bisa menjadi salah secara keseluruhan dan justru berpotensi meracuni orang yang tinggal di belahan lain bumi ini.

Dengan pemikiran yang sama, dr. Lendon Smith menulis dalam bukunya *Happiness is a Healthy Life* (Kebahagiaan itu Kehidupan yang Sehat), "Trik makan adalah mengetahui latar belakang ras dan etnis Anda dan mencoba untuk menirunya." Akan tetapi, karena berpindah dari satu benua ke benua lainnya menjadi semudah membeli tiket pesawat secara daring, kita mungkin memiliki orang tua dari latar belakang ras yang berbeda dan asal-usul tidak bisa dijadikan satu-satunya dasar kebiasaan makan kita.

Inilah manfaatnya Penjenisan Metabolik. Dengannya, Anda sangat terbantu dalam mendapatkan keseimbangan yang sempurna dari gizi makro makanan –protein, karbohidrat dan lemak, yang dibutuhkan oleh tubuh berdasarkan reaksi tubuh Anda terhadap makanan.

Di masa lalu, kita kekurangan pengetahuan klinik yang memungkinkan kita memahami mengapa kita menderita penyakit. Tetapi kini, berkat upaya dr. Price, dr. Williams dan para peneliti lainnya, kita bisa menentukan kebutuhan nutrisi yang benar bagi setiap orang atas dasar kasus per kasus. Ini merupakan permasalahan yang berbeda sama sekali bahwa ketidakseimbangan metabolik yang ada bisa terwujud dalam berbagai cara, dalam bentuk sejumlah penyakit atau proses degeneratif yang berbeda.

Pada tahun 1956, dr. Roger Williams menulis buku revolusioner yang berjudul *Biochemical Individuality* (Individualitas Biokimia). Dalam buku ini ia mengemukakan bahwa individualitas meliputi setiap sudut dan celah tubuh kita, bahwa manusia sangat berbeda pada tingkat sel mikroskopis dan bahwa perbedaan yang diwariskan ini juga mencakup struktur dasar dan pemrosesan metabolik. Karena itu, ketidakseimbangan atau kekurangan nutrisi pada tingkat sel bisa menjadi akar utama penyebab penyakit. Temuan ini sangat mengejutkan sehingga dengan cepat dr. Williams menjadi salah satu pendukung paling awal Penjenisan Metabolik.

Model Tipe Metabolik yang akan kita bahas dalam buku ini lebih akurat karena Anda mendengarkan tubuh Anda sendiri untuk mendapat petunjuk tentang makanan apa yang bisa membantu memulihkan keseimbangan dan memperbaiki kelainannya secara alami. Menurut pengamatan saya, orang yang benar-benar setia mengikuti Model Penjenisan Metabolik yang didiskusikan di sini mencatat peningkatan besar dalam tubuh dan pikiran mereka dalam jangka waktu singkat, kadang-kadang secepat satu bulan. Bisakah lebih baik dari itu?

Sayangnya, banyak hal yang dipromosikan oleh budaya kita sebagai sistem pengobatan sebenarnya berdasarkan pengobatan gejala dan tidak mengatasi penyebab utama gejala itu. Oleh sebab itu, pengobatan konvensional benar-benar memiliki kemampuan terbatas untuk mengatasi derita penyakit kronis masa kini, walaupun mungkin efektif untuk beberapa tantangan kesehatan yang akut. Bila kita mulai mencari jalan keluar dari ketidakseimbangan biokimia pribadi yang menjadi penyebab utama penyakit melalui model yang saya anjurkan dalam buku ini, Anda akan memiliki kemampuan unik untuk memperimbangkan zat kimia dalam tubuh secara total dan memastikan perkembangan yang tepat untuk tubuh dan tulang belakang Anda.

Mengatasi proses penyakit seperti skoliosis pada tingkat akar dan penyebabnya sebelum berubah menjadi kronis, dapat:

- Menjamin pertumbuhan tubuh Anda sebagaimana mestinya
- Mencegah penyakit, terutama beberapa penyakit oportunistik
- Membangun kembali sistem respon kekebalan, sehingga Anda tidak mudah terkena infeksi
- Memberikan manfaat kesehatan jangka panjang yang unik

Singkatnya, apabila Anda mulai makan dengan benar sesuai dengan Tipe Metabolik Anda, perlahan-lahan sistem tubuh Anda akan mulai mengarah ke keseimbangan total; keseimbangan rohani, pikiran dan jasmani. Dengan melakukan hal ini, tubuh akan memproduksi energi secara lebih efisien dari makanan yang dikonsumsi guna membuat Anda pulih dan tumbuh lebih sehat. Ketika menjadi seimbang secara metabolik, secara alami akan lebih banyak energi yang Anda miliki daripada yang mungkin pernah Anda pikirkan sebelumnya. Anda akan menciptakan lingkungan sel inti yang kondusif untuk mengalami sendiri tingkat tertinggi dalam hal:

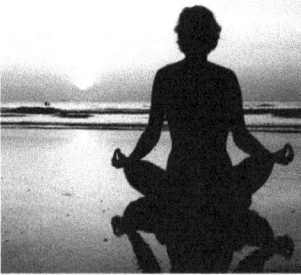

- Energi kedamaian
- Kewaspadaan yang santai
- Ketenangan Emosional
- Suasana hati stabil dan positif
- Kejelasan mental yang luar biasa

Tubuh akan melakukan protes ketika Anda melahap makanan yang tidak sesuai dengan rancangannya. Protes ini akan muncul sebagai gejala penyakit, akibatnya Anda akan merasakan perut kembung, lelah, dan terus-menerus lapar atau menginginkan makanan yang tidak masuk akal, bahkan setelah makan kenyang!

Apakah ini terdengar lazim? Di sini, saya kembali ke pemikiran saya sebelumnya: ketika susunan genetik, kepribadian dan ciri khas wajah kita sangat tidak sama, mengapa kebutuhan nutrisi kita harus sama? Tujuan saya adalah untuk membantu Anda menjadi lebih selaras dengan apa yang dibutuhkan oleh tubuh dari makanan yang satu ke makanan yang lainnya untuk mengoptimalkan potensi genetik Anda dan menekan kelemahan genetik yang menyebabkan penyakit.

Bersamaan dengan itu, harus diakui bahwa apabila terdapat kemungkinan kecenderungan genetik terhadap penyakit kronis seperti skoliosis, diabetes dan obesitas – dan, dalam semua kemungkinan, terhadap banyak penyakit juga – dalam semua kasus, itu hanyalah kecenderungan, bukan kemutlakan. Karena itu, jikalau ibu atau ayah atau saudara Anda mempunyai skoliosis, tidak berarti Anda juga akan mengalaminya. Artinya, Anda memiliki kecenderungan genetik yang lebih besar untuk itu dan, karena itu Anda perlu membuat perubahan yang lebih besar dalam pola makan dan gaya hidup daripada seseorang yang lahir dengan seperangkat gen yang sama sekali berbeda. Dalam hal apa pun, perkiraan mengenai keterbatasan genetik ini merupakan sesuatu yang baik. Prediksi ini membantu Anda menyiapkan diri untuk melawan semua penyakit yang kelak dapat menyerang Anda. Dengannya, Anda bisa lebih proaktif dalam memilih gaya hidup yang tepat untuk diri sendiri.

Bagaimana Dengan Diet Berdasarkan Golongan Darah?

Diet Golongan Darah, diajukan oleh Peter D'Adamo, N.D., dan populer dalam bukunya *Eat Right for Your Type* (Makanlah secara Tepat Berdasarkan Tipe Anda) (Putman, 1997), sungguh-sungguh menjadi pelopor Diet Tipe Metabolik yang lebih canggih yang kemudian ber-evolusi. Diet Golongan Darah, seperti yang diindikasikan dari namanya, berdasarkan alasan bahwa kebutuhan nutrisi ditentukan oleh klasifikasi golongan darah, seperti O, A, B, atau AB.

Akan tetapi, ini merupakan penyerdehanaan yang berlebihan atas gambaran yang lebih kompleks. Dengan migrasi kelompok etnik dan banyak keragaman yang masuk ke tengah-tengah kehidupan kita, tidak satu pun dari kita benar-benar yakin tentang keturunan genetik kita. Misalnya seorang keturunan Cina dan seorang Eropa, keduanya memiliki golongan darah "O", haruskah mereka makan jenis makanan yang sama? Seperti apakah orang Eurasia itu? Tidakkah keturunan campuran ini nantinya semakin membingungkan masalah itu? Bagaimana dengan orang yang mengalami beberapa tahap yang berbeda dalam hidup seperti pubertas, kehamilan atau menopaus? Akankah kebutuhan nutrisi mereka berbeda dalam setiap fase?

Di sini, Penjenisan Metabolik bisa sangat berguna. Tujuan utama dari model ini adalah untuk menentukan apa dan berapa jumlah makanan yang terbaik untuk tipe khusus Anda dan bukan untuk tipe lainnya.

Tipe Metabolik berfokus pada penyesuaian pola makan seseorang berdasarkan kebutuhan individu dan reaksinya terhadap makanan, terlepas dari golangan darah atau generalisasi lainnya yang luas.

Tantangan Penjenisan Metabolik

Bila Anda tidak percaya bahwa ada sesuatu yang bernama individualitas metabolik, bahwa setiap orang bisa sehat dan berada pada kinerja paling puncaknya dengan melahap makanan apa pun, di sinilah Tantangan Penjenisan Metabolik.

Ikuti instruksi-instruksi berikut dengan cermat. Kemudian mintalah pasangan, anak, dan teman Anda untuk melakukannya juga. Bandingkan hasilnya. Anda mungkin akan kagum karena menemukan betapa besarnya perbedaan kita satu sama lain, bahkan dalam satu keluarga yang sama. *Sekarang sadarilah bahwa perbedaan ini juga berkaitan dengan makanan mana yang bagus untuk kita dan mana yang tidak.* Bila memang terdapat satu jenis diet yang tepat untuk semua orang, mengapa terdapat ratusan jenis diet di pasaran dan terus menerus meningkat setiap tahunnya? Mengapa satu jenis diet membuat seseorang lebih langsing tetapi menyebabkan yang lain lebih gemuk? Solusi satu-satunya adalah menemukan apa yang tepat untuk tubuh ANDA, bukan untuk pasangan atau teman Anda, tetapi apa yang tepat untuk ANDA!

- Buatlah tanda centang di sebelah kiri dari setiap jawaban yang PALING COCOK untuk Anda

- Pilihlah satu jawaban saja untuk setiap pertanyaan
- Bila tidak ada jawaban yang sesuai untuk Anda, tinggalkan pertanyaan tersebut tanpa tanda centang/tidak usah dijawab

PENTING: Pilihan yang tertulis mungkin tidak mendeskripsikan Anda secara seksama. Karena itu, **SANGAT PENTING** untuk memilih jawaban yang paling menggambarkan **KECENDERUNGAN** Anda. Jawaban yang tersedia tidak harus menjadi gambaran yang paling sempurna, melainkan hanya kecenderungan Anda ke arah itu. Bila tidak bisa menjawab, lewati saja pertanyaannya dan pindah ke pertanyaan berikutnya.

Kata-Kata Akhir

Ajaklah teman dan anggota keluarga untuk mengikuti tantangan Tipe Metabolik dan bandingkan hasil Anda. Saat merasa yakin bahwa tingkat biokimia Anda sama uniknya seperti sidik jari Anda, langkah selanjutnya adalah menganalisis Tipe Metabolik dengan menggunakan kuesioner yang dijelaskan dalam buku, *The Metabolic Typing Diet: Customize Your Diet to Your Own Unique Body Chemistry* (Diet Penjenisan Metabolik: Sesuaikan Diet Anda dengan Kimia Tubuh Unik Anda Sendiri) oleh Bill Wolcott atau menemui seorang penasihat Tipe Metabolik Bersertifikat yang bisa melakukan tes lebih akurat.

Penasihat Tipe Metabolik sekarang hadir di empat puluh negara. Anda bisa menemukan penasihat Tipe Metabolik bersertifikat pada situs web unggulan kesehatan yang bisa ditemukan di bagian sumber daya buku ini (halaman 319) untuk membaca tentang kualifikasi dan pelayanan mereka.

Saya menggunakan Penjenisan Metabolik dengan para pasien selama bertahun-tahun. Anda tidak perlu mengunjungi penasihat secara langsung. Evaluasi dan konsultasi Penjenisan Metabolik dapat dilakukan melalui e-mail dan telepon.

Tantangan Jenis Metabolik

✓	JAWABAN#1	***PERTANYAAN POLA*** MAKAN	✓	JAWABAN#2
	Cenderung lemah, kurang, dan semakin berkurang	NAFSU MAKAN (secara umum)		Cenderung ke arah kuat, rakus, sangat lapar
	Suka manis-manisan, sering membutuhkan sesuatu yang manis dalam makanan supaya merasa puas	MAKANAN PENUTUP		Tidak terlalu peduli dengan makanan penutup manis, tetapi mungkin menyukai sesuatu yang berlemak atau asin (seperti keju, keripik atau popcorn) untuk camilan setelah makan
	Biasanya memperburuk tidur, terutama bila makan makanan berat	MAKAN SEBELUM TIDUR		Biasanya memperbaiki tidur
	"Makan untuk Hidup" – tidak peduli dengan makanan dan makan	KEBIASAAN MAKAN		"Hidup untuk makan" – membutuhkan makan yang sering untuk merasa sehat, menjadi yang terbaik
	Tidak terganggu	4 JAM + TANPA MAKAN		Membuat mudah marah, gelisah, lemah, lapar atau tertekan
	Memberikan energi dan memuaskan saya	JUS JERUK SAJA		Bisa membuat saya pusing, lapar, gelisah, gemetar, atau mual
	Bisa melewati waktu makan tanpa ada efek apa pun	MELEWATI JAM MAKAN		Harus makan secara rutin (ATAU SERING); tidak merasa sehat bila saya melewati jam makan
	Jarang atau tidak pernah ingin mengemil dan/ atau lebih memilih sesuatu yang manis bila saya menginginkannya	MENGEMIL		Sering ingin makan di antara jam makan dan/lebih memilih camilan asin atau berlemak
		BAGIAN POLA MAKAN KESELURUHAN		
✓	JAWABAN#1	***PERTANYAAN FISIK***	✓	JAWABAN#2
	Lebih tinggi, lebih kurus	TUBUH		Lebih pendek, lebih gemuk
	Bersendawa, gas, merasa kenyang setelah makan, pencernaan lambat, berhati-hati dengan apa yang dimakan	PENCERNAAN Apa kecenderungan Anda?		Mudah mencerna kebanyakan makanan, pencernaan cepat, tidak ada keluhan pencernaan yang nyata
	Pucat, berwarna terang	WARNA TELINGA		Memerah, merah muda, merah jambu
	Lebih lebar dari selaput pelangi dalam ruangan dengan terang rata-rata	MATA – UKURAN PUPIL (pupil hitam, porsi tengah mata, selaput = bagian berwarna mata)		Lebih kecil dari selaput pelangi dalam ruangan dengan terang rata-rata
	Dingin	TANGAN - SUHU		Hangat
	Terganggu, perlu kacamata	CAHAYA – KUAT, CERAH		Tidak terlalu terganggu
	Kusam, tidak jelas	KULIT – RONA WAJAH		Cenderung terang, jelas
	Reaksi ringan, hilang dengan cepat	KULIT- GIGITAN/SENGATAN SERANGGA		Reaksi kuat, hilang dengan cepat
		BAGIAN FISIK KESELURUHAN		

✓	JAWABAN#1	***PERTANYAAN*** PSIKOLOGI	✓	JAWABAN#2
	Di atas standar IQ (Kepribadian Tipe A)	PRESTASI		Di bawah standar IQ (kepribadian tipe B)
	Sangat aktif, sulit untuk memperlambat	TINGKAT KEGIATAN		Tidak terlalu aktif, lebih memilih tidak berpindah, lebih mudah menjadi pasif
	Mudah marah, emosi yang meledak	KEMARAHAN		Tidak cepat marah, emosi datar
	Tidur lebih awal, bangun lebih awal	WAKTU TIDUR/BANGUN (alami, tanpa alarm jam)		Tidur lebih larut, bangun lebih siang
	Suka/lebih memilih/sangat cocok dengan cuaca hangat atau panas	PREFERENSI IKLIM		Cocok, merasa bugar di cuaca dingin, tidak cocok di udara hangat/panas
	Cenderung menjadi	KOMPETITIF		Cenderung tidak menjadi
	Buruk	KETAHANAN		Bagus
	Mudah menungkapkan pemikiran dalam kata-kata	EKSPRESI PEMIKIRAN		Sulit mengungkapkan pemikiran dalam kata-kata
	Sangat suka	LATIHAN		Tidak peduli
	Cenderung tidak sabar	KETIDAKSABARAN		Jarang, cenderung sabar
	Sangat teratur	KETERATURAN		Cenderung tidak teratur, mengerjakan pekerjaan bila ada
	Perfeksionis	KESEMPURNAAN		Tidak terlalu peduli
	Sulit untuk merasa puas	STANDAR PRIBADI		Santai
	Dingin, menyendiri, menarik diri	KEPRIBADIAN		Hangat, mudah menerima, bergaul
	Sangat; menyelesaikan perkerjaan, bekerja cepat	PRODUKTIF		Sulit menyelesaikan tugas, lamban
	Penyendiri, pemalu, merasa canggung dengan orang banyak, terhambat secara sosial	PERILAKU SOSIAL		Terbuka secara sosial, suka bersama teman, ritual, ekspresi jelas, ramah, santai
	Cenderung anti masyarakat, cenderung berusaha menjauh dari kegiatan sosial atau lebih memilih tidak ikut sama sekali	SOSIALITAS		Sangat ramah, suka bersama banyak orang, tidak suka sendiri, suka persahabatan dan interaksi sosial.
	Bersemangat, berapi-api, hiper	PERANGAI		Tenang, menguasai diri
	Marah, tegang, gugup, mudah tersinggung, cemas, sangat tegang	KECENDERUNGAN		Tertekan, santai, lesu, masa bodoh, santai
	Cepat	PROSES BERPIKIR		Lamban
	Gila kerja, sering membawa pekerjaan ke rumah	PEKERJAAN		Berorientasi keluarga
		Total Bagian Psikologi		
		Total Bagian Fisik		
		Total Bagian Pola Makan		
		TOTAL KESELURUHAN		

Tujuan dari makan secara benar untuk Tipe Metabolik adalah untuk memperimbangkan zat kimia dalam tubuh dan memaksimalkan efisiensi metabolik dengan menangani individualitas metabolik secara tepat. Ini menjadi kepercayaan saya bahwa munculnya penyakit degeneratif (85%-90% dari penyakit yang menyerang populasi kita termasuk skoliosis) dikarenakan kegagalan melakukannya. Jadi, dengan cara apa pun, semua penyakit degeneratif berawal dari kesalahan nurtisi.

Gagasan kesalahan nutrisi sama sekali berbeda ketika dilihat dari sudut pandang Tipe Metabolik. Kita tahu bahwa seseorang bisa makan makanan organik terbaik dan bisa menggunakan suplemen terbaik yang bisa dibeli dengan uang, tetapi masih terkena atau gagal melawan penyakit degeneratif. Lagi-lagi, kita melihat bahwa ini bisa terjadi karena kegagalan dalam memenuhi kebutuhan nutrisi dan keseimbangan biokimia seseorang berdasarkan gen-nya.

BAB 5

Tubuh Kuno, Makanan Modern

" Hidup yang sempurna adalah hidup selaras dengan alam. "

— **Weston A. Price, D.D.S.**

Makanan yang kita makan pada hari dan zaman ini sering kali tidak sama, bahkan jauh berbeda dari makanan nenek moyang kita. Makanan modern masa kini, yang meliputi makanan cepat saji dan makanan olahan, bukanlah jenis makanan yang cocok untuk dimakan dan dicerna tubuh kita. Akibatnya, tubuh kita bereaksi terhadap makanan tidak alami ini dengan memberikan respon inflamasi, yang akhirnya menimbulkan penyakit modern yang kita hadapi saat ini.

Pengobatan terhadap penyakit yang mengganggu kita, secara perlahan-lahan mengubah pola makan kita ke perkiraan yang lebih dekat dengan apa yang telah terprogram bagi tubuh kita secara genetik. Mungkin ini terdengar sulit untuk dicapai, tetapi sebenarnya bisa dilakukan dengan cukup mudah.

Agar bisa memahami bagaimana seharusnya kita makan untuk mencapai hal ini, membahas pola makan umum di masa lalu dan bagaimana pola tersebut membentuk gen kita selama bertahun-tahun bisa sangat membantu.

Pada awal 1930-an, seorang dokter gigi dari Cleveland, Weston A. Price, (1870-1948) mulai melakukan serangkaian investigasi unik untuk menemukan penyebab utama penyakit dan degenerasi. Banyak yang merujuk kepadanya sebagai "Albert Einstein-nya Nutrisi." Selama lebih dari sepuluh tahun, ia melakukan perjalanan ke berbagai pelosok dunia untuk meneliti kesehatan masyarakat yang tidak tersentuh oleh peradaban barat.

Ternyata, ia menemukan bahwa karies gigi, cacat gigi, dan gigi bengkok merupakan akibat dari kekurangan nutrisi, yang disebabkan oleh makanan modern dan makanan cepat saji masa kini, dan bukan akibat dari virus, bakteri atau cacat genetik bawaan.

Pencarian jawaban dr. Price selama 1930-an berujung dengan diluncurkannya ekspedisi enam tahun menuju lima benua untuk meneliti masyarakat primitif di habitat aslinya. Kelompok yang diteliti oleh dr. Price meliputi desa terpencil di Swiss, komunitas orang Gael di *Outer Hebrides*, penduduk asli Amerika Utara dan Selatan, penduduk kepulauan Melanesia dan Polinesia di Pasifik Selatan, suku-suku Afrika, suku Aborigin Australia dan suku Maori Selandia Baru. Ini merupakan momen yang sangat penting, karena di sana masih terdapat banyak suku terpencil yang tidak terpengaruh oleh peradaban modern.

Memang, saat dr. Price menganalisis makanan yang dikonsumsi oleh suku-suku kuno itu, ia menemukan bahwa, dibandingkan dengan makanan zaman modern yang banyak sekali terpengaruh oleh budaya "makanan cepat saji" dari barat, orang-orang ini menggunakan hanya biji-bijian utuh dan makanan alami (bukan olahan) yang menyediakan hampir empat kali lipat vitamin dan mineral larut-air, dan setidaknya sepuluh kali lipat vitamin larut-lemak dibandingkan dengan yang berasal dari makanan modern. Dokter Price juga menemukan bahwa vitamin larut-lemak, vitamin A dan D sangat penting untuk kesehatan karena bertindak sebagai katalis untuk penyerapan mineral dan pemanfaatan protein. Terakhir, dr. Price mampu mengisolasi nutrisi larut-lemak dalam makanan suku-suku asli, yang dinamakannya *Activator X*.

Ditemukan bahwa *Activator X* terdapat di dalam hati ikan, kerang dan daging jeroan serta mentega dari sapi yang memakan rumput hijau yang tumbuh cepat pada musim semi dan musim gugur.

Semua kelompok primitif memiliki sumber *Activator X*, sekarang dianggap menjadi vitamin K, di dalam makanan mereka.

Ia memotret orang-orang ini dan menemukan bahwa kekokohan struktur tubuh, kemudahan dalam reproduksi, stabilitas emosi, dan bebas dari berbagai penyakit degeneratif (penyakit jantung, diabetes dan kanker, dan sebagainya) sangat kontras dengan apa yang dinamakan dr. Price sebagai "makanan orang kulit putih" yang mengandalkan "makanan pengganti dari perdagangan modern," yang menjadi jenuh dengan sejumlah besar gula rafinasi (gula hasil pemurnian), tepung putih, susu pasteurisasi, makanan rendah-lemak, minyak nabati dan bahan-bahan menyenangkan yang penuh dengan pewarna buatan, penyedap rasa, pengawet dan zat aditif lainnya.

Penelitian dr. Price juga menemukan fenomena "peminjaman", yaitu ketika tubuh kekurangan mineral dan mencuri apa yang dibutuhkannya dari tulang kerangka, sehingga terjadi penyusutan tulang kerangka selama periode waktu tertentu. Tinggi tubuh beberapa orang dilaporkan berkurang sebanyak sepuluh inci. Peminjaman ini hanya terjadi pada mereka yang tersentuh oleh makanan modern dan bukan orang aborigin yang ditelitinya. Entah mengapa manusia dengan makanan modern cenderung memiliki tulang yang lebih lemah dan lebih rentan terhadap kondisi seperti osteoporosis dan skoliosis.

Ia juga menemukan bahwa fenomena peminjaman cenderung terjadi lebih banyak pada wanita, terutama gadis-gadis muda pada masa perkembangan pubertas dan lonjakan pertumbuhan. Karena wanita dalam masyarakat modern terus menerus diserang dengan citra kecantikan, yakni menjadi super langsing, mereka kehilangan nutrisi di dalam tubuh yang dibutuhkan untuk bertumbuh sebagaimana mestinya. Tulang yang sedang dibentuk akan meminjam dari tulang yang sudah terbentuk, terutama tulang belakang. Ini akan mengarah pada pelunakan tulang dan pelengkungan tulang belakang, yang menjelaskan mengapa skoliosis lebih menyerang perempuan daripada laki-laki.

Akibat dari gangguan pertumbuhan bisa berupa perpanjangan tubuh – artinya, pendiet zaman modern yang tidak mendapatkan nutrisi yang tepat, benar-benar terlihat "tinggal tulang", dibandingkan dengan mereka yang dibesarkan dengan makanan tradisional, karena kerangka mereka menyusut akibat peminjaman itu. Lagi-lagi, ini mengaitkan skoliosis dengan makanan karena tipe tubuh seperti ini biasanya terlihat di antara para penderita keadaan tersebut.

Penemuan dan kesimpulan dr. Price disajikan di dalam buku klasiknya, *Nutrition and Physical Degeneration* (Nutrisi dan Degenerasi Fisik). Buku ini berisi potret mengejutkan dari wajah-wajah tampan dan sehat orang primitif dan mengilustrasikan degenerasi fisik melalui satu cara yang tidak terlupakan yang terjadi saat sekelompok manusia meninggalkan makanan tradisional yang penuh gizi karena lebih suka makanan modern yang nampak menyenangkan. Lihatlah dua foto berikut ini sebagai buktinya. Tidak ada tanda-tanda untuk menebak anak mana yang berasal dari ras primitif dan mana yang berasal dari dunia modern dan "beradab":

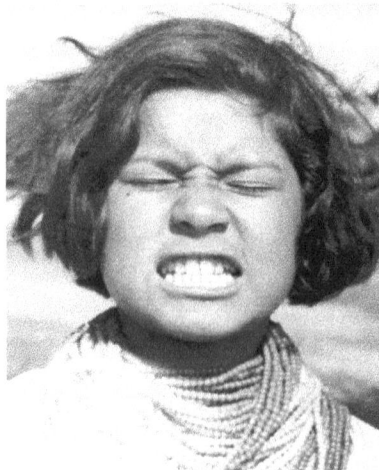

Hak Cipta©Price-Pottenger Nutrition Foundation®. www.ppnf.org

Figure 7a: Gadis Samoa yang dibesarkan dengan makanan asli kaya nutrisi

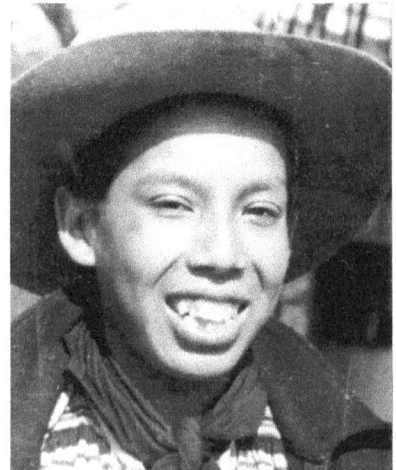

Figure 8a: Gadis Samoa yang dibesarkan dengan makanan modern.

Foto Price yang menakjubkan – 18.000 di antaranya, mendukung temuannya bahwa masyarakat yang hidup dari makanan primitif mengembangkan struktur tubuh yang kuat dan terbentuk dengan baik, seperti fitur gigi dan wajah, sementara orang yang hidup dari makanan modern memiliki gangguan perkembangan seperti peningkatan cacat lengkungan gigi, gigi bengkok, dan gigi berlubang.

Gadis Samoa pada Gambar 7a dilahirkan dari orangtua yang makan makanan asli kaya nutrisi. Gadis Samoa pada Gambar 8b dilahirkan dari orangtua yang menelantarkan makanan tradisional dan memilih makanan yang lebih modern. Ia memiliki lengkungan gigi bertumpuk dan struktur wajahnya berubah karena efek "peminjaman" dan akan lebih rentan terhadap kerusakan gigi dan penyakit kronis.

Dalam kata-kata dr. Price: "Kita tidak melihat, tidak juga mendengar suatu kasus (mengenai encok) pada kelompok masyarakat (asli) terpencil. Namun, pada titik kontak dengan makanan peradaban modern, banyak kasus ditemukan, termasuk sepuluh orang yang lumpuh terbaring di sekitar dua puluh rumah di India. Beberapa penderitaan lainnya muncul di sana, khususnya TBC,

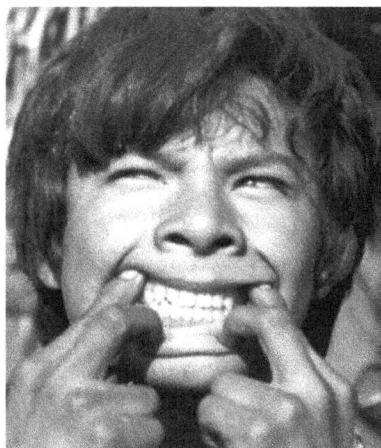

Hak Cipta © Price-Pottenger Nutrition Foundation®. www.ppnf.org

Figure 7b: Anak laki-laki yang dibesarkan dengan makanan asli tradisional

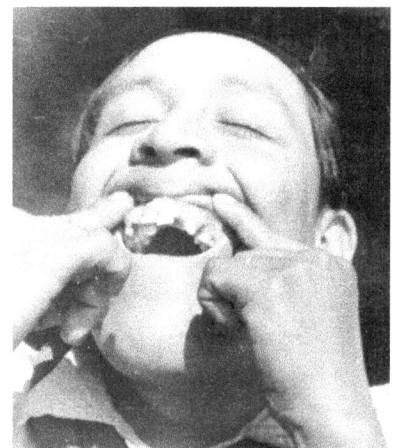

Figure 8b: Anak laki-laki yang dibesarkan dengan makanan modern olahan

yang berdampak sangat buruk pada anak-anak yang dilahirkan di tengah-tengah situasi itu."[46]

Pada umumnya, dr. Price menemukan bahwa orang terpencil yang sehat, yang makanannya mengandung nutrisi yang cukup dari protein hewani dan lemak, tidak hanya menikmati kesehatan yang luar biasa, tetapi juga bersikap positif terhadap hidup. Ia mencatat bahwa kebanyakan penghuni tahanan dan rumah sakit memiliki deformitas wajah yang mengindikasikan kekurangan nutrisi sebelum lahir.

Penelitian rintisan oleh dr. Price memberikan kepastian tentang betapa berbahayanya makanan modern. Orang primitif yang ditelitinya, tidak menderita obesitas, penyakit jantung, encok, atau skoliosis pada taraf seperti yang kita alami. Berkat sebagian besar makanan primitif, mereka menikmati taraf kesehatan yang nyaris hilang di peradaban modern.

Tabel pada halaman selanjutnya menjelaskan perbedaan antara makanan tradisional dengan makanan modern yang ditemukan dr. Price dalam penelitiannya:

Makanan Tradisional lawan Makanan Modern

Makanan Tradisional Memaksimalkan Nutrisi	Makanan Modern Meminimalkan Nutrisi
Makanan berasal dari tanah yang subur	Makanan berasal dari tanah yang tidak subur
Daging jeroan lebih disukai daripada daging berotot	Daging berotot lebih disukai, lebih sedikit daging jeroan
Lemak hewani alami	Minyak nabati olahan
Hewan di padang rumput	Hewan di dalam kandang
Produk susu mentah dan/atau fermentasi	Produk susu pasteurisasi atau ultra pasteurisasi
Biji-bijian dan kacang-kacangan yang direndam dan/atau difermentasi	Biji-bijian yang dihaluskan, dan/atau diekstrusi
Makanan kedelai difermentasi dalam waktu lama, dikonsumsi dalam jumlah kecil	Makanan kedelai diproses secara industri, dikonsumsi dalam jumlah besar
Kaldu tulang	MSG, penyedap rasa buatan
Pemanis yang tidak murnikan	Pemanis yang dimurnikan
Sayuran laktofermentasi	Acar olahan dan telah dipasteurisasi
Minuman laktofermentasi	Minuman ringan modern
Garam yang tidak dimurnikan	Garam yang dimurnikan
Vitamin alami yang terdapat di dalam makanan	Vitamin sintetik yang diambil dari atau ditambahkan ke dalam makanan
Memasak secara tradisional	Microwave, penyinaran
Benih tradisional, penyerbukan terbuka	Benih hibrida, benih GMO

Tabel 2: Atas perkenan Weston A. Price Foundation

Makanan Olahan: Padat Energi Tetapi Rendah Nutrisi

Tidak mengejutkan lagi bila banyak orang Amerika meninggalkan makanan masakan rumah yang penuh nutrisi dan sehat, dan lebih memilih makanan tinggi kalori tetapi rendah nutrisi, termasuk soda dan camilan tidak sehat, menurut penelitian tentang kebiasaan makan orang Amerika selama beberapa dasawarsa terakhir.

Hidangan yang dulunya hanya disajikan sesekali kini menjadi menu makan reguler bagi sebagian orang Amerika. Para peneliti menemukan adanya peningkatan signifikan dalam makanan yang terdiri dari kentang goreng, ayam goreng, dan burger.

Lebih dari dua dasawarsa terakhir, pola makan telah berubah dari makanan yang paling sering dimakan di rumah menjadi makanan yang banyak dimakan secara cepat dan nyaman dari gerai makanan cepat saji yang semakin menjamur.

Obesitas dan diabetes telah mencapai proporsi yang mengkhawatirkan, yang bisa dikaitkan dengan dua penyebab utama: peningkatan jumlah kalori yang dikonsumsi oleh kelompok semua usia, digabungkan dengan kurangnya aktivitas fisik. Dua faktor ini telah terbukti menjadi kombinasi yang mematikan.

Dokter Alanna Moshegh dari Departemen Pertanian AS, meneliti perubahan popularitas makanan favorit (dan yang tidak terlalu favorit). Ia mencatat hal-hal berikut:

- Peningkatan besar dalam konsumsi makanan tidak sehat, seperti; burger, pizza dan coklat
- Konsumsi soda setiap hari oleh anak-anak meningkat dari 31% pada tahun 1970 menjadi 46% dua puluh tahun kemudian
- Penggantian jenis makanan sehat seperti susu rendah-lemak, buah dan sayur-sayuran dengan makanan bernutrisi rendah

Tiga dasawarsa terakhir telah membawa banyak perubahan ke dalam gaya hidup kita; peningkatan ketersediaan restoran cepat-saji, dan peningkatan makanan "multiproses" di pasar swalayan, menyebabkan peningkatan kebiasaan makan tidak sehat yang juga meningkat menjadi epidemik. Pertimbangkan informasi berikut ini yang berhubungan dengan makanan olahan, yang cukup memadai untuk menjelaskan nafsu makan kita yang nampaknya tidak pernah puas dengan makanan olahan dan akibatnya yang bisa diperkirakan:

Makanan Olahan adalah Candu

Makanan olahan adalah makanan yang telah dimodifikasi dari bentuk alamiahnya, atau komponennya telah terkonsentrasi. Mengubah atau memodifikasi makanan berarti mengganti cara makanan dicerna dan dimanfaatkan oleh tubuh. Dopamine adalah pemancar impuls saraf di otak yang, apabila distimulasi secara tinggi oleh makanaan konsentrat dan olahan, akan menimbulkan sensasi menyenangkan. Oleh sebab itu, melahap makanan jenis ini membuat Anda merasa sehat dan mendapat alusi (acuan tidak langsung) bahwa makanan itu terasa lebih enak, sehingga Anda mengidamkan dan sangat menggemarinya.

Makanan Olahan Memiliki Kemungkinan Besar Menyebabkan Obesitas

Zat-zat aditif dalam makanan olahan berkaitan dengan kenaikan berat badan dan obesitas (misalnya sirup manis tinggi-fruktosa, gula).

Makanan Olahan Bisa Menyebabkan Ketidakseimbangan dalam Sistem Pencernaan

Bakteri-bermanfaat tidak bisa berkembang apabila diserang terus menerus oleh makanan yang sulit dicerna. Akibatnya, timbul masalah pencernaan, sakit, kecanduan makanan, dan penyakit.

Makanan Olahan Berkaitan dengan Depresi, Pikun, dan Gangguan Suasana Hati

Lemak dan minyak yang digunakan dalam makanan olahan telah kehilangan nilai gizinya, dan tidak mengandung asam lemak esensial yang diperlukan oleh jantung dan otak untuk berfungsi secara optimal.

Makanan Olahan Sering Memberikan Label yang Menyesatkan

Komposisi pada label makanan olahan sering kali tersembunyi atau tertulis dengan istilah yang menyesatkan. Contohnya, ada label yang menyatakan produknya "bebas gula", tetapi mengandung pemanis, seperti *Agave*, yang mirip dengan sirup jagung tinggi-fruktosa. Bahkan, konsumen cerdas pun bisa tersesat ke dalam perasaan aman oleh label seperti ini.

Makanan Olahan Berkaitan dengan Kanker

Daging olahan, seperti *hot dog* dan daging siap-saji bisa terkait dengan kanker pankreas, usus besar, dan perut.

Makanan Olahan Terkait dengan Ketidaksuburan

Makanan yang kekurangan vitamin dan mineral secara parsial bisa menjadi penyebab banyak kasus ketidaksuburan. Ketidaksuburan di Amerika Serikat meningkat. Banyak makanan olahan telah kehilangan nutrisi yang terkandung di dalamnya.

Makanan Olahan Diproduksi untuk Jangka Panjang

Ini berarti bahwa bahan kimia dan zat aditif ditambahkan ke dalam pangan olahan untuk melindunginya dari pembusukan ketika berada di rak toko bahan pangan. Bahan kimia dan pengawet bisa berbahaya untuk kesehatan Anda.

Pertimbangan Nutrisi Paling Penting untuk Anak-anak yang Sedang Tumbuh

Remaja terkenal dengan kebiasaan buruknya dalam hal makan, namun justru pada tahap kehidupan inilah mereka sangat membutuhkan asupan nutrisi yang penting untuk pertumbuhan, seperti zat besi, vitamin D dan kalsium. Pubertas, diiringi dengan lonjakan pertumbuhan, menempatkan populasi ini pada resiko kekurangan nutrisi, khususnya di dalam masyarakat modern zaman ini, yang menggantikan makanan sehat bernutrisi dengan makanan "sampah" dan olahan. Tipikal menu utama remaja masa kini berubah secara drastis dibandingkan dengan makanan yang dikonsumsi oleh remaja yang diteliti oleh dr. Price dan para peneliti lainnya.

Zat Besi

Kekurangan zat besi (anemia) sangat sering terjadi di antara remaja karena beberapa alasan. Remaja pria mengalami akumulasi-cepat massa tubuh tanpa lemak (LBM, *Lean Body Mass*) untuk setiap kilo berat badan yang dicapai. Ketika masa pertumbuhannya berakhir, LBM mereka kira-kira dua kali dari LBM remaja wanita. Untuk remaja wanita, bertambahnya berat badan dan datangnya menstruasi berarti bahwa kebutuhan akan zat besi jauh lebih besar daripada sebelum pubertas.

Bertambahnya massa otot dan volume darah selama lonjakan pertumbuhan meningkatkan kebutuhan akan zat besi untuk membangun sel darah merah, yang meningkatkan daya-angkut oksigen dalam darah, serta mioglobin protein di dalam otot.

Karena alasan-alasan di atas, remaja harus melakukan pemeriksaan defisiensi zat besi. Makanan yang tinggi zat besi, dan oleh sebab itu harus dianjurkan, termasuk daging, sayur hijau, kacang dan ikan. Zat besi yang didapat dari sumber makanan hewani (zat besi haeme) lebih mudah diserap, tetapi asupan vitamin C dan protein hewani (seperti daging dan ikan) bisa membantu dalam penyerapan zat besi dari sumber non-hewani, seperti sayur hijau. Remaja vegetarian lebih beresiko menderita kekurangan zat besi yang selanjutnya beresiko mengalami perkembangan skoliosis.

Kalsium

Pertimbangkan hal-hal berikut:

- Sebagian besar dari peningkatan berat kerangka terjadi selama lonjakan pertumbuhan remaja
- Kerangka mengandung setidaknya 99% simpanan kalsium tubuh

- Kira-kira 45% massa kerangka orang dewasa terbentuk pada saat remaja (walaupun pertumbuhan berlanjut dengan baik melewati masa remaja dan memasuki dasawarsa ketiga)
- Tubuh tidak bisa membuat kalsium, sehingga pertumbuhan kerangka hanya bergantung pada asupan kalsium

Ketika remaja sedang bertumbuh dengan cepatnya, mereka hanya mendapatkan kalsium rata-rata 200-300 mg per hari. Karena hanya sebagian kalsium yang diserap (kira-kira 30%), makanan remaja perlu mengandung cukup kalsium untuk membangun tulang yang kokoh dan menghindari osteoporosis pada tahun-tahun berikutnya. Asupan kalsium yang direkomendasikan bisa diperoleh melalui asupan yang cukup dari berbagai produk susu, seperti susu, keju, dan yogurt.

Vitamin D dan fosfor juga penting dalam membantu membangun tulang yang kuat, dan didiskusikan secara rinci dalam bab 11. Selain itu, latihan beban merangsang pembangunan dan retensi massa tulang. Latihan rutin selama 30 sampai 60 menit per hari, beberapa hari dalam seminggu seharusnya dianjurkan. Membudayakan kebiasaan makan sehat dan gerak tubuh sejak dini bisa membantu menanamkan sikap membudayakan kesehatan untuk menjalani hidup sehat seumur hidup.

Kebiasaan Makan: Mengapa Pola Makan Rutin dan Camilan itu Penting?

Kebiasaan seumur hidup terletak pada masa kanak-kanak dan remaja. Oleh sebab itu, betapa pentingnya mengajarkan dan menganjurkan kebiasaan makan makanan bergizi dalam masa ini.

Remaja sering mengembangkan kebiasaan buruk dalam hal makan, acap kali mengabaikan makanan terutama sarapan. Penelitian menunjukkan bahwa anak-anak yang makan sarapan bergizi dan seimbang sering berprestasi di sekolah dan bisa berkonsentrasi lebih baik daripada teman-temannya yang tidak sarapan. Remaja juga rentan terhadap tekanan dari teman-

temannya untuk berdiet dan menjadi kurus tetapi tidak sehat, terutama remaja perempuan.

Pada masa kanak-kanak, camilan sering ditawarkan secara berkala sepanjang hari, karena anak-anak tidak terlalu bisa makan makanan dalam porsi besar dan dengan demikian menjadi lapar di antara jam makan. Hal yang sama juga berlaku untuk remaja yang sedang berkembang pesat. Remaja harus dianjurkan, baik di rumah maupun di sekolah, untuk memilih camilan sehat.

Kebutuhan Energi Untuk Anak-anak yang Sedang Tumbuh

Manusia biasanya cukup mahir dalam memenuhi kebutuhan energi mereka dengan memoderasi nafsu makan, yang tidak disadari, dan asupan, yang disadari sepenuhnya. Kebanyakan remaja bisa mencapai keseimbangan ini, dengan memenuhi kebutuhan nutrisi mereka. Namun, remaja acap kali rentan terhadap berbagai pengaruh luar, yang bisa berdampak buruk terhadap nafsu makan dan pola makan.

Remaja rentan terhadap stres, dan walaupun orang dewasa mungkin menganggap bahwa stres remaja relatif tidak penting, bagi remaja yang mengalaminya, stres merupakan persoalan yang sangat nyata. Mereka sangat sensitif terhadap hal-hal yang berhubungan dengan penampilan fisik. Remaja yang memiliki citra diri negatif bisa memberikan respon stres dengan makan sangat sedikit (melakukan diet atau tidak makan sama sekali, yang bisa menyebabkan anoreksia nervosa dan gangguan makan lainnya), atau makan terlalu banyak, yang menyebabkan obesitas. Obesitas merupakan keprihatinan terus-menerus, dan sering berlanjut sampai dewasa.

Penting dilakukan pengenalan terhadap pola makan yang merusak, dan remaja yang sangat kurus atau terlalu gemuk harus mendapatkan bantuan yang tepat dari orangtua, dokter, atau orang lain yang benar-benar ahli pada bidangnya. Mengabaikan masalah ini bisa membuatnya semakin buruk, dan bisa membawa masalah kesehatan yang lebih besar pada masa dewasa.

Survei nasional terus menunjukkan bahwa kurangnya jumlah nutrisi harian yang dianjurkan (RDA, *Recommended Daily Amounts*) dalam makanan dan meningkatnya asupan makanan tinggi-gula merupakan penyebab utama penyakit degeneratif. Penelitian menunjukkan bahwa penyakit gaya hidup ini hampir tidak ada di dalam masyarakat asli. Penyakit ini meliputi: penyakit jantung koroner, tekanan darah tinggi, degenerasi cakram, osteoartritis, radang usus buntu, batu empedu, diabetes, obesitas, stroke, wasir, karies gigi, segala jenis kanker, dan bahkan skoliosis.

Bahkan, dr. Price biasa mengirim orang Eskimo dan Indian modern yang terserang TBC, suatu kondisi fatal dan tidak bisa diobati dengan pengobatan modern, kembali ke kondisi primitif dan makanan primitif dan menemukan bahwa sebagian besar dari mereka sembuh!

Ketika dr. Price meneliti makanan orang asli, ia menemukan beberapa persamaan pada makanan yang membuat mereka sangat sehat, antara lain:

- Makanan alami, bukan olahan, dan organik (dan tidak mengandung gula, kecuali madu sesekali, atau sirup maple).
- Mereka makan makanan yang tumbuh di lingkungan asli. Dengan kata lain, mereka makan makanan musiman dan tumbuh lokal.
- Banyak masyarakat asli makan produk susu yang tidak dipasteurisasi, dan mereka semua makan makanan fermentasi seperti *natto, kimchi* atau *kefir*. Mereka makan makanan mentah, yakni bahan baku makanan mereka, dalam porsi yang signifikan.
- Semua masyarakat asli makan produk hewani, termasuk lemak hewani, seringkali, mentega penuh lemak dan daging jeroan.

- Makanan masyarakat asli juga mengandung lebih banyak lemak Omega-3 daripada makanan modern dan SANGAT sedikit lemak Omega-6. Makanan yang kekurangan lemak Omega-3, dan penuh lemak Omega-6 dari minyak nabati (yang sangat sering dikonsumsi zaman sekarang) merupakan satu resep malapetaka.

Pajanan Obat, Herbisida dan Pestisida

Selain itu, pajanan obat, pestisida dan herbisida ditemukan memiliki hubungan signifikan dengan skoliosis di dalam studi hewan. Hal ini mengarah pada kecurigaan bahwa pajanan seperti itu bisa juga menjadi penyebab utama skoliosis pada manusia; kecurigaan yang sudah tentu memerlukan validasi melalui penelitian ilmiah.

Sejauh ini, studi hewan untuk skoliosis, obat, herbisida dan pestisida telah menghasilkan kesimpulan bahwa:

- *Kepone*, sejenis pestisida, ditemukan sebagai penyebab skoliosis pada ikan
- Pajanan pestisida bisa menyebabkan pelengkungan tulang belakang pada berudu/kecebong
- *Diquat*, herbisida akuatik, bisa menyebabkan skoliosis dan cacat lainnya pada embrio bebek
- Dosis besar fumarat ibulitida, obat anti-aritmia, bisa menyebabkan skoliosis pada populasi tikus.

Jadi, bagaimana seseorang bisa menghindari semua bahaya itu?

Keputusan untuk membeli makanan organik yang dikembangkan secara komersial adalah sesuatu yang bersifat pribadi, dan saat berjalan di pasar swalayan, Anda akan mencatat bahwa banyak pasar swalayan sekarang menambahkan bagian organik. Saat ini, bukti menunjukkan bahwa bahan kimia yang sering kita jumpai dalam kehidupan sehari-hari bisa meningkatkan resiko kesehatan. Hal ini penting terutama untuk anak-anak yang sedang mengembangkan organ dan tulang belakang, yang harus bertahan seumur hidup. Karena tubuh lebih kecil, metabolisme lebih cepat, dan makanan yang kurang bervariasi, bayi dan anak-anak lebih rentan mengalami gangguan perkembangan dan kesehatan. Dengan mengurangi pajanan racun, produk organik bisa membantu kita membesarkan anak-anak yang sehat dan kuat.

Apa yang Salah Dengan Nutrisi yang Tepat Secara Politik

Bagi para pemula, nutrisi "yang tepat secara politik" tidak berdasarkan pada bukti ilmiah, tetapi sebaliknya, berdasarkan premis umum sebagai berikut:

Mitos: "Hindari Lemak Jenuh."

Lemak jenuh memainkan peranan penting dalam tubuh. Lemak ini memberikan integritas pada dinding sel, menggalakkan penggunaan asam lemak esensial oleh tubuh, meningkatkan sistem kekebalan tubuh, melindungi hati dan mendukung penguatan tulang. Paru-paru dan ginjal tidak bisa bergerak tanpa lemak jenuh. Lemak jenuh tidak menyebabkan penyakit jantung. Bahkan, lemak jenuh merupakan makanan yang lebih disukai jantung. Karena membutuhkan lemak jenuh, tubuh Anda akan mengalami kekurangan karbohidrat dan kelebihan protein apabila tidak tersedia cukup lemak jenuh dalam tubuh.

Mitos: "Batasi Kolesterol."

Kolesterol susu memberikan kontribusi pada kekuatan dinding usus dan membantu bayi dan anak-anak mengembangkan otak dan sisten saraf yang sehat. Makanan yang mengandung kolesterol juga memasok banyak nutrisi penting lainnya. Hanya kolesterol teroksidasi, yang ditemukan dalam susu bubuk, telur bubuk dan telur rebus matang, memberikan kontribusi pada penyakit jantung.

Mitos: "Hindari Daging Merah."

Daging merah adalah sumber yang kaya akan nutrisi yang melindungi jantung dan sistem saraf; meliputi vitamin B12 dan B6, seng, fosfor, karnitin, dan koenzim-Q10.

Mitos: "Kurangi Telur. "

Telur merupakan makan alami yang sempurna, menyediakan protein yang sangat bagus, keseluruhan vitamin dan asam lemak esensial yang berkontribusi pada kesehatan otak dan sistem saraf. Orang Amerika mengalami lebih sedikit penyakit jantung ketika memakan telur lebih banyak. Pengganti telur menyebabkan hewan percobaan lekas mati.

Mitos: "Makanlah daging sedikit lemak dan minumlah susu rendah-lemak."

Daging rendah-lemak dan susu rendah-lemak memiliki sedikit vitamin larut-lemak yang dibutuhkan untuk mencerna protein dan mineral dalam daging dan susu. Konsumsi makanan rendah-lemak bisa menyebabkan penurunan cadangan vitamin A dan D.

Mitos: "Makanlah 6-11 porsi biji-bijian setiap hari"

Sebagian besar produk biji-bijian terbuat dari tepung putih, tanpa nutrisi. Zat-zat aditif dalam tepung putih bisa menyebabkan kekurangan vitamin. Produk biji-bijian utuh di sisi lain, bisa menyebabkan kekurangan mineral dan masalah usus kecuali dipersiapkan dengan benar.

Mitos: "Batasi Garam"

Garam sangat penting untuk pencernaan dan asimilasi. Garam juga diperlukan untuk perkembangan dan fungsi sistem saraf.

Mitos: "Batasi Konsumsi Lemak Hingga 30 Persen Kalori"

Tiga puluh persen kalori berupa lemak merupakan jumlah yang terlalu rendah bagi sebagian besar orang, menyebabkan gula darah rendah dan kelelahan. Makanan tradisional mengandung 30 sampai 80 persen lemak sehat, kebanyakan berasal dari hewan.

Intinya adalah bahwa tidak semua lemak itu buruk dan beberapa di antaranya penting untuk kesehatan. Tergantung pada Tipe Metabolik, Anda bisa mengetahui seberapa banyak lemak yang baik bagi Anda dan seberapa besar porsi lemak yang harus Anda seimbangkan dengan protein dan karbohidrat.

Makan Makanan Nenek Moyang Kita

Ketika membandingkan makanan yang dikonsumsi orang berabad-abad lalu, jelas bahwa makanan yang dikonsumsi saat ini sangat berbeda dengan yang dikonsumsi oleh nenek moyang kita. Makanan kita telah banyak berubah sehingga tubuh kita nyaris tidak bisa mengenali makanan apa yang kita makan, yang menjadi alasan utama mengapa kita rentan terhadap banyak sekali penyakit degeneratif masa kini.

Coba perhatikan diabetes, suatu wabah seumur hidup. Makanan kuno mengandung sedikit gula dan pati rafinasi, sementara makanan modern dipenuhi oleh keduanya. Tubuh memberikan reaksi pada bahan kimia asing ini dan merespon secara tidak normal, dengan menimbulkan radang, obesitas, dan diabetes (yang sesungguhnya merupakan produk-sampingan dari obesitas untuk sebagian besar orang).

Kebanyakan penyakit kronis zaman sekarang bisa dihubungkan dengan konsumsi makanan yang asing bagi gen kita. Karena itu, masuk akal kalau kita harus berusaha untuk mengubah makanan kita sampai menyerupai makanan yang secara genetik cocok bagi tubuh dan dapat berfungsi secara menyeluruh. Hal ini, sebagaimana telah dibahas sebelumnya dalam buku ini, merupakan premis Tipe Metabolik dan sebuah langkah penting dalam menghentikan perkembangan skoliosis.

Cerita Pribadi: Atlit yang hidup dengan Skoliosis

"Seingat saya, sakit pada punggung bawah selalu saya alami. Sakitnya akan muncul setelah melakukan kegiatan fisik apa pun seperti membersihkan rumah, berolahraga, dan lain lain. Kadang-kadang, sakitnya muncul tanpa melakukan kegiatan apa pun. Kira-kira Oktober 2007, saya perhatikan bahwa setelah kegiatan fisik, bukan hanya bagian bawah, melainkan juga bagian tengah punggung saya sakit. Kemudian, menjelang Januari 2008, sakit yang muncul setelah melakukan kegiatan fisik, semakin memburuk. Menjadi semakin sakit. Sejak saat itu, punggung saya pun memburuk. Saya tetap aktif, tetapi semakin sulit dilakukan. Bagian tengah punggung mulai terasa tidak nyaman ketika duduk untuk belajar, nonton TV, bahkan untuk makan malam. Kemudian, rasa sakit ini sampai pada titik yang mengharuskan saya meminum obat pemati rasa sakit agar bisa tidur di malam hari. Punggung saya terus menerus sakit. Ketika pertengahan Februari tiba, saya menyimpulkan bahwa rasa sakit itu tidak akan hilang dengan sendirinya, bahwa mestinya ada yang salah dalam tubuh saya, sehingga saya pergi dan membuat janji temu dengan dr. Kevin. Ia menyuruh saya melakukan foto ronsen. Pertemuan selanjutnya, dr. Kevin menunjukkan pada saya foto ronsennya dan jelas, tulang belakang saya bengkok. Saya seorang yang aktif, sehat, dan bugar, dan jarang cedera, jadi saya menganggap tidak akan terkalahkan dalam aspek tersebut, sehingga untuk mengetahui keadaan tulang belakang merupakan suatu pemeriksaan kenyataan yang besar bagi saya. Saya berusaha keras menjaga fisik dan merasa benar-benar kecewa bahwa saya membiarkannya terjadi pada diri saya dan seandainya saya melakukan sesuatu terhadap rasa sakit itu sejak awal, mungkin tidak akan menjadi semakin buruk."

Selama 3 bulan kursus untuk mengurangi rasa sakit, dr. Kevin menyuruh saya mengisi kuesioner untuk mengetahui tipe Metabolik saya. Saya bertipe protein yang beroksidasi cepat. Ia mengenalkan saya pada makanan baru yang terdiri dari lebih banyak protein dan lemak daripada apa yang biasanya saya makan. Saya sangat meragukannya dan takut akan lemak di dalam dietnya. Namun, saya coba saja. Selama 2-3 minggu pertama, saya merasa sedikit lesu dan murung. Satu-satunya hal yang baik pada tahap itu adalah saya tidak lagi merasa lapar di antara jam makan dan mengemil lebih sedikit. Kemudian setelah kira-kira 4 minggu dengan pola makan baru, saya mulai merasakan manfaatnya. Tingkat energi saya bertambah, sekarang saya bisa tidur semalaman tanpa terbangun, saya tidak lagi mengidamkan coklat atau kue keju, saya merasa bugar dan berat badan saya turun tiga kilo gram tanpa berusaha menurunkannya."

Hal-hal yang telah saya pelajari:

- Kiropraktek TIDAK menakutkan dan TIDAK menyakitkan
- Sakit punggung TIDAK normal
- Ada lemak yang TIDAK buruk
- Tidak harus membayar untuk menjadi kuat dalam hal tertentu. Seharusnya saya mengatasi masalah ini sedini mungkin.

— Isla W. (24 Tahun)

Bagian 2

Program Nutrisi untuk Kesehatan dan Skoliosis

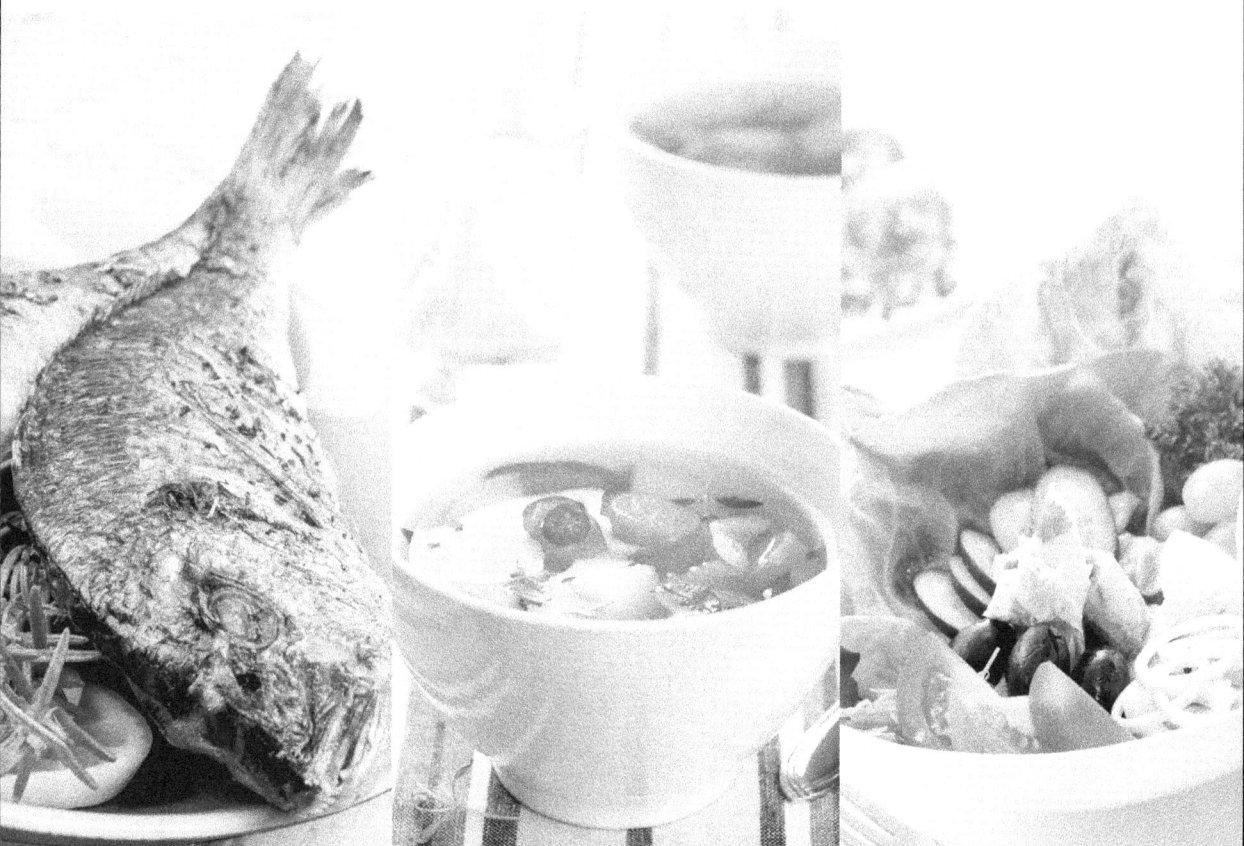

BAB 6

Apa Kaitannya Nutrisi dengan Skoliosis?

" Seseorang harus makan untuk hidup, dan bukan hidup untuk makan. "

— *Moliere*

Di sini, saya ingin membuat komentar yang sangat penting. Bila pertolongan sementara (menandakan solusi cepat) untuk kerusakan gigi adalah menyikat dan membersihkannya dengan benang setiap hari, maka pertolongan sementara untuk skoliosis adalah perungkupan.

Menambal lubang gigi atau memilih mengobati saluran akar memiliki implikasi yang sama seperti pembedahan terhadap skoliosis, dan tidak ada satu pun yang bisa memberikan ilustrasi lebih jelas kecuali penelitian dr. Price. Dalam buku klasiknya, Nutrisi dan Degenerasi Fisik (*Nutrition and Physical Degeneration*), dokter Price menemukan dan mendokumentasikan bahwa suku asli yang hidup dengan makanan tradisional hampir selalu mempunyai gigi yang sempurna, dan hampir seratus persen bebas dari kerusakan gigi. Hampir seluruh penduduk asli bebas dari penyakit kronis jantung, paru-paru, ginjal, hati, sendi, dan kulit. Ini diperoleh tanpa sikat gigi, benang gigi, pasta gigi, atau saluran akar dan penambalan, yang menjadi prestasi luar biasa pada masa itu, dan mungkin menjadi suatu keajaiban untuk masa kini!

Akan tetapi, ketika orang-orang suku tersebut perlahan-lahan diperkenalkan pada gula dan tepung putih, apa yang terjadi? Dokter Price mencobanya, dan kesehatan serta gigi sempurna mereka, memburuk dengan cepat!

Jadi, walaupun menyikat dan membersihkan gigi dengan benang – mantra kedokteran gigi modern untuk kesehatan gigi – merupakan faktor penting untuk kesehatan gigi, mantra ini tidak bisa dianggap sama pentingnya dengan makanan yang dimakan.

Masalah sebenarnya adalah pola makan. Orang-orang asli yang dilacak dan diteliti oleh dr. Price bukan bebas dari gigi berlubang, radang gusi, dan penyakit degeneratif karena memiliki sikat gigi yang lebih baik! Mereka hanya makan makanan alami yang diciptakan untuk dimakan.

Sepuluh Prinsip Nutrisi untuk Kesehatan dan Tulang Belakang yang Lebih Baik

Perungkupan dan operasi, sebagaimana telah disebutkan di dalam buku ini, bisa membantu dalam batas-batas tertentu, tetapi pada akhirnya, jangan lupa bahwa keduanya merupakan pilihan pertolongan sementara saja. Untuk kesehatan yang sebenarnya dan selamanya, Anda harus memulai dari dasarnya dan itu berarti membersihkan makanan Anda dari kata "teruskan". Bab berikutnya akan menjelaskan prinsip panduan ini secara lebih terperinci.

Panduan 1: Makanlah seperti nenek moyang Anda atau seperti apa yang menjadi evolusi tubuh Anda, Tipe Metabolik Anda.

Panduan 2: Makanlah berbagai makanan segar, makanan yang bisa membusuk, namun makanlah sebelum membusuk.

Panduan 3: Makanlah makanan padat-nutrisi agar setiap gigitan menjadi bermanfaat. Hindari semua makanan olahan yang cenderung penuh dengan gula, air, lemak, tepung, pati, pewarna buatan dan penyedap rasa.

Panduan 4: Makanlah berbagai sayur dan buah segar pilihan, pilihlah yang organik, seperti pada salad atau sup, atau yang sedikit dikukus.

Panduan 5: Minumlah air dari mata air dan yang disaring sebagai sumber utama cairan Anda. Batasi soda dan jus buah olahan karena kandungan gulanya yang tinggi.

Panduan 6: Makanlah makanan fermentasi tradisional untuk sumber alami bakteri penolong (probiotik) dan untuk mengoptimalkan pencernaan.

Panduan 7: Siapkan persediaan daging buatan sendiri dari tulang atau sendi ayam, daging sapi, daging kambing atau ikan dan gunakan dalam sup dan saus sebanyak-banyaknya.

Panduan 8: Gunakan biji-bijian dan kacang-kacangan utuh yang telah dipersiapkan melalui perendaman, pengecambahan atau peragian untuk mulai menetralkan asam fitat dan anti-nutrien lainnya. Batasi atau hindari karbohidrat dan gula rafinasi, dan batasi asupan karbohidrat olahan yang biasanya ditemukan dalam makanan olahan.

Panduan 9: Konsumsi minyak dan lemak sehat saja yang meliputi minyak zaitun super murni, mentega, minyak biji rami, dan lemak dari sumber nabati, seperti kacang-kacangan, biji-bijian, alpukat, dan kelapa. Lemak hewani dari ternak yang dipelihara secara alami juga merupakan sumber lemak sehat yang sangat bagus.

Panduan 10: Minimalkan konsumsi minyak goreng nabati yang telah dimurnikan. Hindari semua makanan yang mengandung minyak nabati dan lemak tak-jenuh yang terhidrogenasi.

Penelitian tentang Nutrisi dan Skoliosis

Percaya atau tidak, skoliosis telah terinduksi di dalam berbagai binatang melalui kekurangan dan ketidakseimbangan nutrisi. Seperti yang telah dibahas sebelumnya, banyak ketidakseimbangan nutrisi terkait dengan skoliosis pada hewan, sebagaimana kekurangan mangan, vitamin B6, dan tembaga telah ditemukan memiliki beberapa potensi sebagai penyebab osteoporosis pada manusia juga. Penelitian sebelumnya menunjukkan bahwa terdapat hubungan kuat antara skoliosis dan osteoporosis. Hal ini menimbulkan pertanyaan: bisakah kekurangan nutrisi dan diet memainkan peran sebagai penyebab skoliosis pada manusia?

Jawabannya adalah: *Nampaknya* sangat mungkin.

Berikut ini adalah beberapa penelitian tentang ketidakseimbangan dan anomali nutrisi yang diketahui sebagai penyebab skoliosis dengan subyek hewan dan manusia:

- Pada hewan unggas yang rentan terhadap skoliosis, tingkat keparahan dan insidens skoliosis menurun akibat penambahan tembaga pada pakan unggas. Kemudian, dalam satu studi klinis pada manusia, ditemukan adanya tembaga kadar tinggi pada rambut remaja wanita penderita skoliosis. Hal ini mengarahkan penulis studi ini untuk menyimpulkan bahwa tembaga mungkin memiliki peranan pada skoliosis idiopatik[47]

- Demikian juga dalam studi lain tentang skoliosis pada unggas yang rentan; kekurangan vitamin B6, unsur mangan dan tembaga menyebabkan peningkatan kemunculan skoliosis pada sebagian besar unggas[48]

- Ikan *Rainbow Trout* yang diberi pakan kurang-asam askorbat terkena skoliosis[49]

- Ikan Lele yang diberi pakan kurang-vitamin C, terserang malforasi skeletal[50]

- Tikus yang diberi pakan kurang-vitamin E, terserang kiposkoliosis[51]

- Ikan Salmon yang diberi pakan kurang-vitamin C, terserang skoliosis[52]
- Ikan Trout yang diberi pakan dengan kandungan Leusin (sejenis asam amino) berlebih, terserang skoliosis[53]
- Pada studi manusia yang terserang skoliosis, kalsium lebih banyak terdapat pada otot skoliosis idiopatik daripada pada bentuk lain skoliosis atau pada otot kendali normal. Penulis berpendapat bahwa cacat neuromuskuler yang terkait dengan kalsium bisa menjadi faktor penting terjadinya skoliosis idiopatik
- Para peneliti di Hong Kong menemukan bahwa, "kurangnya asupan kalsium dan beratnya kegiatan fisik secara signifikan berhubungan dengan massa tulang rendah pada remaja perempuan penderita AIS (*Adolescent Idiopathic Scoliosis*, Skoliosis Idiopatik Remaja) selama masa peripubertal. Pentingnya pencegahan osteopenia umum melalui pengendalian perkembangan AIS selama masa peripubertal meletakkan dasar untuk studi lebih lanjut"[54]
- Penelitian lain telah berfokus pada pentingnya sejumlah nutrien seperti vitamin C, vitamin K, karnitin, CoQ10, glukosamin, magnesium, dan silika terhadap perkembangan skoliosis pada manusia[55]

Dokter Paul Harrington, ahli bedah ortopedi kaliber dunia, berpendapat bahwa kekurangan nutrisi dan pengaruh hormon yang terkait selama masa pertumbuhan gadis muda yang rentan bisa menjadi awal proses skoliosis. Harrington menyatakan bahwa, "selama pertumbuhan, keseimbangan asupan protein dan vitamin C sangat penting untuk mendukung kolagen normal."

Pasien dengan skolisis idiopatik biasanya kekurangan mangan, yang jika disertai dengan kekurangan kadar asam hialuronat bisa menyebabkan perkembangan pemanjangan batang tubuh.

Kekurangan unsur mangan, seng, tembaga, dan piridoksin dalam jumlah kecil terbukti mempengaruhi kemunculan serta tingkat keparahan skoliosis idiopatik. Insiden tertinggi pada skoliosis idiopatik terjadi pada masa lonjakan pertumbuhan yang berkorelasi dengan meningkatnya kebutuhan akan unsur mangan, seng, tembaga, dan piridoksin. Mangan penting untuk metabolisme *proteoglycan* normal. Kekurangan unsur seng pada jaringan mengakibatkan pembentukan kolagen tidak sempurna.

Sedikit mengherankan bahwa studi baru-baru ini dari para peneliti di Washington, D.C. menemukan bahwa nutrisi secara logis seharusnya dianggap sebagai faktor yang memungkinkan terjadinya skoliosis pada manusia, berdasarkan pada sebagian tinjauan dari semua studi ini yang menunjukkan bahwa nutrisi muncul dan memainkan peran penting pada skoliosis manusia. Pada akhir studi itu, si penulis menyimpulkan bahwa, "terdapat bukti bahwa nutrisi yang buruk bisa berperan sebagai penyebab skoliosis idiopatik. Kemungkinan ini harus diuji lebih lanjut pada manusia."[56]

Penelitian membuktikan tanpa diragukan lagi bahwa skoliosis bisa terjadi sebagai akibat dari berbagai ketidakseimbangan nutrisi. Tetapi, mengapa para peneliti tidak menghasilkan "peluru ajaib" untuk menyembuhkan skoliosis? Hal terbaik yang bisa mereka lakukan adalah memproduksi berbagai suplemen dengan hanya sedikit upaya untuk mengganti kekurangan yang terdapat pada makanan banyak orang.

Orang primitif yang diteliti oleh dr. Price tidak memerlukan suplemen karena makanan mereka menyediakan semua yang dibutuhkan oleh tubuh untuk mencegah berkembangnya skoliosis, dan juga untuk menangkal banyak penyakit lainnya yang sangat mengganggu masyarakat modern. Makanan mereka mengandung banyak pasokan nutrien yang bermanfaat untuk pertumbuhan dan perkembangan, dan konsumsi mereka atas makanan yang telah membudaya mendorong pertumbuhan bakteri alami dan bermanfaat pada saluran pencernaan, sehingga mencegah banyak masalah yang diderita oleh masyarakat modern.

Kesehatan Anda Bagaikan Sebatang Pohon

Bagian yang hilang dari teka-teki penelitian ini adalah bahwa skoliosis lebih dari sekedar mengkonsumsi makanan penuh nutrisi yang bisa memperbaiki tipe genetik. Dibutuhkan juga pencernaan yang layak atas apa pun yang dikonsumsi, agar tidak menyebabkan kekurangan gizi, seperti yang telah dibahas secara terperinci oleh dr. Price. Bakteri saluran pencernaan (*gut flora*) memberikan 85% perlindungan kepada kita untuk melawan penyakit. Dua hal ini – makanan dan kesehatan pencernaan yang baik – berjalan beriringan.

Saya akan mulai menjelaskan hal ini dengan menggunakan pohon sebagai analogi. Bayangkan tulang punggung seperti batang pohon dan sistem pencernaan seperti sistem akar. Kita semua tahu bahwa supaya pohon bisa tumbuh kuat dan sehat, pohon membutuhkan nutrisi yang tepat yang diperoleh dari tanah, sinar matahari yang cukup, air dan udara yang bersih.

Seseorang yang sedang tumbuh juga membutuhkan nutrisi yang layak dari makanan, sinar matahari yang cukup, dan faktor lainnya sehingga tulang belakangnya tumbuh kuat dan sehat. Apa yang sering dilupakan adalah meskipun pohon memiliki semua nutrisi dan faktor yang tepat untuk menjadikannya sehat, bila akarnya rusak, kemampuannya untuk tumbuh secara normal bisa terhambat. Oleh karena itu, bila terjadi gangguan pada kemampuan mencerna dan mengasimilasi makanan, tulang belakang Anda melengkung dan kesehatan ikut terganggu. Bukan hanya apa yang dimakan, melainkan juga apa yang dicerna yang menentukan kesehatan Anda.

Saya sering menjelaskan kepada pasien saya bahwa ada dua tahap penyembuhan: makan secara benar sesuai Tipe Metabolik dan mencerna secara benar. Apa yang saya amati pada pasien skoliosis saya bahwa mereka biasanya cenderung sangat kurus, tetapi memiliki kemampuan untuk makan terus-menerus tanpa peningkatan berat badan. Orang-orang ini harus dibangun dari dalam ke luar karena tubuh mereka tidak efisien dalam mencerna dan menyerap makanan. Perkembangan yang saya amati pada mereka, setidak-tidaknya luar biasa, bahkan dalam beberapa bulan setelah penyesuaian makanan yang memperbaiki masalah pencernaan.

Saya menggunakan kata "penyesuaian" karena apa yang saya ajukan bukan sesuatu yang sangat radikal. Saya mengajukan solusi praktis dalam kehidupan sehari-hari. Kecuali bila mereka memiliki kebutuhan individual khusus untuk pertumbuhan tulang belakang optimal. Jenis makanan yang tepat pada akhirnya juga memperbaiki pola suasana hati dan meningkatkan perasaan sehat secara keseluruhan.

Pencernaan yang Baik adalah Prasyarat untuk Kesehatan Tulang Belakang

Praktisi pengobatan alternatif selalu memahami hal ini, tetapi ilmuwan, hanya baru mulai menemukan kejadian untuk membuktikan bahwa kesehatan tulang juga terkait dengan kesehatan usus.

Sebuah makalah yang diterbitkan dalam jurnal *Cell* oleh dr. Gerard Karsenty, M.D., Ph.D., ketua Departemen Genetik dan Pengembangan pada Fakultas Kedokteran dan Ahli Bedah Universitas Columbia, melaporkan bahwa hampir 95% dari serotonin, dan neurotransmiter yang bisa mengendalikan pembentukan tulang, diproduksi dalam usus dan hanya sekitar 5% di dalam otak. Sampai sekarang, kerangka diperkirakan mengendalikan pertumbuhan tulang, dan serotonin terutama dikenal sebagai neurotransmiter yang bertindak dalam otak.[57]

Namun, hubungan antara pembentukan tulang dan serotonin – zat kimia 'kebahagiaan' yang bertanggungjawab untuk mengurangi depresi lewat kegiatan di dalam otak – merupakan sesuatu yang bertolak belakang: semakin sedikit serotonin di dalam usus, semakin padat dan kuat struktur tulang kita. Kebalikannya juga tidak mungkin: semakin banyak kadar serotonin, semakin rapuh tulang kita. Dalam kasus yang ekstrim, akibatnya bisa berupa gangguan tulang seperti osteoporosis dan skoliosis. Bisakah pencernaan yang buruk dan kekurangan bakteri-bermanfaat menjadi penyebab berkurangnya serotonin yang diserap oleh tubuh? Nampaknya, iya.

"Makalah bukti-prinsip ini menunjukkan, dan mengagumkan kita, bahwa pembentukan tulang diatur sampai pada tingkatan yang signifikan oleh usus!" kata dr. Kersenty.

Sementara itu, ilmu pengetahuan perlahan-lahan mengejar filosofi pengobatan alami bahwa terdapat hubungan yang pasti antara nutrisi, kesehatan usus dan perkembangan kerangka.

Ingatlah, Tidak Semua Bakteri Itu Jahat

Intinya adalah, meskipun menyantap makanan dan mengkonsumsi suplemen yang tepat untuk Tipe Metabolik atau kebutuhan genetik kita, penyerapan makanan dan nutrisi ke dalam tubuh merupakan hal yang berbeda. Dengan kata lain, hanya karena sejenis makanan masuk ke esofagus, tidak berarti bahwa nutrisi akan sampai ke sel-sel Anda. Pertama, sistem pencernaan harus mempersiapkan makanan supaya makanan tersebut bisa terserap ke dalam dinding usus. Tetapi, bila makanan tidak bertemu dengan asam, enzim, dan bakteri-bermanfaat yang tepat, makanan itu tidak akan bisa dicerna dan dengan demikian tidak bisa diserap dengan layak, sehingga berpotensi menyebabkan kekurangan gizi, serta membuat tubuh Anda menjadi lahan subur bagi perkembangan penyakit degeneratif.

Ternyata, penelitian sekarang menunjukkan bahwa tipe bakteri yang Anda bawa dalam sistem pencernaan juga memberikan efek terhadap seberapa efisiennya (tidak efisiennya) Anda mengasimilasi makanan. Bahkan lebih mengesankan lagi adalah bukti yang menunjukkan penyebab banyak penyakit nutrisional terkait dengan ketidakseimbangan bakteri dalam usus, suatu masalah yang dengan mudah bisa diperbaiki dengan makan secara benar sesuai Tipe Metabolik, mengkonsumsi makanan yang mengandung probiotik bermutu tinggi dan menambahkan makanan fermentasi pada makanan Anda.

Penelitian dr. Price sesuai dengan penelitian dr. Francis Marion Pottenger, dokter dan penulis *Pottenger's Cat* (Kucing-nya Pottenger). Dalam eksperimen klasiknya dalam memberi makan kucing -lebih dari 900 kucing diteliti selama lebih dari 10 tahun, dr. Pottenger menunjukkan bahwa konsumsi susu pasteurisasi atau daging matang menyebabkan timbulnya penyakit dan kelainan tubuh secara pesat. Dokter Pottenger menemukan bahwa hanya makanan yang mengandung susu mentah dan daging mentah yang menghasilkan kesehatan optimal: struktur dan kepadatan tulang bagus, langit-langit luas dengan ruang yang cukup untuk gigi, bulu mengkilat, tanpa parasit atau penyakit, dan kemudahan serta kelancaran reproduksi.

Pengamatan klinisnya berpendapat bahwa proses serupa juga terjadi pada manusia. Untuk peradaban barat, yang terobsesi dengan makanan olahan, berpemanis tinggi, enak, dan rendah-lemak, implikasinya sangat besar. Berdasarkan temuannya, dr. Pottenger menyatakan, "Nutrisi menjadi salah satu elemen penting dalam pengobatan pencegahan."

Dengan kata lain, terlepas dari proses penyakit yang diteliti, jelaslah terdapat kaitan antara nutrisi buruk dan penyakit, termasuk skoliosis, berdasarkan berbagai penelitian dan pengamatan klinis saya sendiri terhadap ratusan pasien.

Cerita Pribadi: Penyembuhan dari dalam ke luar

"Pertama kali saya mendengar bahwa tulang belakang saya melengkung ke samping, delapan tahun lalu saat saya menjalani pemijatan seluruh tubuh. Pemijat menelusuri lengkungan dengan jarinya. Saya menganggapnya sebagai suatu kelainan bawaan sejak lahir dan tidak memikirkannya lagi karena tidak ada rasa nyeri atau sakit di bagian mana pun. Namun, beberapa tahun ini, saya menderita pundak tegang dan kurang bertenaga.

"Beberapa bulan yang lalu, saya mulai bertanya-tanya apakah gejala yang ada pada saya terkait dengan skoliosis. Dokter Kevin Lau melakukan penilaian visual dan mengirim saya untuk foto ronsen yang mengkonfirmasi bahwa saya memiliki skoliosis berbentuk "C" pada tulang toraks kanan, sebesar 36 derajat, dari leher sampai ke punggung tengah. Program pengobatan skoliosis dr. Kevin mengajari saya cara melakukan latihan tertentu untuk meregangkan dan memperkuat otot-otot tulang belakang saya. Pengobatan juga melibatkan latihan dan terapi dekompresi pada setiap sesi.

"Selain latihan dan manipulasi tulang belakang, dr. Kevin menekankan pentingnya memberikan otot, sendi dan tulang kita dengan nutrisi yang diperlukan agar menjadi lebih baik. Ia pun mendorong kita agar menghindarkan tubuh kita dari organisme (bakteri jahat), dan membuat probiotik kita sendiri guna memperbaiki sistem pencernaan. Dengan lebih banyak probiotik pada sistem pencernaan, sel tubuh akan bisa menyerap lebih banyak nutrien dan kita menjadi lebih sehat.

"Selama lebih dari enam bulan, foto ronsen dari pasien yang paling awal sangat menggembirakan. Semua pasien yang dirawat oleh dr. Kevin Lau, telah berkurang lengkungannya. Ada gadis muda berumur 15 tahun yang mengalami perbaikan dari 45 derajat menjadi 28 derajat dan dari 16 derajat menjadi 4 derajat pada seseorang yang berusia 70 tahun. Saya mengetahui sejauh mana perbaikan tulang belakang saya, karena terjadi perbaikan sebesar 10 derajat, yakni dari 43 derajat menjadi 33 derajat, dan tentunya saya merasa lebih santai. Dokter Kevin Lau memiliki *passion*, hasrat dan keinginan yang kuat, untuk membantu pasiennya sembuh."

— *June T. (34 tahun)*

BAB 7

Pengantar Makanan Fermentasi

> " *Semua penyakit berawal dari usus* "
>
> — **Hippocrates (460-370 SM)**

Tahukah Anda ...

- Semua pendiet tradisional menggunakan makanan dan minuman lakto-fermentasi setiap hari untuk membantu menjaga sistem pencernaan
- Proses fermentasi membantu meningkatkan nilai nutrisi makanan yang kita makan dan menjadikannya lebih mudah dicerna. Makanan fermentasi melakukan kolonisasi ulang sistem pencernaan dengan bakteri-bermanfaat dan membantu penderita skoliosis mengasimilasi makanan
- Bakteri-ramah di dalam makanan fermentasi secara signifikan lebih murah daripada probiotik dan bisa ditemukan dalam jumlah yang lebih besar daripada di dalam obat tablet tipikal atau suplemen apa pun yang ada sekarang
- Sayuran biakan sangat bagus untuk mengendalikan keinginan mengkonsumsi gula
- Produk fermentasi merupakan sumber asam amino, vitamin, dan mineral yang bagus
- Tidak kalah pentingnya, produk fermentasi bisa membunuh bakteri *Helicobacter pylori* (bakteri penyebab maag) dan bakteri patogen lainnya

Walaupun istilah makanan 'fermentasi' terdengar sedikit menjijikkan, hasil dari teknik persiapan dan penyimpanan kuno yang melibatkan penguraian karbohidrat dan protein oleh mikroorganisme seperti bakteri, ragi dan jamur ini –sebenarnya lezat. Makanan ini telah beredar selama ribuan tahun, tetapi kita tidak pernah membutuhkannya lebih daripada yang kita butuhkan saat ini.

Pelaut Belanda biasa membawa asinan kubis dalam pelayaran panjang untuk mencegah skurvi (penyakit karena kekurangan vitamin C). Selama berabad-abad, orang Cina mengkonsumsi kubis biakan selama musim dingin yang panjang untuk menjamin ketersediaan sumber sayuran hijau pada musim itu. Kefir, minuman susu biakan dari Tibet (atau pegunungan Kaukasus) dan *Natto*, dari Jepang (terbuat dari kedelai fermentasi), secara reguler dikonsumsi oleh kelompok masyarakat yang berumur paling panjang di dunia. Kebetulan? Saya kira tidak demikian.

Makanan fermentasi ini sangat bergizi sehingga beberapa di antaranya sekarang dianggap sebagai "makanan fungsional" yang mendukung pertumbuhan bakteri-baik dalam usus, membantu pencernaan dan mendukung fungsi kekebalan, menghasilkan vitamin B (termasuk vitamin B12), vitamin K, enzim pencernaan dan asam laktat, dan zat kimia kekebalan lainnya yang menangkal bakteri berbahaya dan sel-sel kanker dari tubuh.

Menjadi Proaktif dengan Probiotik

Percayakah Anda bahwa penelitian baru-baru ini yang dilakukan oleh ilmuwan Finlandia mengindikasikan bahwa tipe bakteri yang terdapat pada usus bayi bisa menentukan resiko kelebihan berat badan atau obesitas di kemudian hari?

Setelah menganalisis sampel kotoran 49 bayi, 25 di antaranya kelebihan berat badan atau obesitas sejak usia tujuh tahun, mereka menemukan bahwa bayi dengan sejumlah besar bifidobacteria dan sedikit staphilokokus aureus nampaknya dilindungi dari kelebihan berat badan.

Selain itu, mereka menemukan bahwa bayi yang diberi ASI memiliki resiko mengalami obesitas lebih rendah karena bakteri bifido berkembang di dalam usus bayi yang diberi ASI.

Sumber: American Journal of Clinical Nutrition,
Maret 2008, vol.87, nomor 3, 534-538

Fermentasi Tradisional Tidak Bisa Ditemukan di Rak Pasar Swalayan

Kata kunci yang harus Anda perhatikan pada label makanan bila ingin mencapai manfaat kesehatan yang luar biasa dari makanan fermentasi, adalah makanan "lakto-fermentasi-olahan tradisional", karena tidak semua bumbu lezat dari pasar swalayan diciptakan sama.

Fermentasi adalah proses yang tidak konsisten – lebih berupa seni daripada ilmu pengetahuan – jadi, teknik pemrosesan makanan komersial digunakan untuk hasil yang lebih konsisten. Secara teknis, apa pun yang "diasinkan" dengan stok garam sama-sama disebut terfermentasi, tetapi hanya sampai di sini titik kesamaannya, karena setiap tipe makanan fermentasi memiliki syarat dan metode produksi yang spefisik dan unik.

Pendinginan, pasteurisasi dengan suhu tinggi, dan cuka dengan pH-asam, semuanya memperlambat atau menghentikan proses enzimatik yang mendukung kesehatan.

Contohnya, bila Anda meninggalkan toples acar yang berfermentasi pada suhu kamar di meja dapur, gas yang diproduksi oleh bakteri hidup mungkin akan menerbangkan penutupnya dan membuat toples itu meledak. Bisa Anda bayangkan masalah apa yang bisa muncul di rak pasar swalayan? Inilah alasannya, semua acar "rak-stabil" juga harus mengalami pasteurisasi dan kekurangan bakteri-bermanfaat di dalamnya.

Mungkin Anda terkejut mengetahui bahwa makanan primitif dan tradisional selalu mengandung banyak enzim makanan dan bakteri-bermanfaat dari sayuran, buah, minuman, produk susu, daging dan bumbu lakto-fermentasi. Ketika direndam, dikecambahkan dan difermentasi, biji-bijian, padi-padian, dan kacang-kacangan, menetralkan secara alami anti-nutrien yang terjadi, seperti inhibitor enzim, tanin, dan asam fitat.

Orang dengan skoliosis biasanya kekurangan berbagai vitamin dan mineral karena penggunaan semua nutrien tersebut oleh tubuh bergantung pada keberadaan bakteri-ramah dalam jumlah yang memadai di dalam saluran usus. Saat makanan tradisional dimasukkan ke dalam diet, tubuh dengan segera akan dipenuhi bakteri yang dibutuhkan dalam jumlah yang cukup.

Empat tahun lalu, Organisasi Kesehatan Dunia (WHO) melaporkan bahwa orang Jepang, yang mengkonsumsi sejumlah makanan kedelai fermentasi seperti *Natto* dan *Miso* bersamaan dengan teh hijau, jahe, dan herbal laut, menikmati umur terpanjang di dunia!

Dalam penelitian yang sama, budaya yang telah menjadi modern, seperti Amerika bahkan tidak mencapai tingkat 20 teratas. Mungkinkah ini disebabkan oleh makanan yang dimakan dan kebiasaan gaya hidup kurang gerak?

Tipikal makanan Barat modern, sebagaimana kita ketahui, terutama terdiri atas makanan olahan, enak, cepat, dan yang telah diubah secara genetik. Apakah mengherankan bila masalah seperti penyakit jantung, obesitas, autis, dan skoliosis terus-menerus meningkat di sana?

Intinya, makanan fermentasi itu penting untuk kesehatan karena membantu menormalkan kolesterol, menguatkan sistem pencernaan dan kekebalan tubuh, dan secara proaktif membantu melawan segala macam penyakit termasuk skoliosis.

Fermentasi untuk Zaman Modern

Sayangnya, seni membuat produk fermentasi telah hilang, karena faktor waktu dan upaya yang diberikan. Itulah sebabnya saya menggunakan (dan sangat menganjurkannya untuk para pasien saya) kultur bibit kualitas-atas yang menyediakan bakteri-bermanfaat bagi makanan yang sedang difermentasi. Secara tradisional, pembiakan bibit bakteri ini tidak perlu, karena bakteri diturunkan dari satu generasi ke generasi berikutnya, seperti dalam bentuk "butiran" kefir. Saat ini, butiran tersebut sulit dicari dan seni fermentasi nyaris punah.

Walaupun demikian, produk "bibit kultur" merupakan cara yang sangat mudah untuk membuat biakan sayur, yogurt dan bahkan krim asam (misalnya makanan yang difermentasi secara tradisional, bukan versi "penipu" yang tidak sehat yang dipajang hampir di seluruh rak pasar swalayan). Menambahkan "sekelompok kultur bibit" memastikan bahwa makanan Anda mulai terfermentasi dengan galur bakteri-tangguh yang bermanfaat. Bibit kultur mengandung bakteri probiotik yang sangat kuat yang melindungi nutrien, vitamin, dan antioksidan utama; sekaligus menghilangkan komponen racun dari makanan dan membunuh sejumlah patogen potensial di dalam usus.

Saya menganjurkan kepada pasien saya agar bereksperimen dan memilih sedikit makanan fermentasi yang disukai lalu perlahan-lahan menambahkannya ke dalam makanan sehari-hari mereka.

Beberapa makanan fermentasi super yang akan kita bahas di bagian ini termasuk:

- Kefir
- Asinan kubis
- *Kimchi*, dan
- *Natto*

Apa itu Kefir?

Kefir, bahasa Turki yang secara harfiah berarti "merasa baik", adalah makanan peradaban kuno yang kaya akan enzim, penuh dengan mikro organisme yang membantu keseimbangan "ekosistem-dalam" untuk mempertahankan kesehatan optimal dan memperkuat kekebalan.

Dunia lakto-fermentasi memang sangat menarik. Pada hakekatnya, setiap budaya memiliki beberapa macam makanan atau minuman fermentasi yang bisa menjadi sumber signifikan asam amino, vitamin dan mineral. Mereka menghasilkan zat-zat yang menghambat bakteri berbahaya seperti salmonella. Zat-zat tersebut bisa membasmi *H. Pylori*, bakteri yang bertanggung jawab atas sebagian besar penyakit tipus. Dalam seri ini, saya akan membahas beberapa fermentasi yang tidak asing lagi bagi saya selama lebih dari beberapa tahun terakhir ini. Bila segalanya dipertimbangkan, fermentasi tidak hanya lebih murah dan lebih baik daripada memunculkan tablet probiotik, tetapi juga lebih sehat untuk Anda.

Kefir adalah fermen susu. Untuk vegetarian, makanan ini dianggap sebagai bakteri biakan-induk dari semua produk fermen susu. Saya menganggap butiran kefir sebagai Permata-Probiotik dan kefir, produk-biakan-nya, sebagai Permata Tulen Probiotik. Jordan Rubin berbagi pandangannya ini dalam *The Maker's Diet*, yang mengandalkan kefir dan kebiasaan makanan lainnya agar sembuh dari Crohns, sejenis penyakit usus yang parah.

Sepanjang sejarah, kefir mudah dikonsumsi di pegunungan Kaukasus. Orang Kaukasus menikmati umur panjang lebih dari seratus tahun. Ada sebuah legenda bahwa butiran kefir merupakan hadiah dari Nabi Muhammad, dan mereka menjaganya dengan sekuat tenaga karena takut akan kehilangan kekuatan bila diberikan kepada orang lain, dan rahasia pembuatan kefir akan tersebar luas. Bahkan Marco Polo pun pernah menyebutnya. Namun, khasiat ajaib kefir terlupakan selama berabad-abad sampai tersebar berita tentang kesuksesan penggunaannya dalam pengobatan TBC, penyakit usus dan perut. Studi pertama mengenai kefir dipublikasikan di Rusia pada akhir abad 19.[58]

Secara tradisional, Kefir dipersiapkan dengan cara fermentasi susu bersama butiran kefir. Namun, kata 'butiran' keliru, karena butiran tersebut menyerupai potongan-potongan kecil kol kembang dan mutlak tidak memiliki hubungan dengan biji-bijian sereal. Butiran ini terdiri dari massa protein, lemak dan polisakarida dan be-reproduksi di dalam media susu. Namun, butiran ini sulit diperoleh karena tersebar dari seorang teman ke teman yang lain.

Juga, organismenya bisa bervariasi di antara butiran yang berbeda. Memang kultur bibit adalah penentu perbedaan nilai kefir: "sangat baik", "baik" dan "rata-rata".

Bibit bubuk komersial juga tersedia dan mengandung 10-15 organisme, sementara kefir yang dibotolkan yang Anda beli di toko mengandung maksimum 10 galur (disertai banyak gula yang tidak Anda inginkan). Kebanyakan kefir botolan hanya mengandung bakteri karena banyak negara tidak mengizinkan penjualan minuman dengan ragi hidup, jadi bila Anda menginginkan kefir untuk nilai probiotiknya, hanya masuk akal kalau Anda membiakkannya sendiri. Cara membuatnya sangat sederhana, cukup lima menit dalam sehari. Juga cukup sederhana untuk menyiapkan keju dari kefir.

Kefir memiliki konsistensi krim dengan rasa sedikit tajam (asam), bergantung pada seberapa lama difermentasi. Kefir saya malah sering setebal yogurt. Banyak, bila tidak sebagian besar orang, meminum kefir setelah pembiakan selama 24 jam dan disusul dengan proses inkubasi. Namun, dengan cara ini, kefir kehilangan banyak manfaatnya. Contohnya, dengan mematangkan kefir selama 24 jam lagi, kandungan asam folatnya meningkat 116%.

Selain manfaat nyata probiotiknya, kefir juga memiliki khasiat penyembuhan lainnya. Penelitian di Jepang menemukan bahwa tikus dengan tumor yang diberi pakan butiran kefir, ukuran tumornya bisa berkurang. Kefir juga terbukti memiliki khasiat anti inflamasi. Pada tahun 2003, efek anti inflamasi kefir diinvestigasi dan dikorelasikan secara ilmiah oleh Prof. Jose M. Schneedorf, dkk. Penelitian lain menunjukkan bahwa makan kefir secara rutin bisa menurunkan tekanan darah, menyembuhkan konstipasi, dan mengendalikan glukosa darah.

Rasa kefir yang getir dan menyegarkan mirip seperti yogurt yang diminum, dan mengandung ragi bermanfaat serta bakteri probiotik-ramah yang terkandung di dalam yogurt. Apabila digunakan secara teratur, bakteri dan ragi yang terbentuk secara alami di dalam kefir berpadu secara simbiotik untuk membantu mengimbangkan flora usus dan meningkatkan kekebalan Anda. Di antara sekian banyak manfaatnya, kefir:

- Menyediakan makanan tambahan untuk wanita hamil dan menyusui
- Berkontribusi terhadap sistem kekebalan
- Mendukung efek relaksasi pada sistem saraf dan bermanfaat bagi mereka yang berjuang agar tidur malamnya nyenyak
- Membantu mendukung fungsi saluran usus normal, mendukung gerakan usus dan sistem pencernaan yang sehat – dan bermanfaat setelah penggunaan antibiotik untuk mengembalikan keseimbangan saluran pencernaan.
- Menekan keinginan melahap makanan tidak sehat dengan membuat tubuh Anda terpelihara lebih baik dan lebih seimbang

Selain bekerja dengan segala jenis susu, bahkan susu bubuk, kefir juga menyukai sedikit lemak. Banyak ahli menganjurkan susu segar organik (sapi atau kambing) dari hewan yang diberi pakan rumput. Bila tidak bisa menemukan susu organik, usahakan mencari susu yang bebas hormon atau antibiotik. Terutama sekali, hindari susu ultra pasteurisasi dan susu bubuk karena sangat merusak struktur protein susu, dan membuatnya sulit untuk dicerna. Sekali lagi, butiran kefir atau kultur bibit akan melakukan keajaibannya dengan susu apa pun.

Bila Anda tidak toleran terhadap laktosa, fermentasi 24 jam pertama akan menghilangkan kira-kira 50% laktosa, yang merupakan makanan untuk organisme. Mematangkan kefir setelah penggaluran tambahan selama 24 jam pada suhu kamar atau selama beberapa hari di dalam lemari es, akan menghilangkan hampir semua laktosa.

Sebuah penelitian kecil yang dipublikasikan pada bulan Mei, 2003, Jurnal Asosiasi Diet Amerika (*Journal of the American Dietetic Association*), menunjukkan bahwa minum kefir menghilangkan – atau, paling tidak, mengurangi secara dramatis – gejala intoleran terhadap laktosa pada lima belas peserta dewasa. Para peneliti di Universitas Negeri Ohio menguji kefir biasa, kefir rasa buah frambos, yogurt biasa, yogurt rasa buah frambos dan susu dua-persen pada kelompok ini setelah puasa selama dua belas jam. Para peserta mencatat beberapa gejala intoleran terhadap laktosa setelah mengkonsumsi setiap makanan. Mereka melaporkan beberapa gejala atau tanpa gejala sama sekali setelah makan kefir dan kedua tipe yogurt.

Kefir lawan Yogurt

Meskipun kefir dan yogurt, merupakan produk susu biakan, namun keduanya mengandung tipe bakteri-bermanfaat yang berbeda. Yogurt mengandung bakteri-bermanfaat "tidak tetap" yang menjaga sistem pencernaan Anda bersih dan menyediakan makanan untuk bakteri-ramah yang telah ada. Kefir sebenarnya membantu kolonisasi bakteri di dalam saluran usus Anda – satu prestasi yang tidak bisa disaingi yogurt.

Selain itu, kefir mengandung beberapa galur utama dari bakteri-ramah yang tidak lazim ditemukan di dalam yogurt: *Lactobacillus Caucasus, Leukonostoc*, dan spesies *Streptococcus*. Yogurt juga mengandung ragi bermanfaat, seperti kefir *Saccharomyces* dan kefir *Torula*, yang membantu keseimbangan flora usus, termasuk mendukung ragi bermanfaat di dalam tubuh dengan menembus lapisan mukosa. Ragi tersebut membentuk tim DENSUS virtual yang membersihkan dan membantu menguatkan usus.

Ragi aktif dan bakteri kefir dapat menyediakan nilai nutrisi lebih daripada yogurt dengan membantu mencerna makanan yang Anda makan dan dengan menjaga lingkungan usus besar bersih dan sehat. Ukuran dadih kefir lebih kecil daripada yogurt, jadi lebih mudah dicerna, menjadikannya sebagai makanan ideal untuk bayi, orang tua, dan siapa pun yang memiliki masalah kesehatan pencernaan.

Kefir: Pembangkit Kekuatan Nutrisi Untuk Tulang

Kandungan nutrisi kefir yang luar biasa, menawarkan kekayaan manfaat kesehatan bagi orang-orang dengan kondisi kesehatan apa pun dan terutama bagi pasien skoliosis. Lebih dari sekadar bakteri-bermanfaat, kefir mengandung mineral dan asam amino esensial yang membantu tubuh mengakses kekuatan penyembuhan alami dan fungsi pertahanannya. Protein lengkap dalam kefir separuhnya dicerna dan itulah sebabnya lebih mudah dimanfaatkan oleh tubuh.

Triptofan, yang berubah menjadi serotonin, zat kimia perasaan gembira di dalam otak, yang sangat berlimpah di dalam kefir, terkenal karena efek relaksasi pada sistem syaraf dan belakangan ini, penting untuk pembentukan tulang. Triptofan juga menawarkan banyak fosfor, kalsium dan magnesium – yang semuanya penting untuk pertumbuhan normal dan perkembangan sistem muskuloskeletal. Pada kasus apa pun, semua penderita skoliosis akan mendapat banyak manfaat dari penggabungan kefir ke dalam kebiasaan makan rutin mereka.

Tahukah Anda?

Orang dewasa yang sehat rata-rata membawa 1,5 – 2 kg bakteri dalam ususnya? Untungnya, tidak semua bakteri ini buruk. Beberapa di antaranya benar-benar baik dan bermanfaat untuk kesehatan kita. Jadi, baik pula kenyataanya, bahwa andaikan usus kita benar-benar disterilkan, mungkin kita bahkan mati!

Membuat Kefir Anda Sendiri

Bahan

- 50 gram (1 ¾ ons) butiran kefir atau kultur bibit kefir
- 500 ml (1 liter) susu segar

Persiapan

- Bersihkan butiran kefir dari kelompok bibit sebelumnya, dengan menggunakan pengayak atau saringan.
- Aduk butiran kefir untuk menghilangkan kelebihan kefir. Pembilasan tidak terlalu penting (opsional, bisa dibilas dalam susu segar).
- Masukkan butiran kefir ke dalam toples kaca atau teko bersama susu segar. Biasanya, rasio antara butiran kefir dan susu sekitar 1 banding 10
- Biarkan agar terjadi fermentasi pada suhu ruangan selama 24 jam

Catatan: kefir non-susu bisa dibuat dari air gula, jus buah, jus kelapa, susu beras, atau susu kedelai. Namun, butiran kefir akan berhenti tumbuh di dalam cairan ini, sehingga sebaiknya hanya menggunakan sisa butiran kefir atau bibit kefir bubuk.

Cerita Pribadi: Seorang Ayah Menemukan bahwa Kefir Sangat Bermanfaat untuk Skoliosis

"Sejak dua putri saya mulai meminum susu kefir, kami melihat perkembangan luar biasa pada kesehatan mereka secara keseluruhan. Mereka berdua sering sakit. Putri yang paling kecil mengidap alergi dan asma, dan yang paling tua menderita skoliosis.

"Saya benar-benar yakin bahwa sejak mereka mulai meminum kefir, mereka tidak pernah sakit kecuali sesekali masuk angin yang hanya berlangsung beberapa hari, daripada sakit biasa yang dulunya berlangsung berminggu-minggu dengan pergi-pulang ke rumah sakit dan menggunakan semua jenis antibiotik dan steroid.

"Setelah hanya satu bulan meminum susu kefir, kami memperhatikan perubahan cepat yang terjadi pada putri saya. Serangan asma pada putri paling muda kian jarang. Sebelumnya, dia biasanya ke dokter hampir setiap 2 minggu karena asma-nya. Sampai saat ini, sudah lebih dari 20 bulan dia belum pernah mendapat serangan asma!

"Ketika saya berpikir kembali, setelah membaca blog dr. Kevin tentang efek negatif jangka panjang yang bisa mucul dari antibiotik dan steroid, saya tidak bisa menahan keingintahuan saya apakah obat-obatan itu ada hubungannya dengan skoliosis putri tertua saya. Setelah menelan berbagai macam obat, ia menjadi lebih baik, kira-kira 3 minggu paling lama, dan kemudian sakit lagi dan siklusnya selalu berulang dengan sendirinya. Melegakan sekali melihat putri-putri saya kini menikmati hidup sehat berkat susu kefir. Memang benar bahwa pencegahan merupakan obat terbaik, dan makanan yang baik merupakan alternatif yang jauh lebih murah dan lebih sehat.

— Edgar D. (46 tahun)

Sayur Biakan

Sekarang saya menghadirkan makanan "super" yang bisa sangat berkontribusi pada penyembuhan dan pembangunan sistem pencernaan Anda. Sayuran mentah biakan telah ada selama beribu-ribu tahun, walaupun kita tidak pernah membutuhkannya sebanyak saat ini. Kaya akan lactobacilli, enzim dan penuh dengan vitamin, merupakan makanan ideal yang bisa dan harus dikonsumsi dengan setiap sajian.

Manfaat Sayur Biakan

Sayuran mentah biakan membantu membangun kembali "ekosistem-dalam" Anda. Bakteri-ramah dalam sayur mentah biakan merupakan alternatif yang lebih murah untuk memperoleh probiotik.

- Sayuran ini memperbaiki pencernaan
- Sayuran ini memperpanjang harapan hidup

Anda boleh menganggap bahwa bakteri-ramah pada sayuran mentah biakan sebagai pembangkit (*powerhouse*) enzim kecil. Dengan memakan sayuran ini, Anda bisa mempertahankan cadangan enzim dan menggunakannya untuk menghilangkan racun, meremajakan sel, dan menguatkan sistem kekebalan yang semuanya memperpanjang usia dan hidup lebih sehat.

Selain itu:

- Mengendalikan keinginan makan berlebihan
- Ideal untuk wanita hamil dan menyusui
- Sayur mentah biakan adalah makanan alkali dan pembersih yang sangat baik

Di samping itu, sayuran biakan juga membantu mengembalikan keseimbangan bila tubuh Anda dalam kondisi beracun dan asam. Karena sayuran ini memicu pembersihan, awalnya mungkin terjadi peningkatan gas dalam usus karena sampah dan racun didorongnya ke saluran usus. Namun, dengan segera akan terlihat perbaikan pada kotoran Anda.

Percaya atau tidak, baru-baru ini para ilmuwan juga menemukan obat untuk flu burung yang mematikan (avian influenza) dalam sayuran fermentasi.

Profesor Kang Sa-ouk dari Universitas Nasional Seoul mengatakan dalam sebuah wawancara dengan *Associated Press*, bahwa Korea Selatan mulai menjual ekstrak *kimchi* untuk mengobati wabah flu. Produk ini digunakan secara luas di seluruh dunia, dan sangat luar biasa bahwa ekstrak alami bisa menjadi kunci untuk mengobati penyakit mematikan ini. Namun, seandainya orang kembali ke "akar"-nya dan mulai mengkonsumsi sayuran fermentasi tradisional, mungkin tidak akan dibutuhkan ekstrak yang mahal.

Dua Resep Sayur Biakan

1. Asinan Kubis Tradisional

Bahan:

- Kubis segar berukuran sedang, merah atau hijau
- Air tanpa klorin
- "Kultur bibit" Sayur

Persiapan:

- Cabik kubis entah dengan tangan atau dengan alat pengolah makanan
- Masukkan kubis cabikan ke dalam mangkok besar
- Tumbuk kubis cabikan itu
- Campurkan 1 paket kultur bibit sayur ke dalam air yang telah disaring
- Masukkan kubis tumbukan dan cairannya ke dalam toples kaca berukuran sedang. Tekan kubis kuat-kuat sambil menuangkan campuran air biakan ke dalam toples sampai kubis sepenuhnya terendam. Tinggi campuran ini minimal harus satu inci dari mulut toples.
- Tutup toples dan biarkan selama 3 sampai 7 hari pada suhu kamar
- Setelah terfermentasi, masukkan ke dalam lemari es

Setelah berada di dalam lemari es, asinan bisa bertahan 2-3 bulan karena metode pengawetan yang digunakan. Sayuran seperti wortel, kol kembang, wakami, cabe dan jahe bisa ditambahkan untuk membuatnya lebih menarik.

2. *Kimchi* (Asinan Kubis Korea)

Bahan:

- 1 buah kubis, dibuang tengahnya dan diparut
- 1 ikat daun bawang, dicincang
- 1 cangkir wortel, diparut
- ½ cangkir lobak daikon, diparut (opsional)
- 1 sendok makan parutan jahe segar
- 3 siung bawang putih, kupas, lumatkan
- ½ sendok makan serpihan cabe kering
- 1 sendok makan garam laut, misalnya "Garam Laut Celtik atau Himalaya"
- 1 bungkus bibit kultur sayur

Persiapan:

- Masukkan sayuran, jahe, serpihan cabe merah, garam laut dan air yang sudah tercampur dengan bibit kultur ke dalam mangkok (atau lumpang) dan tumbuklah dengan alu untuk mengeluarkan jusnya.
- Tuangkan semuanya ke dalam toples bermulut lebar dengan penutup yang kuat
- Tekan kuat-kuat dengan alu sampai jusnya naik ke atas campuran. Jus ini harus menutupi sayuran sepenuhnya, dan bagian atas dari jus dan campuran ini harus setidaknya 1 inci di bawah mulut toples, agar tersedia ruang ekspansi.
- Kancingkan penutup rapat-rapat dan simpan pada suhu ruangan (68 sampai 77 derajat Fahrenheit) selama 3 hari (72 jam)
- Setelah 3 hari, harus disimpan di lemari es atau tempat dingin lainnya

Apa itu Natto?

Sering dibandingkan dengan keju karena aromanya yang menyengat, *natto* terbuat dari kedelai kukus yang difermentasi sampai diperoleh ras 'kacang'nya. *Natto* memiliki pasta licin-lengket pada permukaannya, dan setelah diaduk, volume pasta licinnya meningkat, membentuk benang seperti sarang laba-laba. Karena rasa yang 'dihasilkannya', penggemar keju biru mungkin akan sangat menyukai *natto*.

Natto telah menjadi makanan tradisional Jepang selama lebih dari 1.000 tahun. Menurut dongeng Jepang, prajurit terkenalnya, Yoshiie Minamoto dulu bertanggungjawab untuk mengenalkan *natto* ke Jepang barat laut. Samurai kuno mengkonsumsi *natto* setiap hari dan bahkan menjadikannya sebagai pakan kuda untuk meningkatkan kecepatan dan kekuatannya. Selama periode Edo (1603-1867), *natto* diberikan kepada wanita hamil untuk menjamin bayi lahir sehat.

Natto diproduksi melalui proses fermentasi, dengan menambahkan *Bacillus Natti*, bakteri-bermanfaat, pada kedelai yang dikukus. Selama berabad-abad, natto mudah dibuat di rumah; kedelai dikemas di dalam jerami (yang mengandung bacillus alami) kemudian dikubur selama satu minggu di dalam tanah. Sekarang, natto dibuat dengan menyuntikkan bakteri. *Natto Bacillus* bekerja di dalam kedelai, menghasilkan enzim nattokinase. Makanan berbahan kedelai lainnya pun mengandung enzim, tetapi hanya sediaan *natto* yang mengandung enzim *nattokinase* khusus.

Apabila dibandingkan dengan kedelai biasa, *natto* menghasilkan kalori, serat, kalsium, kalium dan B2 lebih banyak. *Natto* mengandung protein lebih sedikit daripada daging sapi, tetapi lebih banyak serat dan zat besi, dan hampir dua kali lebih banyak kalsium serta vitamin E.

Natto adalah Makanan untuk Tulang Anda

Natto tinggi kalsium, vitamin B, dan isoflavon kedelai, tetapi manfaat *natto* sebenarnya, mengalir langsung dari keberadaanya sebagai sumber yang kaya akan vitamin K. Vitamin K benar-benar penting untuk membangun tulang yang kuat dan juga membantu meningkatkan kesehatan jantung. Selama beberapa tahun, bukti kuat menunjukkan bahwa sebagian besar orang tidak mendapatkan cukup vitamin K untuk melindungi kesehatan mereka melalui makanan yang dimakan.

Sayuran berdaun hijau menyediakan hampir separuh dari kebutuhan vitamin K untuk sebagian besar orang Amerika. Kebanyakan makanan yang dianggap kaya vitamin K ternyata mengandung vitamin K lebih sedikit daripada apa yang diperkirakan sebelumnya. Walaupun ada informasi penting ini, sebagian besar multi vitamin sama sekali tidak mengandung vitamin K, dan yang mengandung vitamin K, biasanya tidak memadai.

Penelitian terbaru yang mendukung manfaat vitamin K bagi tulang dan kesehatan jantung kini menjadi terlalu banyak untuk diabaikan. Namun tetap saja, hanya segelintir konsumen sadar-kesehatan yang memahami pentingnya suplemen vitamin K.

Jika pada satu sisi nutrien lainnya penting untuk mempertahankan kesehatan tulang, pada sisi lain terdapat bukti yang semakin banyak yang menunjukkan peran signifikan vitamin K di dalam metabolisme dan pertumbuhan tulang yang sehat. Berbagai studi baru juga muncul dan menghubungkan vitamin K dengan kesehatan sendi serta tulang rawan. Studi tersebut menemukan bahwa orang dengan tingkat vitamin K tinggi, kecil kemungkinannya mengalami taji tulang, penyempitan ruang-sendi, dan osteoarthritis. Penelitian ini menyatakan bahwa memakan makanan yang kaya akan vitamin K bisa membantu memperlambat atau bahkan menghentikan perkembangan osteoarthritis sama sekali.[59]

Vitamin K terkait dengan sel yang menghasilkan atau "menyusun" tulang dan memproduksi protein tertentu yang bertindak sebagai semacam lem yang membantu menyatukan kalsium ke dalam tulang. Vitamin K2 penting untuk menghasilkan protein ini.

Penelitian menunjukkan bahwa vitamin K mengatur kalsium di dalam tulang dan pembuluh darah, meningkatkan kesehatan jantung dan sekaligus kesehatan tulang. Vitamin K sepertinya melakukan hal yang tidak mungkin, dengan menyediakan kebutuhan baik bagi tulang maupun pembuluh darah.

Berikut ini adalah penjelasan sederhana: protein yang tidak mendapat cukup vitamin K, juga tidak bisa mempertahankan kalsium. Tanpa protein yang berfungsi mengendalikannya, kalsium keluar dari tulang, masuk ke dalam pembuluh darah dan jaringan lunak yang lain. Vitamin K dengan lembut mengalihkan kalsium yang "tersesat" kembali ke "bank" tulang tadi.

Satu studi inovatif mengamati perubahan dalam sirkulasi konsentrasi vitamin K dan ostecalcin GLA (yang digunakan untuk mineralisasi tulang) pada individu normal dengan asupan natto. Para sukarelawan dibagi menjadi 3 kelompok. 1 kelompok menerima *natto* rutin, sementara 2 kelompok yang lain diberi *natto* yang diperkaya dengan dua jenis konsentrat vitamin K.

Di antara kelompok eksperimen, ditemukan bahwa nutrien tulang secara signifikan lebih tinggi pada hari ke-7, 10 dan 14 setelah permulaan pemberian *natto* yang diperkaya. Efek bermanfaat yang persis tidak diamati dalam kasus sukarelawan yang memakan *natto* reguler, walaupun tingkat vitamin K ditemukan meningkat secara signifikan.

Pelbagai temuan ini menunjukkan bahwa walaupun natto biasa adalah juga efektif, natto yang diperkaya, yang mengandung lebih banyak MK-7 daripada natto biasa, hanya akan menjadi sejenis makanan yang mungkin dibutuhkan oleh pasien skoliosis untuk kesehatan tulang mereka. Nanti kita akan membahas suplemen vitamin K secara lebih terperinci dalam buku ini.

Natto lebih sulit dan lebih menyita waktu untuk dibuat di rumah. Namun, bagi mereka yang terlalu sibuk, *natto* komersial juga tersedia di toko makanan Asia di lorong makanan beku Jepang. Biasanya dijual per pak dengan tiga atau empat bungkus, masing-masing seberat 50 gram. Saya anjurkan agar penderita skoliosis memakan 1-2 bungkus per hari.

Saya berbagi resep di bawah ini. Namun, bersiap-siaplah karena bagi mereka yang belum terbiasa, baunya tidak enak, dan merupakan resep dengan cita rasa-perolehan (baru berselera setelah terbiasa). Bagi mereka yang ingin mendapat manfaat vitamin K tanpa kerumitan bisa meminum bentuk suplemen seperti yang didiskusikan dalam bab 11.

Natto Buatan Sendiri

Bahan:

- Dua cangkir kedelai kering
- Air
- Satu kemasan *natto* komersial atau satu kemasan kultur bibit *bacillus natto*

Persiapan:

- Rendam dua cangkir kedelai kering semalaman di dalam sepuluh cangkir air
- Masukkan kedelai di dalam keranjang baja tahan karat (atau saringan) lalu tutup dengan sepotong kain yang sedikit lebih besar dari keranjang
- Masak dalam peranti masak-cepat (mis. *pressure-cooker*) dengan 3 cangkir air selama 15 menit
- Sementara itu, siapkan satu kemasan *natto* komersial.
- Buka penutup peranti masak-cepat, singkap kain penutup ke salah satu ujung keranjang, dan dengan menggunakan sendok makan, segera campurkan kira-kira dua sendok

penuh bibit *natto* dengan kedelai. Tutup kembali kain penutup seperti semula.

- Tutup kembali peranti masak dengan tetap membiarkan lubang pelepasan udara terbuka
- Letakkan bantalan pemanas elektronik di atas peranti masak dan biarkan berfermentasi selama 24-48 jam, tergantung suhu bantalan pemanas

Karbohidrat Esensial

> *Saya memberikan pil pahit berlapis gula. Pil-nya tidak beracun:
> racunnya ada pada gula.*
>
> — **Stanislaw Jerzy Lec**

Dalam pencarian penciptaan pola makan yang tepat, karbohidrat sering terdaftar sebagai sumber makanan kesehatan yang baik. Karbohidrat secara populer dikenal sebagai sumber energi yang berasal dari makanan yang dimakan oleh manusia dan hewan. "Energi" ini berasal dari peningkatan metabolisme yang terjadi karena memakan karbohidrat, yang terdiri dari pati, gula, selulosa, dan getah. Karbohidrat terdiri dari dua bentuk: sederhana dan kompleks. Karbohidrat sederhana ditemukan di dalam makanan seperti: gula-gula, buah, dan makanan panggang, sementara karbohidrat kompleks ditemukan di dalam makanan pati seperti sayuran, polong-polongan, biji-bijian utuh, dan kacang-kacangan.

Kebudayaan dunia telah bergantung kepada makanan seperti kentang, biji-bijian, beras dan lain-lain, yang juga membantu memberi makan dan menumbuhkan populasi besar (tengok saja ke Cina misalnya), tetapi masalahnya terletak pada jumlah karbohidrat yang dikonsumsi secara perorangan. Masalah yang berkaitan dengan karbohidrat terjadi karena perubahannya menjadi glukosa, yang bisa membuat tubuh merasa bugar pada awalnya karena metabolisme meningkat, tetapi juga melepaskan insulin, adrenalin, dan kortisol, yang dikenal sebagai penyebab penyakit seperti jantung, diabetes, kanker, strok, pembekuan darah, serta penyakit organ tubuh lainnya, seperti mata, ginjal, pembuluh darah dan saraf. Dan sekarang kita mempelajari efek merugikan yang bisa muncul pada kesehatan tulang belakang dan skoliosis.

Spesialis nutrisi, seperti dr. Loren Cordain, menyarankan bahwa 2-3 sajian biji-bijian setiap hari per orang akan bermanfaat sebagian saja, lebih sedikit lebih baik. Karbohidrat tidak penting untuk bertahan hidup. Lebih penting memiliki protein, lemak, air dan mineral di dalam sistem tubuh daripada karbohidrat.

Sejarah menunjukkan bahwa manusia tidak diciptakan untuk mencerna makanan berkarbohidrat tinggi, tetapi lebih kepada makanan berprotein, seperti hewan buruan. Pada permulaan era pertanian, tidak bisa disangkal ada banyak manfaat dalam memberi bantuan pasokan makanan ke banyak negara, membantu komunitas permanen untuk bertahan hidup dan membangun peradaban. Catatan fosil mengindikasikan bahwa petani pada zaman dahulu, dibandingkan dengan masyarakat pemburu-pengumpul pendahulunya, mengalami penurunan karakteristik pada perawakan, peningkatan kematian bayi, penurunan harapan hidup, peningkatan insiden penyakit menular, peningkatan anemia kekurangan zat besi, peningkatan insiden pelunakan tulang, osteoporosis dan penyakit mineral tulang lainnya serta peningkatan jumlah karies gigi dan kerusakan enamel.

Josep Brasco, seorang dokter dan peneliti menyatakan:

> "Dalam tinjauan atas 51 referensi yang menilai populasi manusia dari seluruh dunia dan dari kronologi yang berbeda, karena mereka beralih dari pemburu-pengumpul menjadi petani, seorang peneliti menyimpulkan bahwa ada penurunan secara menyeluruh baik dalam hal kualitas maupun kuantitas hidup.

Sekarang terdapat bukti empiris dan klinis yang mengindikasikan bahwa banyak perubahan merugikan yang berkaitan secara langsung dengan pola makan berbasis sereal yang mendominasi para petani ini. Karena 99,99% dari gen kita dibentuk sebelum berkembangnya pertanian, dari perspektif biologi, kita masih merupakan pemburu-pengumpul."

Pertanian zaman dulu tidak menyebabkan peningkatan kesehatan, tetapi justru sebaliknya. Perubahan tren, baru terjadi selama kira-kira 100 tahun belakangan ini dengan munculnya mekanisasi pertanian dan peternakan berteknologi tinggi.

Bahayanya Kelebihan Karbohidrat

Berabad-abad lalu, orang berburu dan mengumpulkan makanan mereka. Makanan yang bisa diakses terdiri atas daging rendah-lemak, makanan hasil laut, dan sayuran yang tidak mengalami kerusakan akibat pestisida, yang terjadi hampir pada semua sayuran zaman sekarang. Makanan mereka adalah makanan yang tinggi protein, rendah karbohidrat dan rendah-lemak jenuh.

Untuk mendapatkan dan mengumpulkan makanan, pemburu-pengumpul harus benar-benar sehat secara fisik. Mereka melakukan banyak kegiatan fisik yang merangsang tubuh mereka untuk meningkatkan jumlah sel otot, dan jumlah mitokondria ("pembangkit listrik" pada sel) di dalam sel otot. Pemburu-pengumpul tidak mengalami kegemukan, tidak seperti manusia zaman sekarang.

Pada zaman modern, kita juga mencari makanan ke mana-mana, tetapi hanya sejauh gerai makanan cepat saji terdekat atau toko kelontong yang penuh dengan makanan olahan dan kemasan. Makanan kita telah banyak mengandung gula dan karbohidrat olahan. Kita makan lemak jenuh dan tak-jenuh dalam jumlah banyak, tetapi sedikit mengkonsumsi protein, vitamin, dan mineral yang berkualitas. Menu kita biasanya penuh kalori, tetapi rendah nutrisi.

Bila kita mengkonsumsi kalori karbohidrat yang kosong dalam jumah besar, akibatnya adalah tingkat glukosa tinggi di dalam tubuh kita. Pada akhirnya, hal ini merangsang sekresi insulin. Insulin adalah hormon yang bertugas memindahkan gula ke dalam sel supaya memenuhi kebutuhan energi tubuh kita. Akan tetapi, insulin juga memiliki peranan lain. Selain menyediakan gula ke dalam sel kita sebagai energi, insulin juga memberikan dampak tidak langsung terhadap gen dan sel kita di luar metabolisme gula. Tingkat insulin yang tinggi merangsang akumulasi lemak di daerah sekitar pinggang, merangsang nafsu makan, dan meningkatkan resiko penyakit jantung, kanker dan bahkan skoliosis. Insulin meningkatkan kadar kortikal, hormon stres yang diketahui sebagai pemercepat penuaan, dan meningkatkan produksi C – protein reaktif, yang juga mempercepat penuaan dan mendukung inflamasi. Fakta yang sedikit diketahui adalah bahwa insulin juga mengendalikan jumlah kalsium dan magnesium yang disimpan di dalam tubuh. Meskipun demikian, jika tingkat insulin terlalu tinggi, tubuh akan kehilangan kalsium dan magnesium – dengan keluarnya urin. Keduanya hanya melintas tanpa masuk ke area yang dibutuhkan oleh tubuh, termasuk otot dan tulang. Itulah sebabnya, menjaga tingkat insulin tetap rendah sangat penting bagi kesehatan tulang belakang. Mengikuti anjuran pola makan dalam bab ini bisa membantu Anda mencapai insulin absten di bawah 12 mcIU/ml dalam darah, yang dianggap ideal. Beberapa ilmuwan bahkan menganjurkan untuk menjaga tingkat insulin Anda serendah 8 mcIU/ml.

Gula:
Racun Manis

Selain jagung, kebanyakan orang kecanduan gula, dan seiring dengan kecanduan biji-bijian, konsumsi berlebihan gula tambahan merupakan salah satu masalah kesehatan utama yang dihadapi masyarakat modern saat ini. Gula adalah karbohidrat sederhana yang diproses oleh tubuh dengan cara yang sama pada biji-bijian. Artinya, setiap gula yang berlebihan dalam tubuh diubah oleh insulin menjadi lemak – dan seperti juga biji-bijian, kita mengkonsumsinya dalam jumlah berlebihan seperti gula.

Saya mengklasifikasi gula rafinasi sebagai racun karena gula telah kehilangan daya hidup, vitamin, dan mineralnya. Tidak ada yang tertinggal dari proses rafinasi kecuali karbohidrat. Tubuh tidak bisa memanfaatkan pati dan karbohidrat rafinasi ini kecuali protein, vitamin dan mineral yang dikosongkan tersebut juga ada di dalam kombinasinya. Anda tidak hanya bisa menguraikan (metabolisme) karbohidrat dalam isolasi (sekalipun Anda bisa, pasti ada efek samping dari kelebihan karbohidrat ini).

Metabolisme karbohidrat yang tidak sempurna mulai menghasilkan asam piruvat, yang mulai menumpuk di otak, dan bagian lain dari sistem saraf pusat dan sel darah merah, yang menyebabkan malapetaka besar di sana. Metabolit beracun ini bisa mengganggu respirasi sel Anda. Karena pasokan oksigen terhenti, sel-sel tersebut mulai mati.

Itulah alasannya dokter menganggap gula rafinasi, "mematikan". Gula tidak memberikan apa-apa kecuali kalori "kosong". Gula rafinasi kehilangan mineral alami yang biasanya terdapat pada gula bit atau tebu.

Selain itu, gula menguras dan menghanyutkan vitamin dan mineral lainnya yang dibutuhkan oleh tubuh, seperti sodium (berasal dari garam), kalium dan magnesium (dari sayuran), dan kalsium (dari tulang).

Waspadalah Terhadap Gula dan Biji-bijian

Laporan baru-baru ini melabeli India dan Cina sebagai ibukota diabetes dunia, dengan jumlah penderita di seluruh dunia diperkirakan akan bertumbuh lebih dari lima puluh persen pada tahun 2025.

Paul Zimmet, peneliti-diabetes perintis dan direktur yayasan Institut Diabetes Internasional di Melbourne, Australia mengungkapkan laporan AFP[60] bahwa jumlah penderita Diabetes Tipe 2 diperkirakan meningkat dari 250 juta pada tahun lalu menjadi 380 juta pada tahun 2025.

Penyebab paling umum Diabetes Tipe 2 adalah obesitas yang disebabkan oleh pola makan yang buruk dan kurangnya gerak tubuh. Penyakit tersebut merajalela baik di negara maju maupun negara sedang berkembang sebagai akibat dari pola makan tradisional yang ditelantarkan karena makanan olahan dan makanan sampah serta kurangnya gerak tubuh. Di Cina, lebih dari 40 juta orang mengidap diabetes tipe dua atau tipe pendahulunya sehingga pencegahannya telah menjadi prioritas kesehatan nasional.

Kecuali tidak membuat penyesuaian terhadap pola makan dan menghilangkan atau mengurangi banyak biji-bijian dan gula, sangat mungkin sekali kesehatan Anda bisa meningkat secara pesat dan dalam beberapa hari berat badan Anda mulai turun. Terlepas dari kondisi kesehatan atau Tipe Metabolik Anda, sangat dianjurkan agar Anda menghilangkan atau membatasi asupan biji-bijian dan gula, terutama biji-bijian dan gula rafinasi. Menghilangkan biji-bijian sangat diperlukan bagi mereka yang ber-Tipe Protein yang memiliki kecenderungan terhadap makanan pra-pertanian. Orang ber-Tipe Karbohidrat dan Campuran bisa membatasinya dengan mengkonsumsi jumlah biji-bijian utuh karena secara genetik mereka beradaptasi lebih baik terhadap biji-bijian, kacang-kacangan, dan khususnya produk tepung yang diperkenalkan karena adanya pertanian modern. Pada semua kasus, biji-bijian apa pun yang dikonsumsi harus berupa bijian utuh (95% bijian yang dikonsumsi di Amerika Serikat adalah olahan, yang merampas nilai nutrisi terbatas yang ada).

Respon tubuh, terutama terhadap penggunaan berlebihan biji-bijian dan gula, yang justru membuat Anda kelebihan berat badan, bukan asupan lemak. Mengkonsumsi gula juga menyebabkan akumulasi bakteri jahat dan jamur, yang mulai berkembang biak di dalam sistem pencernaan, dapat menganggu fungsi sel darah putih, sehingga menurunkan sistem kekebalan tubuh dan membuat Anda lebih rentan terhadap berbagai macam penyakit. Tubuh memiliki kapasitas terbatas untuk menyimpan karbohidrat, tetapi bisa dengan mudah mengubah karbohidrat berlebih ini, melalui insulin, menjadi lemak tubuh, yang berarti semakin berlebihan Anda mengkonsumsi karbohidrat, semakin banyak lemak tubuh yang akan Anda simpan.

Jagung: Biji-Bijian Yang Terlupakan

Kebanyakan orang bisa dengan mudah menyebutkan jenis bijian atau padi-padian seperti beras, gandum, haver, jelai, dan gandum hitam, tetapi lupa bahwa jagung juga termasuk dalam kategori ini, karena menganggap jagung sebagai sayur. Jagung tergolong biji-bijian, dan relatif tinggi gula -salah satu alasan menjadikannya tanaman nomor satu di Amerika. Jagung mengkonsumsi lebih dari 80 hektar tanah di Amerika Serikat dan menyelinap masuk ke dalam susunan produk makanan tak terhingga (dan lainnya). Dalam keadaannya yang tidak diolah

Lemak banding Karbohidrat

Lemak makanan, entah jenuh entah tidak, bukanlah penyebab obesitas, penyakit jantung, atau penyakit kronis lainnya di dalam peradaban. Masalahnya adalah karbohidrat di dalam makanan, dampaknya pada sekresi insulin, dan dengan demikian pengaturan hormon tubuh manusia. Karbohidrat yang semakin mudah dicerna dan diolah, akan semakin besar efeknya pada kesehatan, berat badan, dan kebugaran kita.

atau 'utuh', jagung memberikan hanya sedikit manfaat kesehatan pada keadaan terbaiknya; jagung manis, misalnya, mengandung vitamin C. Anda sangat dianjurkan untuk menghindari jagung yang telah diproses.

Makanan dengan label yang mengandung turunan jagung seperti sirup jagung, fruktosa, sirup jagung tinggi-fruktosa, minyak jagung, tepung jagung, tepung maizena, dekstrosa, glutamat monosodium, *xanthan gum*, dan maltodekstrin tidak memiliki tempat di dalam keranjang belanjaan Anda. Sebenarnya sekarang pemanis jagung paling sering diproduksi oleh semua pabrik pemanis, diperkirakan mencapai 55% dari semua pemanis di pasaran. Pemanis ini terutama adalah sirup jagung tinggi-fruktosa, yang menjadi bahan dominan dalam minuman bersoda, kue, permen, dan barang-barang toko pangan yang populer lainnya. Konsumsi sirup tinggi-fruktosa meningkat dari nol pada 1966 menjadi 62,6 pound per orang pada 2001, dan menjadi penyebab utama wabah diabetes dan kelebihan berat badan.

Karbohidrat Berlebihan, Buruk untuk Tulang

Kesehatan tulang sangat bergantung pada konsumsi karbohidrat dalam tubuh secara terkendali. Tubuh sangat bereaksi terhadap peningkatan atau penurunan karbohidrat dalam sistem. Episode hipoglemik bisa disebabkan oleh meningkatnya pelepasan insulin ke dalam aliran darah melalui proporsi ekstrim karbohidrat hingga protein. Ketika karbohidrat dicerna lalu diserap ke dalam sistem dalam kadar yang meningkat sementara konsumsi protein menurun, rasionya menyebabkan peningkatan kadar insulin ke dalam tubuh, karena sistem pengaturan kadar darah di dalam tubuh berjuang untuk menjaga agar kadar darah tetap normal. Ketika kelenjar adrenalin terlibat di dalam proses, kelenjar ini mulai memproduksi hormon kortisol dan adrenalin. Kortisol yang berlebihan menyebabkan banyak respon yang tidak diinginkan dalam tubuh seperti berkurangnya penggunaan glukosa oleh sel, berkurangnya sintesis protein, demineralisasi tulang yang bisa menyebabkan osteoporosis, dan berkurangnya jumlah dan fungsi limfosit. Selain itu, kelebihan kortisol bisa menyebabkan alergi, infeksi dan penyakit degeneratif akibat berkurangnya produksi antibodi sekresi (SIgA); gula darah akan meningkat bersamaan dengan pemecahan protein yang menyebabkan penciutan otot dan regenerasi kulit, serta mempengaruhi proses penyembuhan tubuh.

Mineral tulang dengan mudah hilang dari sistem kita akibat memakan karbohidrat terlalu banyak. Proses ini bisa terjadi karena komposisi mineral di dalam tubuh dihilangkan dari tubuh yang mengekstrak serat protein kolagen yang memiliki daya tarikan-tinggi dari tulang yang disebabkan oleh kadar kortisol tinggi. Ini juga melemahkan jaringan penghubung pada persendian. Osteopororsis dan penyakit degeneratif tulang cakram sering ditemukan apabila tubuh menghasilkan terlalu banyak kortisol dengan memakan karbohidrat berlebihan tetapi kurang protein. Satu inci tinggi badan bisa hilang dalam setahun. Tulang menjadi lebih rapuh dan mudah retak, demikian pula semakin besar kemungkinan terjadi patah tulang pinggul.

Wanita telah diberitahu selama bertahun-tahun agar meningkatkan asupan kalsium guna melindungi tulang mereka dengan meminum lebih banyak susu dan makan lebih banyak yogurt. Resep untuk kesehatan tulang yang bagus ini tidak bisa berjalan karena karbohidrat meningkat di dalam sistem dari laktosa susu dan yogurt, bersama buah dan gula di dalam yogurt, yang lebih mendukung kehilangan mineral dalam tulang daripada membangunnya. Yogurt biasanya dibeli di toko dan tinggi-gula, tetapi membuat fermentasi Anda sendiri seperti kefir atau yogurt memecahkan masalah ini.

Jika Anda benar-benar membutuhkan gula, *stevia* merupakan pengganti yang bagus karena merupakan pemanis yang paling aman untuk digunakan. *Stevia* merupakan herbal alami yang berasal dari Amerika Latin yang telah digunakan selama 1.500

tahun, dan telah terbukti sangat aman. *Stevia* jauh lebih manis daripada gula, jadi Anda tidak terlalu banyak membutuhkannya. Namun, yang terpenting *Stevia* tidak meningkatkan insulin atau memberikan efek negatif terhadap perkembangan tulang belakang Anda.

Cara satu-satunya untuk memiliki makanan sehat seimbang dan mencegah hilangnya mineral tulang adalah dengan meminimalkan jumlah karbohidrat sederhana dan memakan karbohidrat kompleks yang layak untuk Tipe Metabolik Anda.

Makan Karbohidrat Sehat

Tidak ada kelompok makanan yang lebih padat vitamin, mineral, antioksidan, dan flavonoid daripada kelompok sayuran. Ini memang benar terutama untuk sayuran yang tumbuh di permukaan tanah. Sayuran menyediakan karbohidrat-baik yang dibutuhkan, dan masih banyak lagi. Mereka yang ber-Tipe Protein, secara ideal harus mendapatkan sebagian besar karbohidratnya dari sayuran, dengan tanpa satu pun dari biji-bijian atau gula rafinasi yang ditambahkan ke dalam makanan. Mereka yang ber-Type Karbohidrat, secara ideal sebagian besar harus mendapatnya dari biji-bijian sehat dan utuh. Tipe Campuran, sebagaimana namanya, mendapat karbohidrat dari antara kedua tipe tersebut.

Indeks Glikemik adalah penghitungan seberapa cepat makanan terurai menjadi glukosa. Karena kebanyakan sayur tinggi-serat, rendah-indeks glikemik, dan mengandung nilai nutrisi, sayuran merupakan cara ideal untuk memenuhi kebutuhan karbohidrat harian Anda.

Panduan Dalam Memilih Sayuran

Wortel dan jagung adalah sayuran yang paling sering dikonsumsi; namun, studi lainnya menemukan bahwa keripik kentang dan kentang goreng terdapat dalam lebih dari sepertiga makanan anak-anak. Dengan asupan sayuran seperti ini, mudah dimengerti mengapa banyak anak sakit.

Untuk tujuan kesehatan, berpura-puralah bahwa kentang bukan sayuran melainkan biji-bijian. Alasannya, karena kentang tinggi akan karbohidrat-sederhana dan mempengaruhi tubuh sebagaimana biji-bijian dan gula; menambah berat badan dan penyakit. Kentang goreng berdampak buruk dua kali lipat; tinggi lemak jenuh berbahaya dan Anda harus menghindarinya seperti menghindari wabah.

Batasi konsumsi sayuran umbi lainnya, seperti bit dan wortel, karena sayuran umbi mengandung karbohidrat yang lebih tinggi daripada sayuran permukaan tanah. Jika memang Anda memakannya, makanlah dalam keadaan mentah karena bila dimasak indeks glikemiknya bisa meningkat.

Memang benar bahwa sayur termasuk bagian dari makanan seimbang, yang mengandung nutrisi, mineral, dan vitamin bermanfaat, tetapi ada sayur tertentu yang lebih baik daripada sayur lainnya.

Bila Anda mencoba meningkatkan konsumsi sayuran, pilihlah dengan bijaksana. Contohnya, selada air hampir tidak memiliki nilai nutrisi, sebagian besarnya terdiri dari air. Pilihan yang jauh lebih baik adalah selada romaine atau bayam, yang tinggi zat besi.

Bila Anda memilih sayuran, cobalah mencari sayuran organik yang paling segar yang tersedia seperti sayuran lokal. Bila tidak bisa menemukan sayur organik di sekitar Anda, sayuran segar selalu menjadi pilihan yang lebih baik daripada yang dikalengkan dan dibekukan. Selain itu, sayur segar harus dicuci supaya pestisidanya yang berbahaya bisa dihilangkan.

Buah Tidak Sesehat Apa yang Diklaim Kebanyakan Orang

Buah bukan makanan sehat seperti yang diklaim oleh kebanyakan orang. Sebagian besar buah-buahan mengandung gula fruktosa dengan beberapa vitamin, mineral dan nutrisi lainnya. Vitamin dan nutrisi ini dengan mudah diperoleh dari daging dan sayuran tanpa pati tanpa fruktosa. Tubuh memproses fruktosa dari buah-buahan dengan cara yang sama seperti ketika memprosesnya dari minuman bersoda. Tidak ada bedanya. Fruktosa tetap fruktosa, tidak peduli apa pun sumbernya. Fruktosa menyebabkan resisten insulin sebagaimana terbukti melalui tes para ilmuwan. Fruktosa sangat membuat kecanduan dan kebanyakan orang menolak berhenti makan buah betapa pun sakitnya mereka. Ini sangat identik dengan pasien kanker paru-paru yang terus merokok.

Seberapa Banyak Karbohidrat Yang Seharusnya Anda Makan?

Jadi, bagaimana mereka tahu bahwa mereka bisa toleran dengan karbohidrat-lebih dalam bentuk biji-bijian? Bagaimana mereka tahu apa yang paling cocok bagi mereka?

Di sinilah Penjenisan Metabolik akan memainkan perannya. Mengetahui Tipe Metabolik akan menentukan seberapa banyak tubuh bisa memproses karbohidrat. Sebagian besar orang tidak bisa memproses dengan baik ketika asupan kalori total biji-bijian mendekati 70%, bahkan bagi orang bertipe karbohidrat. Artinya, beberapa dari orang-orang ini perlu menurunkan asupan karbohidrat sampai di bawah 40%, kadang-kadang di bawah 20%. Dengan mengurangi asupan karbohidrat, Anda bisa meningkatkan pembakaran lemak sebagai sumber energi optimal dan efisien yang hampir tak terbatas.

Saya menduga bahwa pada sebagian besar orang, tes subyektif sederhana bisa dilakukan dan berdasarkan hasil tes ini mereka bisa mengurangi jumlah biji-bijian dalam makanan dan menggantikannya dengan lebih banyak sayuran, daging, makanan laut dan buah-buahan dalam jumlah sedang sesuai dengan Tipe Metabolik mereka.

Protein, Blok Pembangun Tubuh

> *Farmasi terbaik dan yang paling efisien berada di dalam sistem Anda sendiri.*
>
> — **Robert C. Peale**

Terlepas dari apa yang ditekankan oleh diet populer di luar sana, Anda memerlukan jumlah karbohidrat, protein dan lemak tertentu di dalam makanan Anda. Tidak satu pun zat ini sejahat beberapa 'ahli' yang telah menjadikannya jahat. Kuncinya adalah, pertama, mengenali dan memilih hanya tipe tersehat dari zat-zat ini dan kedua, mengkonsumsi dalam jumlah yang tepat untuk Tipe Metabolik pribadi Anda.

Protein adalah "blok pembangun" tubuh yang dibutuhkan untuk nutrisi, pertumbuhan dan perbaikan, dan memberikan efek yang sangat besar terhadap proses metabolik, enzim dan kimia yang terjadi di dalam tubuh.

Protein sebenarnya terdiri dari satuan lebih kecil yang disebut asam amino, yang menghubungkan berbagai kombinasi yang berbeda untuk melakukan fungsi yang unik. Beberapa rantai asam amino diciptakan oleh tubuh, tetapi beberapa - asam amino esensial – harus berasal dari luar tubuh, dari makanan yang kita makan. Walaupun semua sel hewan dan tumbuhan mengandung protein, jumlah dan kualitas protein tersebut sangat bervariasi.

Sayuran mengandung sebagian besar nutrien mikro (vitamin, mineral, serat dan fotokimia) yang dibutuhkan oleh tubuh.

Namun, ada nutrien makro esensial yang tidak bisa disediakan oleh sayuran dalam jumlah yang tepat, termasuk protein dengan kedelapan asam amino esensialnya, yang ditemukan hanya di dalam produk hewani, dan lemak tertentu seperti Omega-3 dengan asam lemak EHA dan DPA. Sayuran juga mengandung sejumlah nutrisi penting yang tidak ditemukan atau direplikasi di dalam tipe makanan lain dan tentunya tidak di dalam suplemen atau pil apa pun.

Bila tidak memiliki masalah insulin atau Anda bertipe karbohidrat, polong-polongan yang tidak berlebihan bisa menjadi sumber makanan bergizi karena kaya akan serat dan mineral. Polong-polongan juga tinggi akan protein nabati, tetapi harus disadari bahwa proteinnya tidak lengkap, karena tidak mengandung kedelapan asam amino esensial yang dibutuhkan oleh tubuh. Protein hewani seperti ikan, daging, telur, dan produk susu merupakan satu-satunya sumber protein lengkap dan inilah alasannya vegetarian harus mengkonsumsi protein hewani seperti produk susu, ikan tanpa racun, atau telur untuk mencegah kekurangan protein.

Setiap orang – terlepas dari Tipe Metaboliknya – membutuhkan protein yang bagus. Tipe Karbohidrat butuh sedikit, Tipe Campuran lebih banyak dan Tipe Protein membutuhkan jauh lebih banyak lagi. Sumber terbaik protein adalah daging. Apakah ini berarti vegetarian tidak harus menjadi vegetarian? Tidak, tetapi jika Anda vegetarian, pastikan Anda ber-Tipe Karbohidrat dan menyertakan produk susu, telur dan ikan ke dalam makanan Anda karena hanya protein hewani yang menyediakan semua asam amino esensial dan nutrisi mikro yang dibutuhkan tubuh untuk berfungsi pada level tertinggi.

Dalam hal daging merah yang bisa dimakan dengan yakin, daging sapi gemukan-rumput merupakan santapan dengan nilai kesehatan yang luar biasa, plus seperti sebagian orang bilang, sangat lezat.

Sapi yang Sesungguhnya Adalah Sapi yang Diberi Pakan Rumput

Sampai pada pertengahan abad ke-21, sebagian besar sapi dibesarkan di padang rumput dan diberi pakan rumput asli. Namun, kini kasusnya berbeda: industri ternak dengan cepat menemukan bahwa ternak gemukan-biji-bijian, lebih cepat besar, sehingga memungkinkannya dikirim ke pasar setelah penggemukan selama 14 atau 15 bulan daripada empat atau lima tahun. Siklus pasar yang dipercepat ini berorientasi profit, dan industri ternak dunia tidak pernah memikirkannya kembali.

Namun, ada satu masalah besar. Sapi tidak bisa mencerna jagung. Seperti halnya manusia yang makan terlalu banyak biji-bijian dan gula bisa mengembangkan penyakit, hal yang sama pun terjadi pada sapi.

Sapi, seperti hewan ternak lainnya, adalah ruminansia. Ini berarti hewan tersebut memiliki rumen, atau perut berukuran 45 galon yang memfermentasi rumput, mengubahnya menjadi protein dan lemak. Ruminansi secara fisik tidak dilengkapi organ untuk mencerna biji-bijian. Mengubah pakan sapi dari rumput ke biji-bijian membuka pintu gerbang ke sejumlah penyakit serius, termasuk keberadaan *E.coli*, yang hanya bisa dilawan dengan makanan antibiotik secara konstan.

Sapi yang digemukkan dengan rumputnya yang tepat, memiliki lebih sedikit lemak daripada sapi gemukan-biji-bijian. Bahkan, daging sapi gemukan-biji-bijian bisa memiliki rasio Omega-6:3 yang lebih tinggi dari 20:1.[62] Jumlah ini juga melebihi rasio 4:1, yang merupakan titik awal munculnya masalah kesehatan karena ketidakseimbangan lemak esensial. Selain itu, sapi gemukan-biji-bijian memiliki lebih dari 50% lemak total, sebagaimana jauh kurang sehatnya lemak jenuh.

Sapi gemukan-rumput memiliki rasio Omega-6:3 dari 0,61 sampai 1. Inilah rasio ilmiah ideal yang disarankan untuk makanan kita. Rasio ini hampir sama dengan rasio ikan. Sapi gemukan-rumput biasanya memiliki lemak jenuh 10% lebih rendah daripada total lemaknya. Bila Anda seorang ibu hamil atau sedang menyusui, Omega-3-ekstra dari daging sapi gemukan-rumput akan memberikan manfaat nutrisi luar biasa untuk anak Anda.

Singkatnya, sekarang terbukti dan tidak diragukan lagi bahwa, sapi gemukan-rumput, tidak seperti sapi gemukan-biji-bijian, yakni:

- Sumber alami lemak Omega-3
- Tinggi CLA (Asam linoleat terkonjugasi)
- Tinggi beta karoten
- Mengandung 400% lebih tinggi jumlah vitamin A dan E-nya.Hampir tanpa resiko terkena *bovine spongiform* ensefalopati (penyakit sapi gila)

Selain itu, daging sapi gemukan-rumput juga penuh dengan mineral dan vitamin alami. Terakhir, daging sapi ini merupakan sumber CLA (asam linoleat terkonjugasi) yang sangat bagus, sejenis lemak yang mengurangi resiko kanker, obesitas, diabetes, dan sejumlah gangguan kekebalan.

Berhati-hatilah dengan daging sapi gemukan-biji-bijian organik. Walaupun mungkin itu organik, sapi-nya adalah sapi yang diberi pakan biji-bijian, dan itu bukanlah pakan yang cocok untuk sapi.

Ikan yang Aman untuk Dimakan

Ikan adalah salah satu daging tersehat yang bisa Anda makan karena merupakan sumber protein yang luar biasa dengan jumlah lemak Omega-3 yang tinggi.

Namun, sebagian besar ikan yang dibeli di pasar swalayan dan restoran, mungkin kebanyakan berasal dari tambak ikan. Tidak mengherankan, tambak ikan, sebuah industri jutaan dolar, telah menjadi salah satu sektor yang paling cepat berkembang di pasar produksi pangan.

Apa yang tidak diketahui banyak orang adalah bahwa ikan budi daya menghadapi banyak isu kesehatan yang sama seperti hewan yang diternak oleh pabrik. Supaya mendapat keuntungan, pertambakan ikan harus meningkatkan kuantitas ikan di area terkurung, dan bila terlalu padat bisa menyebabkan penyakit dan cedera pada ikan. Ikan-ikan ini diberi antibiotik dan zat kimia karena adanya parasit seperti kutu laut, infeksi kulit dan insang dan penyakit lainnya yang biasanya mempengaruhi mereka.

Ikan pun diberi obat dan hormon, dan kadang dimodifikasi secara genetik, untuk mempercepat pertumbuhan dan mengubah tingkat laku reproduksi. Salmon budi-daya diberi bahan kimia, kantaxantin dan astaxantin, untuk mengubah dagingnya menjadi merah muda supaya lebih laris di pasar. Salmon liar memakan pakan seperti udang dan udang kecil, yang mengandung bahan kimia alami yang membuat salmon berwarna merah muda. Salmon budi-daya tidak makan pakan alami, sehingga dagingnya akan menjadi abu-abu bila tidak diberi zat aditif itu.

Jika memang Anda makan ikan budi-daya, cobalah membatasinya sampai beberapa kali dalam sebulan dan pilihlah dari enam ikan paling aman berikut ini: Salmon liar Pasifik, Kakap, Bandeng Bergaris, Sarden, *Haddock* (sj. ikan Putih) dan *Flounder* Pasifik.

Makanlah Telur

Sebagian orang menghindari telur sama sekali. Ini merupakan tren berbahaya menurut saya. Apa yang mungkin tidak mereka ketahui adalah bahwa telur tidak menyebabkan peningkatan kolesterol. Tidak juga meningkatkan resiko penyakit jantung.

Telur dianggap salah satu makanan sempurna alami, yang mengandung semua nutrisi yang dikenal kecuali vitamin C.

Telur adalah sumber vitamin A dan D larut-lemak yang memberikan perlindungan melawan radikal bebas dan penting bagi pertumbuhan serta perkembangan anak. Jika memungkinkan, belilah telur dari ayam yang dibiarkan berkeliaran bebas dan makan pakan alami. Ada perbedaan yang sangat besar antara tingkat nutrisi telur ayam gembalaan lepas dibandingkan dengan ayam yang diternak secara komersial.

Idealnya, ketika Anda memakan telur, kuningnya harus dikonsumsi mentah karena panas bisa merusak nutrien yang mudah rusak dalam kuning telur. Dan lagi, kuning telur memiliki kolesterol yang bisa teroksidasi pada suhu tinggi, khususnya ketika bersentuhan dengan zat besi dalam putih telur, dan dimasak seperti telur orak-arik.

Menyiapkan Protein Sempurna

Makanan tinggi protein, seperti ikan, ayam, daging tanpa lemak dan telur diuraikan selama proses pencernaan menjadi asam amino. Asam amino ini kemudian diangkut ke bagian-bagian tubuh yang membutuhkannya, tempat gen memberikan cetak-biru untuk menggabungkan asam amino itu ke dalam zat-zat tertentu yang dibutuhkan oleh tubuh agar berfungsi dengan baik.

Makanan kaya protein, seperti yang telah disebutkan sebelumnya, mengandung vitamin B6 dan B12 tinggi, yang dibutuhkan untuk memproduksi dan memperbaiki sel DNA kita.

Makanan kaya protein yang berasal dari sumber hewani merupakan pilihan terbaik untuk Anda karena mengandung protein lengkap, yang berarti mengandung kedelapan asam amino esensial. Protein yang berasal dari sayuran dan sumber lainnya mungkin bukanlah sumber lengkap, dan mungkin penuh dengan hal-hal yang tidak Anda inginkan, seperti karbohidrat.

Sumber-sumber protein ini mungkin bukan pilihan terbaik bila Anda sedang berusaha mempertahankan atau menurunkan berat badan.

Lemak Omega-3, yang kurang kuantitasnya di dalam makanan kebanyakan orang, bisa ditemukan di dalam telur, kalkun, daging tanpa lemak dan babi, serta ayam. Hewan yang diberi pakan rumput atau hewan lepas memiliki kandungan lemak Omega-3 lebih tinggi namun rendah-lemak jenuh, sesuatu yang perlu diingat ketika memilih protein ini.

Secara umum, metode memasak yang lebih cepat dan lebih ringan, seperti menumis, lebih dianjurkan karena metode singkat ini menghasilkan lebih sedikit produk Glikasi Akhir Lanjutan (AGE, Advanced Glycation End), yang bisa merusak tubuh bila dikonsumsi secara berlebihan. Demikian pula, memasak di dalam cairan, seperti merebus ikan dalam air, membatasi produksi AGE. Jadi, mengukus, merebus, dan menggoreng di wajan serta menumis lebih unggul daripada membakar dan memanggang. Namun, memanggang makanan kaldu atau makanan yang dilapisi dengan minyak zaitun sebelum dipanggang akan mengurangi pembentukan AGE.

Cerita Pribadi: Belajar Proaktif dengan Skoliosis

"Saya berumur sebelas tahun ketika saya tahu bahwa saya mempunyai skoliosis melalui pemeriksaan sekolah rutin. Lengkungan saya 10-20 derajat dan tidak dianggap cukup signifikan untuk perungkupan atau operasi. Para dokter terus memonitor saya setiap enam bulan, tanpa ada kerusakan yang terlihat. Saya beruntung tidak pernah dipaksa memakai rungkup. Setelah melewati pubertas, saya akhirnya bebas dan diberitahu bahwa tulang belakang saya telah stabil. Pada titik ini, saya tidak menderita rasa nyeri atau ketidaknyamanan apa pun.

"Beberapa tahun kemudian, saat mulai bekerja, saya mulai menderita sakit tulang belakang setelah duduk atau berdiri dalam waktu lama. Saya mencari pengobatan di rumah sakit lokal dan diberi resep glukosamin. Dokter menghubungkan rasa nyeri tersebut dengan tekanan pada tulang belakang karena lengkungan, dan saya disarankan tidak melakukan olahraga seperti joging, dan basket. Karena merupakan olahraga utama saya, tiba-tiba saya merasa tidak bisa berolahraga lagi. Saya pun berhenti beraktivitas karena takut akan rasa nyeri.

Pada saat ini, lengkungan saya telah meningkat menjadi 39 derajat. Dokter melakukan foto ronsen tahunan untuk memonitor pemburukannya. Saya diberitahu bahwa bila lengkungan melewati 45 derajat, operasi merupakan satu-satunya pilihan yang ada. Terganggu oleh sakit punggung, saya takut mencoba olahraga apa pun, meskipun olahraga itu dianjurkan. Dua tahun kemudian saya mencoba berbagai terapi untuk meredakan rasa sakit. Semua terapi itu memang membantu mengurangi rasa sakit, tetapi tidak mengurangi lengkungan saya. Saya perhatikan, benar-benar tidak ada bantuan dari glukosamin. Sejujurnya saya merasa tidak bisa dipungkiri bahwa saya akhirnya membutuhkan operasi. Saya merasa tidak berdaya, dan hanya memiliki harapan kecil untuk mendapatkan solusinya.

"Saya bersyukur bertemu dengan dr. Kevin Lau sebelum tulang belakang saya lebih memburuk daripada sebelumnya. Ia mengembalikan harapan saya dengan program latihan dan informasi diet-nya. Setelah menyelesaikan program latihannya, otot inti saya pun memiliki kekuatan yang luar biasa yang menguatkan tulang belakang saya. Lengkungan kanan menurun dari 39 derajat menjadi 30 derajat dan lengkungan kiri berubah dari 28 derajat menjadi 27 derajat. Sakit pungung dan punggung kaku secara signifikan berkurang sehingga tingkat aktivitas saya membaik. Saya tidak lagi hidup dengan ketakutan untuk bergerak, sesuatu yang dulu biasanya menyebabkan rasa nyeri yang mengerikan. Saya merasa bahwa akhirnya saya bisa menjadi lebih proaktif terhadap skoliosis daripada hanya duduk-duduk dan memantau perubahan serta menunggu operasi.

"Dokter Lau mengembalikan harapan dalam hidup saya, dan saya tidak lagi melihat perlunya pembedahan di masa depan."

- Isabel C.(34 tahun)

Fakta Tentang Lemak

Makan merupakan kebutuhan, namun makan dengan cerdas adalah seni.

— **La Rochefoucauld**

Untuk memulainya, mari kita hancurkan beberapa mitos mengenai lemak:

Mitos #1: Penyakit jantung disebabkan oleh konsumsi kolesterol dan lemak jenuh dari sumber hewani, sementara makanan rendah-lemak, rendah-kolesterol lebih sehat untuk manusia.

Fakta: Selama periode cepat peningkatan penyakit jantung (1920-1960), konsumsi orang Amerika terhadap lemak hewani menurun, tetapi konsumsi lemak sayuran terhidrogenasi dan industri olahan meningkat drastis (USDA-HNIS). Studi Jantung Framington sering dikutip sebagai bukti dari mitos ini, yakni penduduk Flamington, Massachusetts, yang makan lebih banyak lemak jenuh, kolesterol dan kalori mereka memiliki kadar serum kolesterol paling rendah.

Mitos #2: Lemak Jenuh Menyumbat Arteri

Fakta: Banyak studi menunjukkan bahwa asam lemak yang ditemukan dalam penyumbatan arteri, sebagian besar berupa lemak tak-jenuh (74%), yang terdiri atas 41% lemak tak-jenuh ganda (Lancet 1994 344:1195), dan bukan lemak jenuh hewani atau tumbuhan seperti kelapa.

Mitos #3: Lemak hewani menyebabkan kanker dan penyakit jantung

Fakta: Statistik mengatakan sebaliknya. Ketakutan terhadap mentega dan lemak hewani telah menyebabkan turunnya konsumsi pada abad lalu, namun insiden penyakit jantung dan kanker tetap meroket.

Lemak hewani mengandung banyak nutrisi yang memberikan perlindungan melawan kanker dan penyakit jantung; level peningkatan kanker dan penyakit jantung dikaitkan dengan konsumsi minyak sayur dalam jumlah besar (*Federation Proceedings* July 1978 37:2215).

Mitos #4: Anak-anak mendapatkan manfaat dari makanan rendah-lemak

Fakta: Anak-anak dengan makanan rendah-lemak menderita masalah pertumbuhan, gagal tumbuh dan ketidakmampuan belajar (*Food Chemistry News* 10/3/94).

Mitos #5: Makanan rendah-lemak membuat Anda "merasa lebih baik…dan meningkatkan kebahagiaan hidup Anda."

Fakta: Makanan rendah-lemak dikaitkan dengan meningkatnya angka depresi, masalah psikologi, lesu, kekerasan dan bunuh diri (*Lancet* 3/21/92 Vol 339).

Mitos #6: Untuk menghindari penyakit jantung, kita harus menggunakan margarin, ketimbang mentega.

Fakta: Pemakan margarin memiliki angka penyakit jantung dua kali lebih banyak daripada pemakan mentega (*Nutrition Week* 3/22/91 21:12).

Mitos #7: Orang Asia tidak mengkonsumsi cukup Asam Lemak Esensial (EFA).

Fakta: Orang Asia jauh lebih banyak mengkonsumsi satu jenis EFA (EFA Omega-6 ditemukan dalam sebagian besar minyak nabati tak-jenuh ganda), tetapi tidak cukup jenis EFA lainnya (EFA Omega-3 yang ditemukan dalam ikan, minyak ikan, telur ayam gemukan-pastura (padang rumput buatan), sayuran hijau dan rempah-rempah, serta minyak dari biji-bijian tertentu, seperti rami dan *chia*, kacang-kacangan (seperti *walnut* dan sejumlah kecil gandum utuh) (*American Journal of Clinical Nutrition* 1991 54:438-63).

Mitos #8: Makanan dari "Manusia Gua" atau "Pemburu dan Pengumpul" rendah-lemak.

Fakta: Di seluruh dunia, masyarakat primitif mencari dan mengkonsumsi lemak dari ikan dan kerang, unggas air, mamalia laut, burung daratan, serangga, babi, sapi, domba, kambing, hewan buruan, telur, kacang dan produk-produk susu (Abrams, *Food & Evolution* 1987).

Fakta dari masalah ini adalah bahwa beberapa lemak sebenarnya bisa membantu Anda tetap langsing, memperbaiki metabolisme, dan sistem kekebalan tubuh terlepas dari apa pun Tipe Metabolik Anda.

Menghindari Lemak Jahat

Namun, terlepas dari Tipe Metabolik Anda, lemak model baru berikut ini bisa menyebabkan kanker, penyakit jantung, disfungsi sistem kekebalan, sterilitas, ketidakmampuan belajar, masalah pertumbuhan dan osteoporosis:

- Semua minyak yang terhidrogenasi dan setengah terhidrogenasi

- Minyak cair industri olahan seperti kedelai, jagung, kembang Pulu (*Carthamus tinctorius L.*), biji kapas dan canola (singkatan dari *Canadian oil, low acid*)
- Lemak dan minyak (terutama minyak nabati) yang dipanaskan sampai suhu yang sangat tinggi dalam pengolahan dan penggorengan.

Asam Lemak Tak-jenuh (Trans)

Zat tak sehat, yang juga dikenal sebagai lemak trans, dibuat melalui proses kimia hidrogenasi minyak. Hidrogenasi membekukan minyak cair dan memperpanjang masa kadaluwarsa serta meningkatkan stabilitas rasa minyak dan makanan yang mengandung lemak trans. Lemak ini ditemukan dalam mentega sayur dan di dalam beberapa margarin, kerupuk, kue, makanan camilan dan sebagainya. Lemak trans juga banyak ditemukan di dalam "kentang goreng". Agar minyak nabati cocok untuk penggorengan-selam (*deep-fried*), minyak ini dihidrogenasi, sehingga diperoleh lemak trans. Penelitian menunjukkan bahwa lemak trans berkorelasi dengan penyakit peredaran darah seperti aterosklerosis dan penyakit jantung koroner, dan harus dihindari.

Minyak Nabati

Mitos: "Gunakan minyak nabati lebih banyak"

Fakta: Lemak tak-jenuh-ganda dalam jumlah yang jauh sedikit berkontribusi terhadap kanker, penyakit jantung, penyakit autoimun, ketidakmampuan belajar, masalah usus dan penuaan dini. Lemak tak-jenuh ganda dalam jumlah besar tergolong baru untuk makanan manusia, karena penggunaan modern minyak nabati cair komersial. Bahkan minyak zaitun, sejenis lemak tak-jenuh tunggal yang dianggap sehat, bisa menyebabkan ketidakseimbangan pada tingkat sel bila dikonsumsi dalam jumlah besar.

Fakta tentang Lemak Jenuh

Lemak jenuh, seperti mentega, lemak daging, minyak kelapa dan minyak kelapa sawit, cenderung padat pada suhu kamar. Dalam pandangan lama, lemak tradisional ini yang harus disalahkan atas timbulnya sebagian besar penyakit modern – penyakit jantung, kanker, obesitas, diabetes, kerusakan membran sel dan bahkan gangguan sistem saraf seperti sklerosis ganda.

Namun, banyak studi ilmiah yang mengindikasikan bahwa minyak nabati cair olahan – yang sarat dengan radikal bebas yang terbentuk selama pemrosesan – dan minyak nabati yang dikeraskan secara artifisial – yang disebut lemak trans – merupakan penyebab utama kondisi modern ini, bukan lemak jenuh alami.

Manusia membutuhkan lemak jenuh karena berdarah panas. Tubuh kita tidak berfungsi pada suhu kamar, tetapi pada suhu tropis. Lemak jenuh menyediakan kekenyalan dan struktur yang tepat untuk membran sel dan jaringan kita. Apabila mengkonsumsi banyak minyak tak-jenuh cair, membran sel kita tidak memiliki integritas skruktural untuk berfungsi secara layak, sel-sel tersebut menjadi terlalu "lunglai", dan ketika kita mengkonsumsi banyak lemak trans, yang tidak selunak lemak jenuh pada suhu tubuh, membran sel kita menjadi terlalu 'kaku'.

Bertolak belakang dengan pandangan yang telah diterima, yang tidak berbasis ilmiah, lemak jenuh tidak menyumbat arteri atau menyebabkan penyakit jantung. Bahkan, makanan yang lebih disukai untuk jantung adalah lemak jenuh, dan lemak jenuh merendahkan zat yang disebut Lp(a), yang merupakan penanda akurat bagi kerentanan terhadap penyakit jantung.

Lemak telah dibuat menjadi jahat di Amerika Serikat, kata Eric Dewailly, seorang profesor pengobatan pencegahan di Universitas Laval di Quebec. Makanan asli orang Inuit yang mengandung lebih dari 50 persen kalori berasal dari lemak. Akan tetapi, mereka tidak mati karena serangan jantung dengan angka yang hampir sama dengan orang Kanada atau Amerika, kata Dewailly.

Yang lebih penting lagi, lemak yang berasal dari hewan liar asli, bukan dari hewan gemukan peternakan. Ternak, yang dikurung dan diberi pakan biji-bijian hasil pertanian (karbohidrat) biasanya memiliki banyak lemak tak sehat yang umumnya tidak dijumpai pada hewan liar. Banyak makanan olahan kita juga penuh dengan lemak trans, seperti minyak nabati yang direkayasa ulang dan sejenis lemak yang tersimpan dalam makanan panggang dan camilan.

Lemak jenuh memainkan peranan penting dalam zat kimia tubuh. Lemak ini memperkuat sistem kekebalan dan terlibat dalam komunikasi antar sel, yang berarti memberikan perlindungan terhadap kanker. Lemak ini juga membantu reseptor pada membran sel kita untuk bekerja dengan tepat, termasuk reseptor untuk insulin, sehingga melindungi kita melawan diabetes. Paru-paru tidak bisa berfungsi tanpa lemak jenuh, itulah alasannya mengapa angka penderita asma pada anak-anak yang diberi mentega dan susu penuh lemak lebih rendah daripada mereka yang diberi susu rendah-lemak dan margarin. Lemak jenuh juga terlibat dalam fungsi ginjal dan produksi hormon.

Lemak jenuh dibutuhkan supaya sistem saraf berfungsi dengan baik, dan lebih dari setengah dari lemak di otak merupakan lemak jenuh. Lemak jenuh juga membantu menekan peradangan. Akhirnya, lemak jenuh hewan mengandung vitamin penting yang larut dalam lemak seperti vitamin A, D dan K2, yang dibutuhkan dalam jumlah besar untuk menjadi sehat.

Manusia telah mengkonsumsi lemak jenuh dari produk hewan, produk susu dan minyak tropis selama ribuan tahun; justru kedatangan minyak nabati olahan modern yang dikaitkan dengan wabah penyakit degeneratif modern, bukan konsumsi lemak jenuh.

Penyembuhan Dengan Kelapa

Kelapa mengandung banyak lemak jenuh yang, berlawanan dengan kepercayaan umum, merupakan lemak esensial untuk nutrisi optimal. Ada tiga tipe lemak jenuh yang berbeda, dan lemak kelapa merupakan tipe paling sehat, dengan asam lemak rantai menengah yang sebenarnya bisa membantu menurunkan berat badan serta meningkatkan kesehatan!

Karena minyak kelapa mengandung proporsi tinggi lemak jenuh, beberapa dokter mungkin menyimpulkan bahwa kelapa buruk untuk jantung. Namun, penelitian tentang minyak kelapa menemukan bahwa kelapa benar-benar bagus untuk jantung.

Sebuah studi pada edisi tahun 2004 dari *Clinical Biochemistry* menemukan bahwa minyak kelapa, terutama minyak kelapa murni, menurunkan kolesterol, khususnya kolesterol LDL (jahat), sembari meningkatkan HDL (kolesterol baik).

Demikian juga, studi epidemiologi yang ditampilkan dalam The American Journal of Clinical Nutrition menguji dua populasi asli yang energi makanannya adalah 63% dan 34% berasal kelapa dan tidak ditemukan resiko peningkatan penyakit vaskular.

Asam lemak rantai menengah (MCFA, *Medium-Chain Fatty Acids*) yang sangat berlimpah di dalam kelapa dicerna lebih mudah dan dimanfaatkan secara berbeda oleh tubuh daripada lemak lainnya. Lemak lain disimpan di dalam sel-sel tubuh, sedangkan MCFA dalam minyak kelapa dikirimkan secara langsung ke hati di mana asam lemak tesebut dengan segera diubah menjadi energi. Jadi ketika makan kelapa atau minyak kelapa, tubuh Anda menggunakannya dengan segera untuk membuat energi ketimbang menyimpannya sebagai lemak tubuh. Karena penyerapan cepat ini meringankan pankreas, hati dan sistem pencernaan, minyak dalam kelapa "memanaskan" sistem metabolik Anda yang akan membakar kalori lebih banyak dalam sehari – yang memberikan kontribusi terhadap penurunan berat badan dan pertambahan energi.

Vitamin-Vitamin Larut Lemak Untuk Pertumbuhan

Inti penelitian dr. Price behubungan dengan apa yang disebut "aktivator larut lemak", sejenis vitamin yang ditemukan di dalam lemak dan daging jeroan dari hewan yang diberi pakan rumput dan makanan laut tertentu, seperti telur ikan, kerang, ikan berminyak dan minyak hati ikan. Ketiga aktivator larut lemak tersebut adalah vitamin A, vitamin D dan vitamin K2, suatu bentuk hewani dari vitamin K. Dalam makanan tradisional, kadar nutrien kunci ini kira-kira sepuluh kali lebih tinggi daripada kadar dalam makanan yang berbasis perdagangan modern, mengandung gula, tepung putih dan minyak nabati. Dokter Price mengacu pada ketiga vitamin ini sebagai aktivator karena berfungsi sebagai katalis dalam penyerapan mineral. Tanpa vitamin aktivator ini, mineral tidak bisa digunakan oleh tubuh, tidak peduli seberapa banyak mineral itu ada di dalam makanan.

Penelitian modern sepenuhnya memvalidasi temuan dr. Price. Sekarang kita tahu bahwa vitamin A sangat penting untuk metabolisme mineral dan protein, pencegahan cacat lahir, perkembangan optimal bayi dan anak-anak, perlindungan melawan infeksi, produksi hormon stres dan seks, fungsi tiroid, dan kesehatan mata, kulit serta tulang. Vitamin A meredakan stres, infeksi, demam, latihan berat, terpajan bahan-bahan kimia pestisida dan industri, dan konsumsi protein berlebih.

Penelitian modern juga mengungkapkan banyak peran vitamin D, yakni dibutuhkan untuk metabolisme mineral, tulang sehat dan sistem saraf, kekenyalan otot, kesehatan reproduksi, produksi insulin, perlindungan melawan depresi, dan perlindungan melawan penyakit kronis seperti kanker dan penyakit jantung.

Vitamin K berperan penting dalam pertumbuhan dan perkembangan rangka, reproduksi normal, perkembangan tulang dan gigi sehat, perlindungan melawan kalsifikasi dan peradangan arteri, sintesis myelin dan kemampuan belajar.

Vitamin A, D dan K bekerja secara sinergis. Vitamin A dan D memberitahu enzim sel untuk membuat protein tertentu; setelah terbentuk, protein pun diaktifkan oleh vitamin K. Sinergi ini menjelaskan laporan mengenai toksisitas akibat konsumsi vitamin A, D atau K secara terpisah dan mengapa mengkonsumsi sumber makanan secara keseluruhan lebih baik daripada mengkonsumsi suplemen secara terpisah. Ketiga nutrien ini harus ada bersama-sama di dalam makanan atau tubuh akan semakin kekurangan aktivator yang hilang itu.

Peranan yang sangat penting dari vitamin-vitamin larut lemak ini dan kadarnya yang tinggi yang ditemukan di dalam makanan orang tradisional yang sehat mengkonfirmasi pentingnya ternak yang diberi pakan rumput. Bila ternak domestik tidak mengkonsumsi rumput hijau, sangat banyak vitamin A dan K akan hilang dari lemak, daging jeroan, lemak susu dan kuning telurnya; bila ternak tidak digemukkan di bawah sinar matahari, banyak vitamin D akan hilang dari makanan hewani itu.

Dikonsumsi dalam jumlah banyak selama masa kehamilan, masa menyusui anak dan periode pertumbuhan, nutrisi ini menjamin pertumbuhan fisik dan mental optimal anak-anak; dikonsumsi oleh orang dewasa, nutrisi ini melindungi terhadap penyakit akut dan kronis.

Vitamin A, D, dan K2 untuk Tulang Belakang Lurus

PERKEMBANGAN TULANG

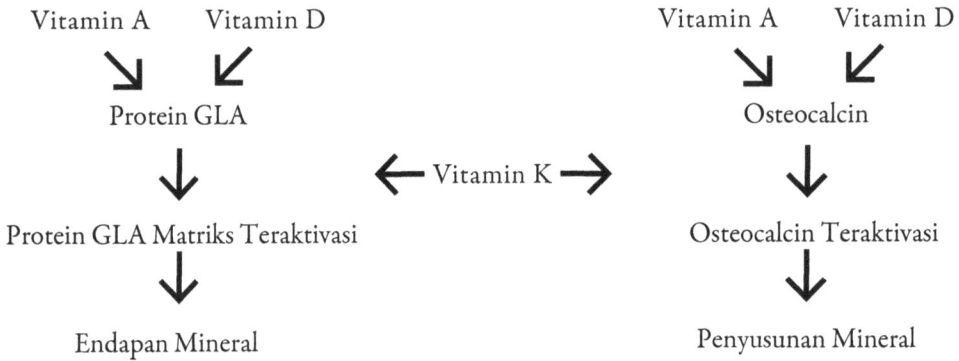

Vitamin A   Vitamin D   Vitamin A   Vitamin D

↘ ↙   ↘ ↙

Protein GLA   Osteocalcin

↓   ← Vitamin K →   ↓

Protein GLA Matriks Teraktivasi   Osteocalcin Teraktivasi

↓   ↓

Endapan Mineral   Penyusunan Mineral

PERTUMBUHAN TULANG

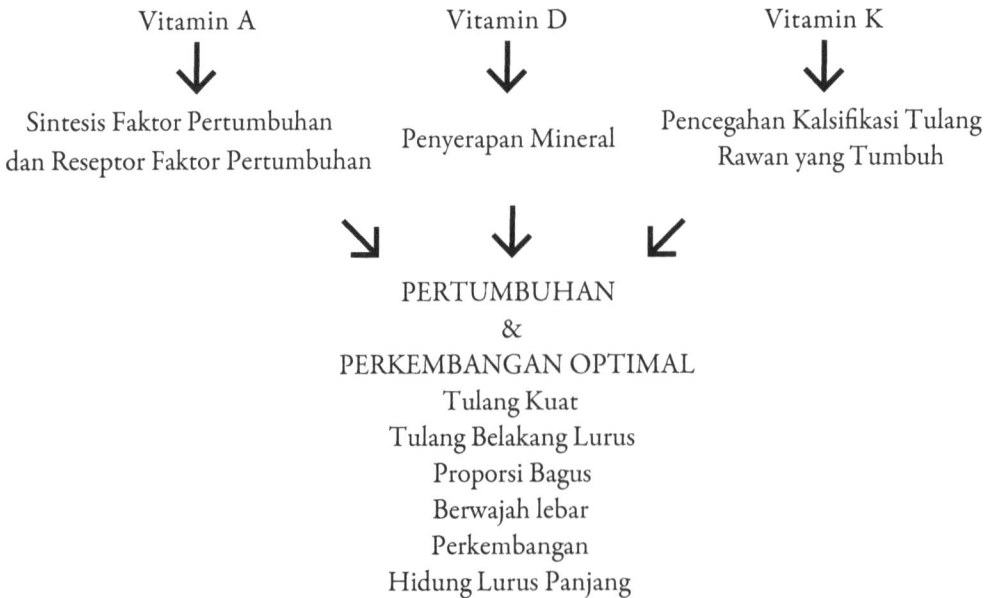

Vitamin A   Vitamin D   Vitamin K

↓   ↓   ↓

Sintesis Faktor Pertumbuhan dan Reseptor Faktor Pertumbuhan   Penyerapan Mineral   Pencegahan Kalsifikasi Tulang Rawan yang Tumbuh

↘   ↓   ↙

PERTUMBUHAN & PERKEMBANGAN OPTIMAL

Tulang Kuat
Tulang Belakang Lurus
Proporsi Bagus
Berwajah lebar
Perkembangan
Hidung Lurus Panjang

Sumber dari Vitamin Larut Lemak

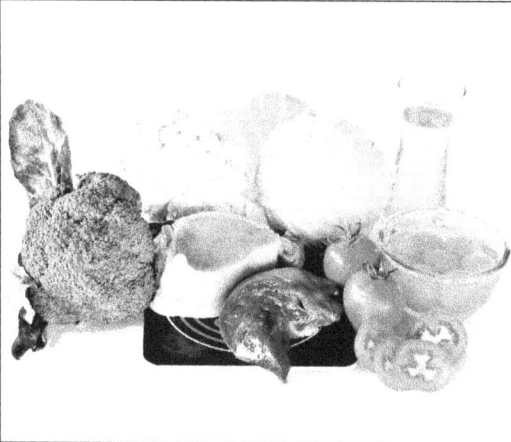

Vitamin A

Vitamin A ditemukan pada sumber hewani seperti daging sapi/hati lembu, ikan berlemak (makarel), minyak hati ikan Kod, kuning telur dan produk-produk susu. Beta-karoten, pelopor vitamin A, ditemukan di dalam sayuran berdaun hijau, dan buah-buahan dan sayuran berwarna cerah.

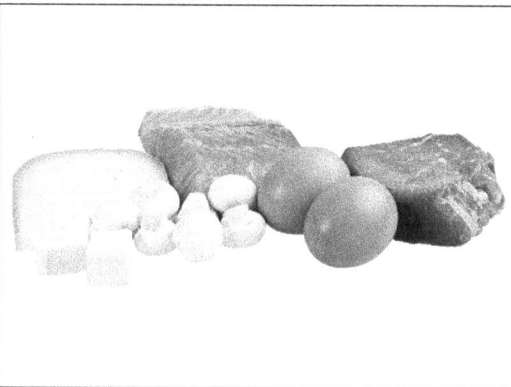

Vitamin D

Vitamin D dibuat oleh tubuh ketika terkena sinar matahari. Makanan-makanan seperti keju, mentega, susu, minyak hati ikan Kod, dan ikan berlemak (Makarel, Sarden dan ikan Haring).

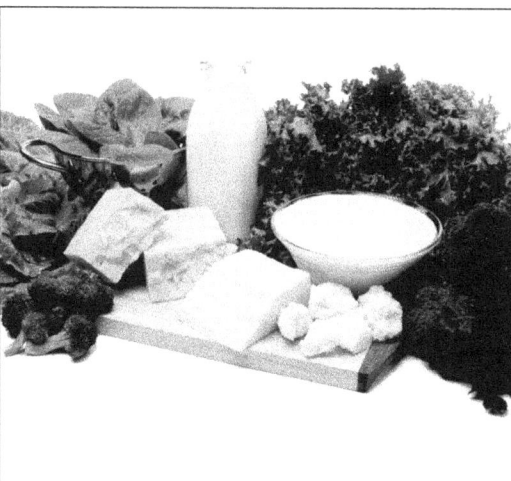

Vitamin K

Vitamin K diproduksi oleh bakteri bermanfaat di dalam usus Anda, oleh sebab itu makanan dan minuman fermentasi seperti natto dan kefir merupakan sumber yang bagus. Makanan sumber vitamin K meliputi kubis, bunga kol, bayam, brokoli, sayuran berdaun hijau dan keju.

BAB II

Nutrien Untuk Kesehatan Tulang dan Sendi

"
Dokter di masa depan tidak lagi bisa mengobati tubuh manusia dengan obat, melainkan menyembuhkan dan mencegahnya dari penyakit dengan nutrisi.

— **Thomas Edison**

Setiap hari, nampaknya kita semakin diserang oleh berbagai pernyataan konyol tentang berbagai diet baru, suplemen, pil atau program yang menjanjikan matahari, bintang dan keabadian tetapi sering tidak memberikan hasil apa-apa selain debu belaka.

Bisa dimengerti bila Anda ragu, tetapi tentu saja Anda berhak mengetahui bagaimana rencana dan semua informasi yang termasuk di dalam buku ini akan benar-benar memperbaiki kesehatan dan kehidupan Anda. Sebelum memulainya, penting untuk diketahui bahwa Anda tidak perlu mengkonsumsi suplemen sekeranjang belanja karena resep sehat dan makanan yang direkomendasikan dalam buku-buku kesehatan biasanya akan menyediakan nutrisi yang paling dibutuhkan, asalkan tetap memilih makanan berdasarkan Tipe Metabolik Anda.

Pengecualiannya mungkin hanyalah:

- Beberapa suplemen yang dibutuhkan oleh hampir setiap orang, seperti minyak ikan dengan Omega-3, dan
- Suplementasi spesifik untuk mereka dengan tantangan kesehatan khusus.

Fakta Tentang Suplemen

Mungkin Anda terkejut mengetahui bahwa Cina sebenarnya salah satu pengekspor terbesar obat-obatan dan vitamin. Kira-kira 90% dari semua vitamin C yang dijual di Amerika Serikat berasal dari Cina. Mereka memproduksi 50% aspirin dan 35% Tylenol dunia. Hal yang sama berlaku untuk ekspor vitamin A, B-12 dan E.

Menyusul terjadinya skandal makanan hewan piaraan dan susu beracun, dan kasus yang dilaporkan tentang makanan dan pasta gigi beracun, semua mata kini berbalik menuju vitamin dan pasar suplemen Cina, mempertanyakan keamanannya.

Jadi, meskipun semua suplemen terkadang bisa membantu, pilihan terbaik adalah mencoba mendapatkan sebagian besar vitamin dan mineral dari makanan yang dimakan. Makanan olahan sangat kekurangan nutrisi, namun makan beberapa makanan organik mentah, yang dibudidayakan secara lokal (atau sedekat mungkin) dan makanan fermentasi yang dibahas di bagian sebelumnya dari buku ini, bisa memenuhi sebagian besar kebutuhan nutrisi Anda.

Penelitian baru menyatakan bahwa jeruk memberikan perlindungan antioksidan yang lebih baik daripada tablet vitamin C. Buah-buahan yang kaya akan vitamin C merupakan antioksidan yang kuat yang bisa melindungi sel-sel DNA terhadap kerusakan.

Tim penelitian memberikan kepada subyek percobaan segelas jus jeruk segar dan grup lainnya dengan air yang diperkaya vitamin C atau air gula (yang tidak mengandung vitamin C) dalam jumlah yang setara. Tingkat vitamin C plasma darah bertambah secara dramatis untuk kedua kelompok yang minum jus dan air yang diperkaya dengan vitamin C, tetapi kemudian ketika sampel darah mereka terkena hydrogen peroksida, sebuah zat yang diketahui sebagai penyebab kerusakan DNA, hanya sedikit kerusakan signifikan pada sampel yang diambil dari mereka yang minum jus jeruk alami!

Di dalam buah, vitamin C hadir dalam suatu matriks yang berpasangan dengan zat-zat bermanfaat lainnya, yang semuanya bisa berinteraksi satu sama lain untuk menghasilkan efek yang bermanfaat. Alam sangat jauh lebih kompleks dan cerdas daripada apa pun yang dikemas dalam produk yang dibuat oleh pikiran manusia dan laboratorium.

Salah satu kesalahpahaman umum tentang nutrisi adalah anggapan bahwa Anda hanya perlu menelan satu tablet multivitamin setiap hari, dan kemudian selesai untuk hari ini. Orang berpikir, "Oke, saya telah memenuhi semua vitamin dan mineral untuk hari ini karena sudah minum satu pil, itu saja." Ini tidak berjalan jauh, karena meskipun pil multivitamin mungkin sedikit membantu, pil itu tidak menyediakan nutrisi cukup untuk kesehatan puncak atau pencegahan penyakit dan, dalam proses itu, hilangnya banyak nutrien belum terungkap. **Oleh karena itu, untuk suplementasi optimal, hindari suplemen sintetis yang diisolasi sama sekali dan, jika harus, konsumsi makanan utuh atau suplemen yang berasal dari makanan alami tersebut.**

Opini Saya Tentang Suplemen

Beberapa orang berpikir bahwa untuk menjadi sehat perlu mengeluarkan banyak uang untuk herbal dan suplemen, tetapi bukan itu persoalannya. Walaupun suplemen adalah salah satu strategi yang dikemukakan di sini, suplemen tidak menghabiskan banyak uang seperti yang mungkin Anda pikirkan bila Anda cerdas memilih sumber suplemen nutrisi Anda. Pada umumnya, banyak dari kebiasaan kesehatan ini sangat efektif dan yang paling penting adalah gratis. Lima kebiasaan transformasi kesehatan adalah lima strategi yang menurut saya paling efektif dalam kuadran ini. Lima kebiasaan dimaksud adalah:

1. Sinar matahari
2. Air
3. Pengurangan Stres
4. Latihan fisik
5. Makanan alami utuh

Suplemen yang dianjurkan untuk Skoliosis

1. Multivitamin Makanan Utuh

Bila menyangkut multivitamin sintetik, ada segudang penelitian yang memerinci bagaimana tubuh Anda hanya bisa menyerap sejumlah kecil nutrisi (dan bahkan secara potensial menggunakannya lebih sedikit). Juga jelas dari penelitian ini bahwa tubuh hanya menyerap lebih banyak nutrien bila multivitaminnya berupa makanan utuh alami non-sintetik.

Jadi, dalam merekomendasikan multivitamin bermutu tinggi, ingatlah bahwa suplemen nutrisi tersebut melengkapi makanan Anda. Suplemen tidak mengambil alih diet sehat yang berasal dari makanan organik bukan-olahan.

Jadwal kerja yang padat mungkin mencegah Anda memasak makanan utuh dan sehat, dan menyebabkan Anda makan lebih banyak "makanan cepat saji", namun ini bisa merugikan kesehatan Anda sekeluarga dalam jangka panjang. Sejumlah studi yang diawasi secara hati-hati mengindikasikan bahwa pada saat makanan "cepat saji" tersebut sampai ke meja kandungan nutrisi yang penting telah hilang. Beberapa studi memperkirakan ini mencapai 50%!

Kehilangan tersebut sebagian bisa dikaitkan dengan metode pertanian konvensional yang sangat bergantung pada penggunaan pupuk kimia dan pestisida. Dalam kasus lain, memasak juga bisa mencuri nilai gizi dari makanan. Jadi, dengan menyadari bahwa Anda tidak selalu bisa mendapatkan makanan utuh bukan-olahan yang dibutuhkan – dan mengetahui betapa mudahnya nutrien yang berharga bisa dihancurkan – kini Anda tahu mengapa menambahkan **multivitamin berbasis-makanan utuh** yang bagus untuk melengkapi makanan Anda juga merupakan keputusan bagus.

2. Kaldu Tulang

Pernahkan Anda mendengar peribahasa Amerika Selatan, "Kaldu yang bagus bisa membangkitkan orang mati."?

Tidak ada yang bisa mengalahkan kebaikan kaldu buatan sendiri – kaya, harum dan berkilauan dengan tetesan lemak keemasan! Kaldu tulang buatan sendiri menawarkan kedalaman rasa yang tidak akan pernah tertandingi oleh varian yang dibeli di toko. Anda bisa menggunakannya sebagai bahan dasar sup, saos, kuah, serta menyediakan media masakan untuk bijian dan sayuran.

Ketika tulang dimasak di dalam air – terutama bila airnya telah dibuat sedikit asam dengan cuka sari apel – mineral dan nutrisi lainnya terlepas dari tulang ke dalam air, menjadikannya kaya akan kalsium, magnesium, fosfor, dan mineral lainnya. Selain itu, kaldu tulang bahkan mengandung glukosamin dan chondroitin yang membantu melawan artritis dan nyeri sendi. Yang terbaik dari semuanya, kaldu tulang buatan sendiri kaya akan gelatin, sumber protein suplementer yang tidak mahal.

Terbuat dari Apakah Kaldu?

Kedua komponen penting dari kaldu tulang buatan sendiri adalah prolin dan glisin, yang memainkan peran sangat signifikan dalam pembentukan tulang. Tulang terbuat dari selat kolagen yang dibangun dari molekul protein raksasa yang masing-masingnya mengandung 1.000 asam amino. Glisin menyumbangkan sepertiga dari amino total. Amino lainnya yang menonjol pada tulang adalah prolin dan hidroksiprolin. [63]

Berikut ini adalah pembahasan singkat prolin dan glisin:

Prolin

Penelitian baru-baru ini menunjukkan bahwa tingkat plasma turun dari 20 sampai 30% ketika orang dengan kesehatan rata-rata mulai diperlakukan dengan diet kurang-prolin.[64] Ini secara tidak langsung menyatakan bahwa prolin harus diklasifikasikan sebagai asam amino 'penting'. Tubuh tidak bisa menghasilkan prolin dalam jumlah yang memadai tanpa bantuan makanan.

Glisin

Tubuh manusia membutuhkan banyak glisin untuk detoksifikasi setelah terpajan bahan kimia. Glisin juga membantu pencernaan dengan meningkatkan sekresi asam lambung.

Apa Sumber Terbaik dari Prolin dan Glisin?

Penelitian mengindikasikan bahwa gelatin merupakan sumber terbaik dari prolin dan hidroksiprolin, yang diketahui oleh manusia. Setiap 100 gram gelatin terdiri atas hampir 15,5 gram prolin dan 13,3 gram hidroksiprolin. Selain itu, setiap 100 gram protein murni juga mengandung 27,2 gram glisin. Lisin dan hidroksilisin yang dibutuhkan untuk sintesis kolagen juga ada, meskipun dalam jumlah yang lebih kecil dari 4,4 dan 0,8 gram setiap 100 gram protein murni.

Akankah Anda percaya? Sebuah studi dari Itali menunjukkan bahwa suntikan gelatin bisa meningkatkan kalsium dalam sirkulasi darah, sehingga merangsang penyusunan tulang.[65] Studi baru-baru ini terus mendukung efek ini. Dalam sebuah studi Jepang, misalnya, kelompok kontrol tikus diberi pakan selama sepuluh minggu dengan pakan rendah protein yang mengandung 10% kasein, sementara kelompok eksperimen diberi pakan berupa kombinasi kasein 6% dan gelatin 4%. Hasilnya?

Kandungan mineral dan kepadatan mineral tulang paha keduanya secara signifikan lebih tinggi pada kelompok eksperimen daripada pada kelompok kontrol."[66] Dan efek ini lebih jelas daripada yang dialami dengan prolin, kecuali ketika keduanya digunakan dalam kombinasi, seperti yang ditunjukkan oleh studi Jerman 1999.[67]

Demikian juga pada tahun 2000, ketika mengkaji pustaka tentang hidrolisat kolagen pada pengobatan osteoporosis dan osteoarthritis, dr. Roland W. Moskowitz dari Universitas *Case Reserve* menemukan bahwa 10 gram dari hidrolisat kolagen tingkat kefarmasian per hari cukup untuk mengurangi rasa nyeri pada pasien dengan osteoarthritis pada lutut atau pinggul dan – ini yang paling penting – gelatin melakukan manfaat pengobatan signifikan menggantikan plasebo.[68]

Yakin? Mari kita lanjutkan.

Satu-satunya hal yang terpikirkan di benak kita adalah bahwa apa pun bentuk gelatin yang akhirnya digunakan, JANGAN PERNAH dimasak dengan oven *microwave*. Menurut catatan yang diterbitkan di *The Lancet*, menghangatkan gelatin di dalam oven *microwave* mengubah l-prolin menjadi d-prolin,[69] yang bisa membahayakan. Dengan kata lain, gelatin dalam kaldu buatan sendiri bisa memberikan manfaat yang menakjubkan, tetapi bila dipanaskan dalam oven *microwave*, gelatin akan menjadi racun bagi hati, ginjal dan sistem saraf.

Peranan Gelatin dalam Mendukung Kesehatan Usus dan Tulang

Banyak penulis kesehatan populer, termasuk Adelle Davis dan Linda Clark, telah mengidentifikasi masalah-masalah serius yang terkait dengan tulang yang disebabkan oleh kekurangan asam klorida yang meluas, terutama setelah berumur empat puluh tahun. Seperti yang dikatakan oleh Davis, "Asam klorida yang terlalu sedikit menghalangi pencernaan protein dan penyerapan vitamin C, memungkinkan pengrusakan vitamin B dan mencegah mineral masuk ke dalam darah dalam batasan bahwa anemia bisa berkembang dan tulang menjadi rapuh."[70]

Peneliti lainnya, Carl Voit, menemukan bahwa gelatin membantu pencernaan karena kemampuannya untuk menormalkan kasus-kasus seperti kekurangan dan kelebihan asam klorida, dan termasuk dalam kelas zat "peptogenik" yang mendukung aliran cairan lambung ke dalam usus, sehingga mendukung pencernaan.[71]

Reputasi gelatin tradisional sebagai pemulih kesehatan terutama bergantung pada kemampuannya untuk menenangkan saluran Indeks Glikemik. "Gelatin melapisi selaput lendir pada saluran usus dan menjaganya terhadap tindakan merugikan pada bagian ingesta," tulis Erich Cohn dari Poliklinik Medis Universitas Bonn pada tahun 1905 lalu.

Demikian juga dr. F. M. Pottenger menemukan bahwa bila gelatin dimasukkan sebagai bagian dari makanan, tindakan mencerna didistribusikan ke seluruh massa makanan dan proses pencernaan semua komponen berjalan dengan lancar.[72]

Gelatin dan Hati

Reuben Ottenberg, M.D. menulis di jurnal Asosiasi Medis Amerika: "Telah dikemukakan bahwa pengaturan sejumlah besar protein yang mengandung glisin yang berlimpah (seperti gelatin) bisa memperbaiki metabolisme hati."[73] Ottenberg merekomendasikan agar pasien dengan penyakit kuning dan masalah hati lainnya mengkonsumsi 5 sampai 10 gram gelatin per hari baik dalam bentuk makanan maupun suplemen medis bubuk.

Ringkasan ...

Kaldu tulang merupakan obat yang sempurna untuk penderita skoliosis dan juga kondisi berikut ini: artritis, penyakit radang usus (Penyakit Crohn dan kolitif ulseratif), kanker, penurunan sistem kekebalan tubuh, dan kekurangan gizi. Gelatin adalah bahan utama kaldu, meskipun kaldu juga mengandung beberapa unsur nutrisi dan mineral lainnya (misalnya: kalsium, fosfor, magnesium, natrium, kalium, sulfat dan fluorida) yang penting untuk kesehatan tulang dan usus.

Bayangkan tulang sebagai suplemen protein dan kalsium. Bahan-bahan kimia yang diekstrak dari kaldu adalah glisin dan prolin (kolagen/gelatin), kalsium dan fosfor (mineral), asam hialuronat dan sulfat kondroitin (GAG), dan mineral lainnya, asam amino dan sejumlah kecil GAG. *All New Joy of Cooking* mendeskripsikan bahwa kaldu pada dasarnya menenangkan, menghibur, dan memulihkan jiwa dan semangat kita. [74]

Saya menganjurkan penggunaan kaldu tulang dalam sup secara teratur selama seluruh tahap skoliosis dan yang paling penting selama masa lonjakan pertumbuhan anak. Apabila secara tradisional, sup disajikan pada makan siang atau makan malam, saya sangat menganjurkannya untuk sarapan juga karena memiliki kandungan air dan mineral tinggi, yang ideal untuk pagi hari, setelah tubuh mengalami dehidrasi dan puasa tidur beberapa jam. Anda bisa menggunakan kaldu tulang untuk membuat sup apa pun yang digemari asalkan tetap mengikuti instruksi di bawah ini.

Bahan-bahan utama

Cara Membuat Kaldu Tulang Anda Sendiri di Rumah

1. Tulang — dari unggas, ikan, kerang, sapi, domba

- Sisa hidangan sebelumnya, dengan atau tanpa kulit dan daging
- Tulang mentah, dengan atau tanpa kulit dan daging
- Gunakan seluruh karkas atau hanya bagian tertentu (pilihan terbaik meliputi kaki, tulang rusuk, leher dan buku-buku)
- Jangan lupa cangkang kerang, tulang ikan seluruhnya (dengan kepala) atau udang kecil kering

2. Air — mulai dengan air dingin yang disaring

- Cukup untuk meliputi tulang-tulang
- Atau dua cangkir air setiap 1/2 kg tulang

3. Cuka — sari apel, anggur merah atau putih, beras, balsamik

- Satu percikan
- Dua sendok teh/1 liter air atau 2 pon tulang
- Jus lemon bisa menggantikan cuka (asam sitrat, daripada asam asetat)

4. Sayuran (pilihan) — kupasan atau sisa seperti bagian pangkal, ujung dan kulit atau seluruh bagian sayur

- Seledri, wortel, bawang merah, bawang putih dan peterseli yang digunakan paling tradisional, namun apa pun jadi
- Ingat, bila menambahkan sayuran pada akhir proses memasak, kandungan mineral pada kaldu akan lebih tinggi

Metode

Siramkan air dan cuka ke dalam panci yang berisi potongan-potongan tulang yang dihancurkan kasar, biarkan kira-kira 30 menit sampai 1 jam. Kemudian didihkan air ini, hilangkan sampah yang naik ke atas, kurangi panasnya, tutup, dan biarkan mendidih lagi (6-48 jam untuk ayam, 12-72 jam untuk sapi). Bila mau, tambahkan sayur pada ½ jam terakhir saat memasak. Saring dan buang tulangnya. Kaldu dingin bisa menjadi jelly bila ada cukup gelatin. Kaldu mungkin bisa dibekukan selama beberapa bulan atau disimpan di lemari es selama kira-kira lima hari tanpa menjadi rusak.

3. Sinar Matahari dan Kesehatan

Orang Cina atau India akan sulit percaya bahwa hukum California baru melarang anak-anak di bawah umur empat belas tahun untuk mendapatkan "pemanggangan palsu", dan bahwa di 27 negara bagian Amerika Serikat, para remaja membutuhkan izin orangtua untuk menggelapkan kulit di luar ruangan! Kekhawatiran tersebut berasal dari kenyataan bahwa terlalu sering terkena matahari bisa memungkinkan sinar ultraviolet (UV) menyerang kulit kita, yang menyebabkan kerusakan DNA dan akhirnya menyebabkan kanker kulit.

Mudah-mudahan Anda ingat apa yang sudah saya sebutkan di bagian awal dari buku ini, makanan satu orang bisa menjadi racun untuk orang lain, dan sebaliknya. Laporan mengkhawatirkan tentang efek membahayakan dari sinar matahari terlalu banyak untuk kulit dan tubuh disebarkan oleh media barat karena kulit terang mereka tidak banyak mengandung pigmen (melatonin) yang cukup untuk melindungi mereka dari efek berbahaya sinar ultraviolet yang terdapat pada sinar matahari.

Sebaliknya, sinar matahari yang sama bisa menopang kehidupan orang Asia-Afrika yang berkulit lebih gelap. Bukan tanpa alasan beberapa peradaban timur kuno menyatakan "Matahari memberi makan otot."

Bahkan orang Roma menjalankan latihan dengan menjemur para petarungnya untuk menguatkan dan memperbesar otot bertarung bereka. Atlit Olimpiade juga berjemur di sepanjang pantai Gascony; orang masih percaya bahwa sinar matahari menyembuhkan rematik. Banyak orang yang menderita artritis menyatakan bahwa sakitnya terasa jauh berkurang selama musim panas daripada ketika di musim dingin bila kebetulan mereka tinggal di negara-negara yang beriklim musim dingin keras.

Kepercayaan saya pribadi dalam hal ini adalah bahwa mungkin bukan satu sel di tubuh kita yang secara langsung maupun tidak langsung mendapatkan manfaat dari sinar matahari. Sama seperti tanaman yang tidak bisa melakukan fotosintesis atau bertahan hidup tanpa matahari, manusia juga membutuhkan sinar matahari untuk mensintesis kehidupan baru.

Petualang, Dan Buettner, mengunjungi berbagai tempat di bumi ini yang orang-orangnya hidup sehat sampai usia 90-an dan 100-an dan dengan susah payah menganalisis cara mereka menambah usia hidup sehat di dalam bukunya, *The Blue Zones* (Zona Biru).

Setelah mengunjungi tempat-tempat ini, penulis itu sampai pada kesimpulan bahwa terkena sinar matahari – sumber vitamin D – merupakan hal lazim di "Zona Biru", tempat adanya masyarakat yang hidup lebih panjang.

Dalam salah satu satu bagian buku Buetnner mengatakan, "Kita tidak seharusnya membakar diri kita sendiri, kita tidak seharusnya digoreng. Tetapi dua puluh menit sehari, pada iklim atau lintang yang memiliki sinar matahari bermutu, merupakan sesuatu yang baik untuk dilakukan".

Vitamin D adalah Pemain Utama Untuk Kesehatan Keseluruhan Anda

Sangat ditekankan bahwa vitamin D, setelah dikaitkan dengan penyakit tulang seperti rakitis dan osteoporosis, kini dikenal sebagai pemeran utama pada kesehatan manusia secara keseluruhan.

Dalam makalah yang diterbitkan pada bulan Desember 2008 oleh *the American Journal of Clinical Nutrition*, Anthony Norman, seorang ahli internasional menyangkut vitamin D, mengidentifikasi bahwa vitamin D memiliki kontribusi potensial untuk kesehatan yang bagus pada sistem kekebalan adaptif dan bawaan, sekresi dan regulasi insulin oleh pankreas, regulasi jantung dan tekanan darah, kekuatan otot dan kegiatan otak. Akses terhadap jumlah vitamin D yang cukup juga dipercaya bermanfaat mengurangi resiko kanker.[75]

Norman juga mendaftar 36 jaringan organ dalam tubuh yang sel-selnya memberikan respon biologis terhadap vitamin D, termasuk jaringan sumsum tulang, payudara, usus, ginjal, paru-paru, prostat, retina, kulit, perut dan rahim. Semua organ tubuh dan sel memiliki reseptor untuk vitamin D, yang berarti bahwa vitamin D berkomunikasi di seluruh tubuh Anda. Sel menggunakan vitamin D secara langsung untuk mengatur gen, yang menjadikannya salah satu senyawa paling kuat pada kesehatan manusia. Kanada bahkan telah menetapkan peraturan di beberapa propinsi bahwa semua penghuni panti jompo wajib diberikan suplemen vitamin D!

Dalam sebuah laporan yang diterbitkan pada 19 Juni 2009, dalam jurnal Osteoporosis International, Kelompok ahli nutrisi Yayasan Osteoporosis Internasional mengungkapkan adanya kekurangan vitamin D tingkat global. Mereka menemukan bahwa tingkat suboptimal vitamin D merupakan kelaziman di sebagian besar kawaan di dunia ini, dan nampaknya semakin meningkat. Para penulisnya mengkaji kepustakaan mengenai tingkat vitamin D pada orang-orang yang tinggal di Asia, Eropa, Amerika Latin, Timur Tengah dan Afrika, Amerika Utara dan Oseania. Mereka menemukan bahwa kekurangan vitamin D umum di Asia Selatan dan Timur Tengah. Di kawasan ini, terjadi peningkatan urbanisasi dan pemakaian pakaian yang menutupi sebagian besar kulit menjadi kontributor utama.

Studi baru-baru ini yang menghubungkan rendahnya tingkat vitamin D dengan gangguan tulang dilakukan oleh satu tim ilmuwan di semua Institut Ilmu Pengetahuan Medis India (AIIMS), di New Delhi, India.[76] Penelitian ini, yang dipimpin oleh Ravinder Goswani dari Departemen Endokrinologi dan Metabolisme di AIIMS, percaya pada fakta bahwa kekurangan vitamin D bisa menyebabkan keadaan darurat yang mengancam hidup populasi muda yang belum mengembangkan adaptasi bio-perlindungan dari waktu ke waktu.

Setelah studi serum darah sistematik pertama mereka pada tahun 2000, yang menunjukkan lebih dari 75% orang sehat yang belajar di India Utara mengalami kekurangan vitamin D, kelompok peneliti ini menunjukkan bahwa walaupun kulit kita menggelap untuk beradaptasi dengan iklim tropis, tidak ada bio-adaptasi untuk kekurangan ini. Dengan kata lain, kulit gelap, yang mencegah sinar ultraviolet membantu pembentukan vitamin D di dalam tubuh, tidak menyebabkan ekspresi-berlebihan pada reseptor vitamin D, hormon yang mengatur kadar kalsium dalam tubuh.

Akibatnya, kata para peneliti, mereka menderita gangguan tulang seperti rakitis, osteamalasia dan osteoporosis, yang sangat umum terjadi di negara-negara subtropis. Kedua studi baru mereka baru-baru ini dipublikasikan dalam *British Journal of Nutrition* (Jurnal Nutrisi Inggris) dan *European Journal of Clinical Nutrition* (Jurnal Nutrisi Klinis Eropa).

Studi ini menjelaskan bahwa pada tahap awal kekurangan vitamin D, tubuh kita beradaptasi dengan meningkatkan hormon paratiroid di dalam darah, yang membantu mempertahankan kadar kalsium normal dan, itulah sebabnya, kekurangan ini tidak mudah terdeteksi. Namun, dalam jangka panjang, ini akan menyebabkan terjadinya resorpsi tulang (tulang menjadi rapuh karena melepaskan kalsium ke dalam darah) dan osteoporosis (pengeroposan tulang, yang meningkatkan resiko patah tulang).

Semua ini membutuhkan adanya kebijakan nasional menyangkut pengayaan vitamin D dalam makanan, seperti yang lazim terjadi di Barat. Klaim menyeluruh untuk pengayaan berasal dari studi Goswani yang lain, yang menunjukkan bahwa 60.000 unit (IU) vitamin D dikonsumsi sekali dalam seminggu selama delapan minggu, bersamaan dengan 1g kalsium elemental setiap hari, memulihkan tingkat dasar vitamin D. Namun tingkatan ini turun satu tahun setelah suplemen vitamin D dihentikan.

Itulah sebabnya, terkena sinar matahari secara langsung, selama setidaknya setengah jam setiap hari, disarankan oleh para peneliti demi memperoleh asupan vitamin D yang cukup selama bulan-bulan yang lebih hangat atau berjemur dalam salon penggelapan kulit (*sun-tanning*) di bulan-bulan yang lebih dingin.

Satu-satunya kekhawatiran dalam mempertahankan dosis optimum adalah bahwa terlalu banyak hal baik bisa juga menjadi buruk. Perawatan harus dilakukan supaya tubuh tidak terbakar. Terlalu sedikit, alih-alih terlalu banyak, harus menjadi aturannya. Mulailah berjemur dengan memajan seluruh tubuh 6 sampai 10 menit sehari dan perlahan-lahan tingkatkan lama pajanan sampai setengah jam atau sedikit lebih banyak. Memajan bagian depan tubuh 3 sampai 5 menit, dan kemudian punggung 3 sampai 5 menit.

Pada awal musim panas, mulailah keluar secara bertahap, mungkin sebanyak sepuluh menit sehari. Semakin meningkat waktu Anda di bawah sinar matahari menjadi beberapa kali seminggu, Anda akan bisa mendapatkan pajanan sinar matahari yang cukup dengan resiko lebih kecil mengalami kanker kulit. Sayangnya tingkat kronis kekurangan vitamin D tidak dapat dibalik dalam semalam, dan ini mungkin membutuhkan suplemen beberapa bulan serta pajanan sinar matahari untuk membangun kembali tulang dan sistem saraf tubuh.

Vitamin D Untuk Tulang, Sendi, dan Gigi Anda

Ketika membicarakan tentang kesehatan tulang, vitamin D dan kalsium berjalan beriringan, karena vitamin D membantu penyerapan kalsium. Asupan kalsium susu umumnya sebesar 307-340 mg pada populasi perkotaan dan 263-280 mg pada populasi pedesaan, lebih sedikit dari sepertiga kalsium yang dibutuhkan (1gm/hari). Sebagai konsekuensinya, walaupun orang-orang ini hidup di kawasan dengan sinar matahari terbanyak di bumi ini, mereka tetap kekurangan vitamin D.

Vitamin D tidak hanya penting untuk pembentukan dan pertumbuhan tulang dari kehamilan sampai masa kanak-kanak, tetapi juga penting untuk mengatur pergantian tulang seumur hidup, sebagaimana penting untuk kesehatan gigi, dan peningkatan kekuatan, massa dan koordinasi otot.

Makanan memiliki dampak yang signifikan pada cara kerja vitamin D dalam tubuh. Protein penting untuk mempertahankan massa tulang dan otot, serta magnesium, bersama lemak Omega-3, memperlambat pergantian tulang. Makanan yang merangsang asidosis seperti keju, garam, dan biji-bijian menghabiskan kalsium, magnesium, dan protein dari tulang dan otot, dan bekerja melawan vitamin D. Sayur berdaun hijau penting untuk kesehatan tulang dan otot dan menyeimbangkan asam-basa dalam tubuh.

Dengan diet tipikal Amerika yang tinggi terhadap makanan yang memproduksi asam dan rendah sayur hijau dan sayur lainnya, tidak mengherankan bahwa penyebab utama cacat dalam populasi kita adalah penyakit-penyakit yang melibatkan otot, tulang, dan sendi; nyeri punggung merupakan penyebab nomor satu. Kasus-kasus seperti osteoarthritis, encok, dan encok pseudo, bahkan masalah kekuatan dan koordinasi, semuanya bisa dikaitkan dengan rendahnya kadar vitamin D, dan diperbaiki apabila kadar ini ditingkatkan sampai ke kisaran normal.

Orang mengalami peningkatan resiko patah tulang seiring bertambahnya usia, yang disebabkan oleh penyakit tulang, osteoartritis. Walaupun kondisi ini mempengaruhi generasi yang lebih tua, kecenderungan ke arah perkembangannya telah terbentuk sejak awal hidup. Selama masa kanak-kanak, semakin rendah protein, kalsium, magnesium, dan fosfor yang terintegrasi ke dalam kerangka, semakin tinggi resikonya di kemudian hari.

Sebagai orang dewasa, semakin rendah kadar vitamin D, semakin tinggi resiko patah tulang karena massa tulang Anda rendah. Oleh karena itu, penting untuk mempertahankan tingkat normal vitamin D selama kehamilan. Anak-anak harus mendapat vitamin D secukupnya melalui sinar matahari atau suplemen serta makanan mereka, lengkap dengan protein dan Omega-3 yang cukup, dan orang tua harus memastikan anak-anaknya melakukan beberapa latihan menahan beban seperti memanjat pohon, berolahraga, atau bersepeda untuk membantu menjamin kesehatan tulang.

Berbagai studi menunjukkan hubungan langsung antara gigi berlubang, gigi tanggal, dan penyakit gusi serta berkembangnya penyakit kardiovaskular serta sklerosis berganda. Kesehatan gigi merupakan indikasi luar yang bagus tentang apa yang terjadi dengan tulang di dalam. Orang yang mengalami gigi tanggal ekstensif sebagian besar tidak hanya kekurangan massa tulang, tetapi juga mengalami kekurangan serius vitamin D. Suplemen vitamin D, bersama kalsium, bisa mengurangi angka gigi tanggal dan juga membantu tulang.

Mengikuti rekomendasi penyembuhan vitamin D bisa menurunkan resiko artritis sampai 50 persen, dan hal yang sama bisa diterapkan untuk resiko kelemahan otot, kehilangan koordinasi, dan terjatuh yang terkait dengan penuaan. Untuk mereka yang memiliki kadar vitamin D lebih tinggi, terlihat adanya pengurangan osteoporosis 26 persen, tetapi bila makanan dan vitamin D telah dipertahankan sejak kehamilan, pengurangan resiko 50 persen bisa diharapkan.

Bahkan Dokter pun Kekurangan Vitamin D

Entah orang mendapat vitamin D-nya dari sinar matahari, suplemen vitamin, makanan kaya vitamin D, entah kombinasi dari sumber-sumber ini, tidak ada alasan bagus bagi siapa pun untuk mengabaikan kebutuhan tubuh terhadap nutrien vital ini. Orang juga tidak seharusnya menunggu sampai dokter menyarankan agar kadar vitamin D diuji. Sebagaimana dr. Michael Hollick, dokter medis dan penulis *UV Advantage*, menyimpulkan setelah melakukan studi di Pusat Medis Boston pada tahun 2002 (sebagaimana dilaporkan oleh *MedicalConsumers.org*), 32% mahasiswa dan dokter antara umur 18 dan 29 tahun diketahui kekurangan vitamin D.

Bagaimana dengan Minyak Hati Ikan Kod

Minyak hati ikan Kod merupakan suplemen yang biasanya direkomendasikan, karena kekayaan vitamin A, D dan Omega-3 nya. Ketiga nutrien ini semuanya penting untuk pertumbuhan dan perkembangan yang tepat, khususnya pada anak-anak.

Dengan studi lebih lanjut, akan nampak bahwa minyak hati ikan Kod tidak seaman perkiraan kita. Minyak hati ikan yang diolah secara modern mengandung lebih banyak vitamin A daripada vitamin D yang biasanya ditemukan secara alamiah, dan beberapa dari minyak ini mungkin berbahaya, terutama karena kedua vitamin ini meningkatkan aktivitas satu sama lain sebagaimana telah banyak kita pelajari.

Kajian baru menunjukkan bahwa tidak hanya kedua vitamin ini yang penting, tetapi rasionya satu sama lain juga sangat penting. Mengkonsumsi terlalu banyak vitamin D bisa menyabot manfaat yang terwujud dari asupan vitamin D yang cukup; namun, bila Anda mendapat vitamin A terlalu sedikit, vitamin D tidak bisa memenuhi potensinya juga. Terlalu banyak atau terlalu sedikit dari salah satu vitamin bisa mempengaruhi keseimbangan yang lain.

Sebagian besar minyak hati ikan Kod yang diproduksi saat ini tidak memenuhi ketepatan rasio vitamin-vitamin ini terhadap satu sama lain. Sayangnya, kita tidak tahu berapa seharusnya rasio di antara keduanya, dan pabrik-pabrik nampaknya menambah atau mengurangi vitamin sesuka hati atau tanpa alasan.

Kedua studi tersebut membantu menjelaskan teori ini. Yang pertama menunjukkan bahwa orang yang makan suplemen vitamin A dalam bentuk minyak hati ikan Kod sebenarnya memiliki 16% kemungkinan meninggal daripada yang tidak. Yang kedua menunjukkan bahwa suplementasi vitamin A di negara-negara maju (seperti Amerika Serikat) tidak menurunkan resiko infeksi. Sebenarnya mereka meningkatkan resiko mereka!

Di sinilah masalah ketepatan rasio memainkan peran. Di negara dunia ketiga, orang mendapatkan sebagian besar nutrien dari biji-bijian, dan dengan demikian sebagian besarnya mengalami kekurangan vitamin A. Di negara maju seperti Amerika Serikat, bukan itu masalahnya; ternyata, sekitar 5% dari orang-orang di Amerika Serikat mengalami keracunan vitamin A.

Peneliti dari Harvard yang melakukan studi untuk mengurangi resiko kanker usus besar menemukan bahwa orang yang memiliki kadar vitamin A dan vitamin D tinggi tidak menikmati tingkat perlindungan lebih tinggi melawan kanker usus besar. Ternyata, mereka dengan tingkat normal kedua vitamin memiliki lebih sedikit resiko kanker usus besar. Ini membuatnya percaya bahwa mereka yang tidak menggunakan suplemen vitamin A menikmati efek positif dari tingkat vitamin D tinggi.

Para peneliti percaya bahwa ketika menggunakan suplemen vitamin A, secara efektif Anda menghambat pengikatan vitamin D dengan DNA dalam bentuk aktifnya, dengan demikian mencegah vitamin D mengatur ekspresi gen Anda.

Jelasnya, bentuk retinol dari vitamin A yang bermasalah. Beta-karotin tidak mengandung resiko karena merupakan pra-vitamin A, dan tubuh hanya akan mengubah apa yang dibutuhkannnya selama Anda cukup sehat. Bila kekurangan vitamin D dan diberi suplemen asam retinoik, kemungkinan besar Anda akan menumpuk vitamin A hingga kadar yang bersifat racun, yang mengakibatkan kerusakan hati.

Cara terbaik untuk mendapatkan rasio vitamin A yang dibutuhkan untuk vitamin D adalah secara alami. Vitamin A bisa diperoleh dari makanan, melalui asupan cukup sayuran warna-warni, dan vitamin D melalui pajanan harian sinar matahari pada kulit Anda. Bila ini tidak mungkin karena Anda terjebak di dalam kantor atau sekolah sepanjang hari, menambahkan dengan vitamin D3 bisa mencukupi. Bila Anda masih ingin menambahkan dengan minyak hati ikan Kod, kunjungilah situs web *Weston A. Price Foundation* (www.westonaprice.org), untuk daftar merek minyak hati ikan Kod yang direkomendasikan.

Melengkapi dengan Vitamin D3

Memang benar bahwa rendahnya tingkat vitamin D terjadi pada banyak individu di masyarakat modern kita yang sebagian besar populasinya berada di dalam ruangan sepanjang hari. Ini disebabkan oleh fakta bahwa vitamin D3 suplemental mungkin alternatif yang lebih nyaman daripada mendapatkan sinar matahari secara langsung. Pemerintah Amerika, contohnya, menganjurkan tingkat asupan vitamin D dari 400IU sampai 600 IU setiap hari, yang kemungkinan besar tidak cukup berdasarkan ilmu vitamin D tubuh yang signifikan. Banyak peneliti vitamin D percaya bahwa 2000 IU dibutuhkan setiap harinya, terutama pada bulan-bulan musim dingin. Asupan vitamin D 2000 IU telah diuji secara aman pada anak-anak berusia 10-17 tahun. Ternyata, hanya dengan dosis 2000 IU bisa membawa kekurangan vitamin D umum pada anak-anak menuju tingkat normal.

Dalam suatu studi terhadap anak-anak Afro-Amerika yang kelebihan berat badan, ditemukan bahwa 57% yang kelebihan berat badan mengalami kekurangan vitamin D, dibandingkan dengan 40% kelompok kontrol. Namun, satu bulan asupan vitamin D 400 IU per hari gagal membawa tingkat vitamin D ke rentang normal, yang mengindikasikan bahwa rekomendasi pemerintah baru-baru ini tidak cukup.

Studi baru terhadap pria muda sehat menemukan bahwa mereka membutuhkan 700-800 IU vitamin D per hari pada musim dingin untuk mempertahankan kesehatan tulang optimal. Anda bisa bayangkan bahwa individu lanjut usia, kebanyakan wanita, dengan kondisi seperti skoliosis akan membutuhkan jumlah yang lebih tinggi.

Dalam pandangan saya, bagian dari masalah tentang seberapa banyak vitamin D yang dibutuhkan harus didasarkan pada uji klinis atau pada gejala-gejala yang Anda miliki yang mengindikasikan kemungkinan kekurangan. Seberapa banyak vitamin D itu optimal? Tidak ada cara untuk mengetahuinya secara pasti, dan jawabannya mungkin bergantung pada beberapa faktor, seperti:

Sebagai aturan umum, orang yang lebih tua membutuhkan vitamin D lebih banyak daripada yang lebih muda, orang yang lebih besar lebih daripada yang lebih kecil, orang yang lebih berat lebih daripada yang lebih ringan, orang yang tinggal di utara lebih daripada yang tinggal di selatan, orang berkulit gelap lebih daripada yang berkulit terang, pengguna tabir-surya lebih daripada yang menghindari penggunaan, dan orang yang sakit lebih membutuhkan vitamin D daripada orang yang sehat.

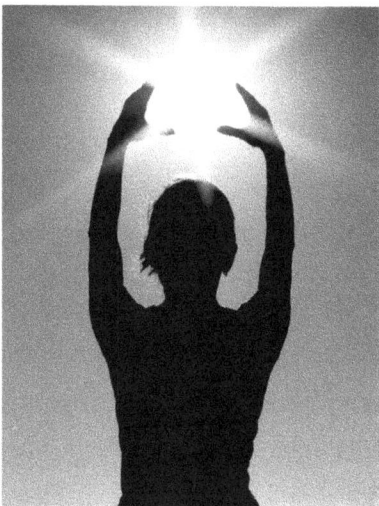

- Usia
- Berat Badan
- Persentase lemak tubuh
- Ruang gerak (di mana Anda tinggal)
- Pewarnaan kulit
- Musim (musim panas dengan musim dingin)
- Penggunaan agen tabir-surya
- Seberapa bayak Anda terpajan sinar matahari secara rutin
- Status kesehatan Anda

Seperti yang Anda lihat, terdapat banyak faktor yang terlibat dalam seberapa banyak vitamin D yang dibutuhkan oleh tiap individu. Tidak ada formula ketat, dan kebutuhan akan vitamin D bisa berubah menurut status kesehatan individu. Bila Anda sakit dan menderita penyakit jantung, kanker atau bahkan skoliosis, seberapa banyak vitamin D yang dibutuhkan tubuh untuk membantu Anda membaik? Tidak ada yang tahu jawaban dari pertanyaan ini, namun berdasarkan pada temuan penelitian klinis skala besar terkini, saya menganjurkan rentang berikut ini:

Rentang Referensi untuk Kadar Vitamin D

Kurang	Optimal	Mengobati Kanker	Kelebihan
< 50 ng/ml	50 – 65 ng/ml	65 – 90 ng/ml	>100 ng/ml

Menguji Kadar Vitamin D

Sebelum mempertimbangkan suplementasi vitamin D, akan bijaksana jika kadar vitamin D Anda diuji. Yang paling baik, pengujian ini dilakukan oleh dokter yang berorientasi nutrisi. Merupakan hal yang penting bahwa mereka melakukan pengujian dengan benar, karena terdapat dua pengujian vitamin D – 1,25(OH)D dan 25(OH)D.

25(OH)D adalah penanda status vitamin D secara keseluruhan yang lebih baik. Penanda ini sangat terkait dengan kesehatan keseluruhan. Tes yang benar adalah 25(OH)D, yang juga disebut 25-Hidroksivitamin D.

Bila tes di atas telah dilakukan, harap dipahami bahwa banyak laboratorium komersial yang menggunakan rentang referensi yang lebih tua tanggalnya.[77] Nilai-nilai di atas adalah nilai terbaru yang berbasis temuan penelitian klinis skala besar. Demi keamanan, sangat dianjurkan agar mengoptimalkan tingkat vitamin D hanya dengan bantuan profesional kesehatan yang terlatih. Idealnya, tempat terbaik untuk mendapat vitamin D adalah dari kulit Anda yang terpajan ultraviolet-B yang ada pada sinar matahari normal.

4. Omega-3

Salah satu nutrien yang diperlukan untuk kesehatan adalah Omega-3 yang cenderung sangat kurang di dalam makanan modern setiap hari. Asam lemak Omega-3 adalah asam lemak esensial, yang perlu untuk pembuahan sampai kehamilan dan masa bayi serta, tidak diragukan lagi, seumur hidup.

Biasanya makanan kita mengandung terlalu banyak lemak Omega-6. Para ahli yang mengamati rasio Omega-6 terhadap asam lemak Omega-3 menyatakan bahwa dalam sejarah awal manusia rasionya adalah 1:1. Saat ini, sebagian besar orang memakan makanan dengan rasio antara 20:1 dan 50:1. Rasio optimal kemungkinan besar lebih dekat ke rasio aslinya yaitu 1:1. Untuk sebagian besar dari kita, ini berarti mengurangi konsumsi asam lemak Omega-6 dalam jumlah besar dan meningkatkan asam lemak Omega-3.

Ada tiga tipe asam lemak Omega-3:

- Asam Alfa-Linolenat (ALA) [CATATAN: ALA juga biasa digunakan sebagai akronim Asam Alfa Lipoat – tidak sama.]
- Asam Eicosapentaenoic (EPA)
- Asam Docosahexaenoic (DHA)

ALA tersedia dari tumbuhan-tumbuhan tertentu, seperti biji rami, kenari dan beberapa makanan lainnya, tetapi Omega-3, EPA dan DHA yang paling bermanfaat harus didapatkan dari sumber-sumber laut.

Keluarga modern biasanya mengkonsumsi jenis-jenis Omega-3 tingkat rendah, sejenis lemak yang biasanya diperoleh dari minyak ikan (dan beberapa makanan lain). Sementara itu, asupan

Omega-6 kita terlalu tinggi. Lemak ini biasanya terdapat pada jagung, kedelai, bunga matahari, margarin dan minyak sayur lainnya yang biasanya kita gunakan saat ini. Minyak yang bisa diterima meliputi minyak zaitun murni yang bermutu sangat tinggi, minyak kelapa, alpukat dan mentega organik, atau yang lebih baik lagi, mentega organik dari daging ternak gemukan-rumput.

Cara lain untuk memperbaiki rasio Omega-6 terhadap Omega-3 adalah dengan mengubah tipe daging yang Anda makan. Karena hampir semua ternak diberi pakan biji-bijian, yang membuatnya tinggi Omega-6, bila Anda makan daging sapi pasar swalayan yang dipelihara secara tradisional, biasanya itu akan memperburuk rasio Omega-6: Omega-3 Anda.

Sapi gemukan-rumput cenderung memiliki rasio Omega-6:3 sama seperti ikan, dengan rasio 6:3 dari 0,16 sampai 1. Ini adalah rasio yang disarankan oleh sains yang ideal untuk makanan kita.

Asam lemak Omega-3 penting untuk memperkuat jaringan selaput sel yang ditemukan di retina, otak, dan sperma dan berperan dalam mencegah penyakit di seluruh tubuh dan tulang belakang. Omega-3:

- Melawan masalah kesehatan tulang belakang seperti radang sendi rematik, spondilitis ankilosa dan skoliosis,
- Mempertahankan fungsi jantung normal,
- Memiliki sifat anti-inflamasi
- Membantu pertumbuhan dan perkembangan normal sistem saraf, Menyeimbangkan kolesterol,
- Meningkatkan sistem kekebalan tubuh.

5. Probiotik

Tahukan Anda bahwa:

- Kira-kira 80% dari sistem kekebalan tubuh terletak pada saluran pencernaan Anda.
- 500 spesies bakteri hidup di dalam tubuh Anda.
- Kira-kira seribu triliun bakteri hidup di dalam tubuh –lebih dari SEPULUH KALI jumlah sel yang Anda miliki di seluruh tubuh.
- Berat semua bakteri ini kira-kira dua sampai tiga pon (1 pon = 0,5 kg).

Kita sudah membahasnya dalam bagian sebelumnya, tetapi tidak ada salahnya mengulangi bahwa beberapa bakteri yang ditemukan di dalam tubuh sebenarnya bagus untuk kesehatan. Keseimbangan ideal antara bakteri-baik dan buruk harus 85% bakteri-baik terhadap 15% bakteri buruk.

Probiotik meningkatkan jumlah bakteri-baik dalam tubuh kita. Ketika ditelan, mikro-organisme hidup ini mengganti kembali mikro-flora di dalam saluran usus Anda. Penggantian ulang semacam ini bisa mempengaruhi sejumlah fungsi yang mempertahankan kesehatan, termasuk dukungan peningkatan pencernaan.

Secara historis, orang menggunakan makanan fermentasi seperti yogurt dan asinan kubis sebagai pengawet makanan untuk membatasi pembusukan dan untuk mendukung usus dan kesehatan secara keseluruhan. Di India kuno, orang sudah biasa (sebagaimana masih dipraktekkan) menenggak minuman berbasis yogurt yang disebut *lassi*, sebelum menu apa pun. Sekali lagi, pada akhir menu, mereka mengkonsumsi dadih porsi kecil. Tradisi kuno ini berdasarkan prinsip penggunaan susu asam sebagai sistem pengangkutan probiotik.

Demikian juga, orang Bulgaria terkenal karena umur panjang dan tinggi tingkat konsumsinya terhadap susu fermentasi dan kefir. Dalam kebudayaan Asia, fermentasi acar kubis, lobak, terong, timun, bawang merah, labu, dan wortel masih biasa. Saya sering heran bagaimana atau mengapa kita tidak melanjutkan praktek-praktek bagus ini dan di bawah pengaruh siapa?

Makanan olahan yang sangat melekat pada diet modern kita bisa mengganggu keseimbangan bakteri-baik. Lagi pula, banyak produk makanan yang dipasteurisasi atau disterilkan dan jika tidak ada yang lain, proses-proses ini merusak dan membunuh semua bakteri, sehingga menghilangkan bakteri-baik yang biasanya ditemukan di dalam makanan fermentasi atau makanan biakan.

Saya tidak menyarankan orang untuk membeli 'minuman kesehatan' penuh gula, berharga premium yang menyatakan mengandung bakteri-bermanfaat – kandungan gulanya yang tinggi (beberapa merek mengandung gula lebih tinggi daripada kola!) menguras kadar probiotik. Namun, saya memang merekomendasikan meningkatkan level Anda dengan suplemen probiotik berkualitas bagus bila Anda terlalu sibuk untuk membuat makanan fermentasi sendiri.

Karena bakteri-baik sering terlewatkan dalam makanan modern kita, penting untuk menyuplemen makanan kita dengan probiotik. Ini memberi saluran indeks Glikemik dan sistem kekebalan tubuh 'samping' ekstra – untuk memaksimalkan manfaat dari makanan sehat.

Kefir dan Bibit Biakan Sayur

Bila Anda serius meningkatkan kekebalan tubuh dan energi harian Anda, menambah makanan fermentasi secara tradisional pada makanan Anda merupakan suatu keharusan. Walaupun tidak diketahui secara luas, manfaat kesehatan dari makanan fermentasi ini sangat luar biasa.

Triptofan, salah satu asam amino esensial yang ditemukan di dalam kefir, terkenal karena efek relaksasi pada sistem saraf tegang. Karena menawarkan kalsium dan magnesium dalam jumlah besar pula – keduanya penting untuk sistem saraf – kefir dalam makanan bisa memberikan efek menenangkan saraf.

Seperti yang didiskusikan pada bagian sebelumnya, kefir kaya akan vitamin B12, B1, dan vitamin K dan merupakan sumber yang sangat bagus untuk biotin, sejenis vitamin B yang membantu penyerapan vitamin B lainnya, sepertiasam folat, asam pantotenat, dan B12. Banyak manfaat yang diperoleh akibat mempertahankan asupan vitamin B. Manfaat ini merentang mulai dari mengatur fungsi normal ginjal, hati dan sistem saraf hingga membantu mendukung kesehatan kulit, meningkatkan energi, dan memperpanjang usia.

Makanan berbakteri (biakan) merupakan andalan sehat dalam makanan nenek moyang kita. Bahkan, hanya dalam porsi minimal, makanan mereka dimasak – makanan mentah, penuh dengan enzim hidup, merupakan sebagian besar makanan mereka. Metode modern berupa pasteurisasi dan penambahan zat-zat kimia untuk mempercepat produk fermentasi seperti yogurt dan keju telah membunuh makanan kaya-enzim ini dan mengubahnya menjadi racun yang bisa menonaktifkan pencernaan kita dan akhirnya membahayakan kesehatan.

Makanan biakan membantu membangun kembali keseimbangan alami sistem pencernaan kita. Melalui seni fermentasi kuno, makanan ini sebagian besar dicerna oleh enzim-ramah, jamur, dan bakteri-baik – yang menyebabkan nutrisinya tersedia bagi tubuh Anda. Selain rasa dan nutrisi yang meningkat, makanan biakan juga menawarkan banyak imbalan kesehatan. Ketika memakan sayur mentah berbakteri yang penuh dengan enzim, alih-alih membuang sejumlah besar makanan dengan enzim pencernaan, Anda memberikan tubuh Anda kesempatan agar enzim meremajakannya.

Anda bisa membuat sayur biakan dengan mudah dengan memotong-motong kubis atau kombinasi kubis dan sayuran lainnya kemudian satukan semuanya ke dalam wadah kedap udara – biarkan sayur-sayuran itu berfermentasi pada suhu kamar selama beberapa hari. Selama proses fermentasi, bakteri ramah diproduksi kembali dengan cepat untuk mengubah gula dan pati menjadi asam laktat.

Setelah proses awal selesai, Anda bisa memperlambat kegiatan bakteri dengan meletakan sayur biakan itu di dalam lemari es.

Suhu dingin sangat mengurangi fermentasi, namun tidak akan menghentikannya sama sekali. Meskipun diletakkan di dalam lemari es selama berbulan-bulan, sayuran itu tidak akan membusuk, melainkan menjadi lebih enak dari waktu ke waktu – seperti anggur murni.

Selain itu, bakteri-bermanfaat yang secara alami terdapat pada sayuran menurunkan pH dengan cepat, yang menciptakan lingkungan yang lebih asam sehingga bakteri bisa bereproduksi. Sayuran menjadi lunak, lezat, dan sedikit "beracar". Enzim-enzim di dalam sayuran biakan juga bisa membantu mencerna makanan lain yang dimakan, membantu mengurai baik karbohidrat maupun protein.

Kini produk fermentasi tradisional ini lebih mudah dibuat dengan menggunakan bibit bakteri yang mengandung varietas bakteri yang dirancang khusus entah untuk kefir atau untuk fermen sayur. Saya sangat merekomendasikan bibit ini untuk memastikan susu atau sayur Anda mulai berfermentasi dengan galur bakteri-bermanfaat yang tangguh, yang juga menghilangkan komponen beracun dari makanan dan menghancurkan sejumlah patogen potensial selama fermentasi.

6. Vitamin K2: Vitamin yang Terlupakan

Vitamin K terbukti:

- Mencegah perkembangan masalah tulang, seperti skoliosis dan osteoporosis
- Membantu mencegah kerusakan sendi dan tulang rawan dan bisa mencegah serta mengobati osteoarthritis[78]
- Berperan sebagai agen pengikat untuk kalsium dan matriks tulang, "merekatkan"nya menjadi satu.
- Berperan dalam mencegah sekaligus mengobati penyakit kanker tertentu[79]
- Membantu mencegah arterosklerosis (pengerasan dinding arteri) dan, dengan demikian, mencegah penyakit arteri koroner dan serangan jantung[80]
- Membantu memperkuat daya ingat

Vitamin K tidak seperti vitamin lainnya. Vitamin ini tidak menumpuk menjadi racun dalam tubuh (Anda tidak mendapat vitamin K "terlalu banyak"), dan peran vitamin ini mirip seperti hormon. Vitamin K adalah antioksidan kuat dan bisa membantu mengurangi tanda-tanda penuaan.

Apa takaran yang dianjurkan untuk vitamin K? Kepastiannya belum ada, tetapi penelitian pada vitamin penting ini masih terus berjalan sehingga jumlah takaran harian yang direkomendasikan belum diketahui. Namun, yang diketahui adalah sebagian besar orang dewasa mengalami kekurangan. Studi menunjukkan bahwa anak-anak lebih mungkin mengalami kekurangan karena mereka masih bertumbuh. Ternyata, rekomendasi terbaru telah dikeluarkan yang menyatakan bahwa bayi yang baru lahir harus mendapat suntikan intramuskular vitamin K saat kelahiran demi mencegah kekurangan vitamin K. Vitamin K tidak melintasi plasenta dengan baik, akibatnya kebanyakan bayi kekurangan vitamin penting ini. Suntikan ini membantu mendukung ketepatan perkembangan tulang dan mencegah pendarahan karena ternyata vitamin K membantu pembekuan darah secara alami.[81]

Juga, mereka yang memiliki disfungsi usus mungkin mengalami kekurangan, karena ternyata flora pencernaan mereka memproduksi vitamin K dalam jumlah yang tidak memadai.

Sumber apa yang terbaik untuk vitamin K? Sayuran berwarna hijau tua adalah salah satu sumber, seperti lemak hewan gemukan-rumput. *Natto*, keju dan hati angsa juga kaya vitamin K.

Mereka yang ingin menyuplemen vitamin K2, supaya bisa mengobati satu kondisi atau karena mereka tidak bisa dengan mudah mengakses makanan yang kaya akan vitamin K, bakal menemukan bahwa ada dua bentuk yang tersedia:

- MK-4 (*Menaquinone-4*) – suplemen sintetik yang lebih murah dari MK-7
- MK-7 (*Menaquinone-7*) – ekstrak *Natto*

Tidak ada studi yang membandingkan keduanya, itulah sebabnya tidak bisa disimpulkan bahwa yang satu lebih baik daripada yang lainnya. Namun, memilih ekstrak alami alih-alih suplemen sintetik biasanya merupakan pilihan yang lebih baik.

Satu Kata Peringatan: vitamin K diketahui terpengaruh oleh sifat warfarin (*coumadin*) yang mengencerkan darah. Para pasien yang meminum obat ini seharusnya hanya menggunakan suplemen vitamin K berdasarkan nasehat dokter. Semua vitamin K bersifat larut lemak; oleh karena itu, supaya tubuh menyerap vitamin K, Anda harus mengkonsumsinya bersama lemak. Takaran yang bagus untuk memulai adalah 45 mg per hari karena penelitian menunjukkan adanya peningkatan kepadatan mineral tulang.[82] Supaya bisa mengalami manfaat lebih bagi kesehatan tulang dan vaskular, suplemen vitamin K2 100 mg per hari disarankan.

Bagian 3

Latihan Korektif untuk Skoliosis

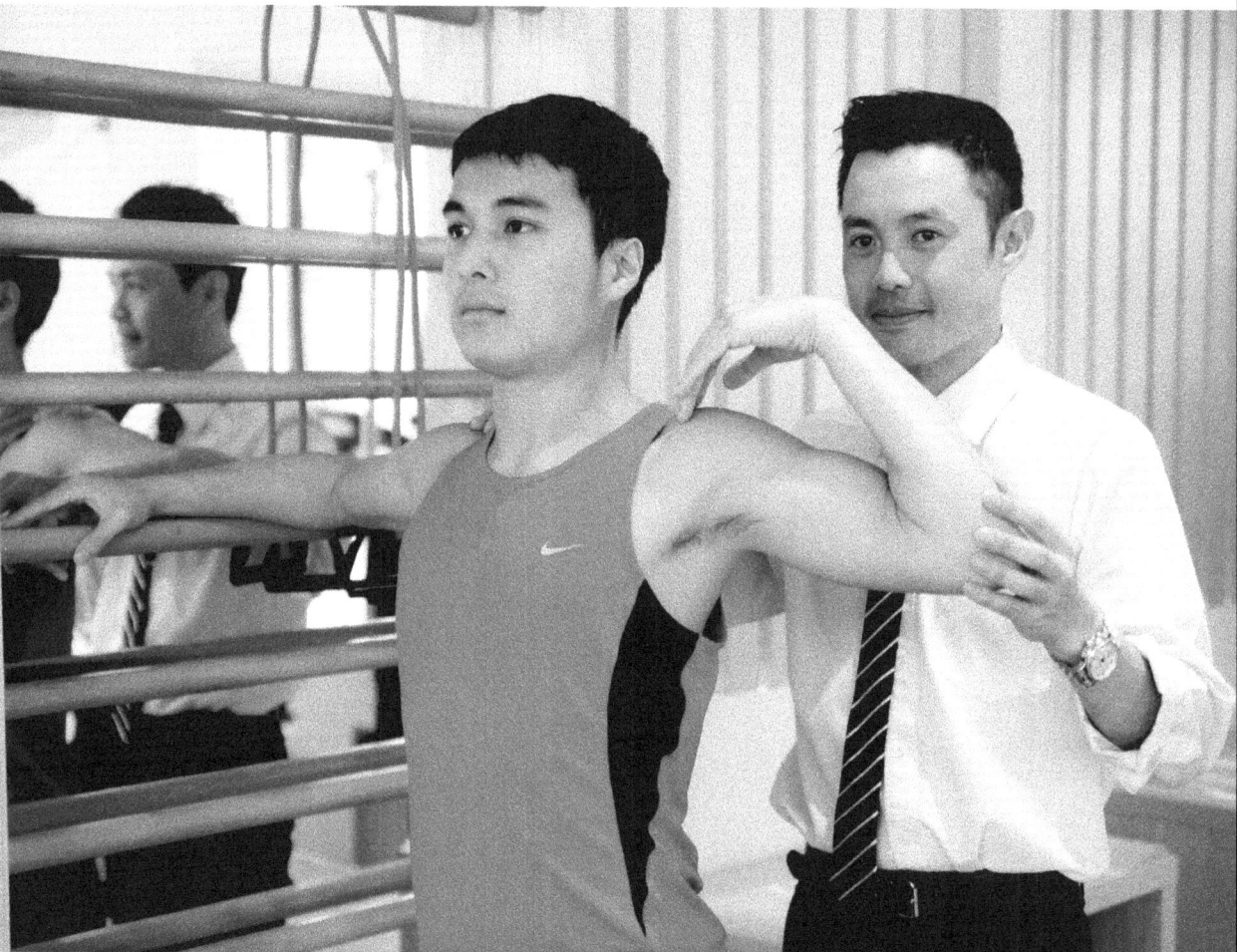

Cara Kerja Tulang Belakang Anda

Satu ons tindakan bernilai satu ton teori.

— **Friedrich Engels**

Sebelum berbagi beberapa alat utama yang bisa membantu Anda merancang latihan pribadi/terapi kebugaran yang secara unik cocok untuk kondisi spesifik tulang belakang Anda, pertama ijinkan saya menjelaskan dalam bagian ini cara kerja tulang belakang kita.

- Tulang belakang yang terserang skoliosis akan nampak berbeda melalui penampilan luarnya, dan juga akan berfungsi secara berbeda dari tulang belakang normal, kedua aspek yang akan kita bahas pada bagian ini.

- Selain itu, saya juga akan menjelaskan tentang peran ruas-ruas tulang belakang, diskus intervertebral, saraf tulang belakang, sacrum, panggul dan otot dalam menjaga tulang belakang Anda selaras secara normal.

- Akhirnya, dengan bantuan ilustrasi terperinci, saya akan menjelaskan biomekanika tulang belakang, yaitu, cara tulang belakang Anda berfungsi dan be-regenerasi. Tidak ketinggalan, pentingnya latihan dan mekanika tubuh yang bagus untuk kesehatan tulang pada pasien pra- dan pasca-bedah skoliosis.

Ingatlah bahwa tujuan saya di sini adalah untuk membantu meningkatkan postur tulang belakang, mendorong kebugaran aerobik, memaksimalkan rentang gerak dan kekuatan, serta menjelaskan cara-cara yang membantu Anda mengatasi skoliosis dengan sukses. Program latihan yang saya uraikan dalam bagian ini akhirnya akan membantu menenangkan rasa nyeri dan inflamasi serta meningkatkan mobilitas dan kekuatan, selain membantu Anda melanjutkan kegiatan hari lepas hari seperti orang yang benar-benar normal. Latihan terapuetik, seperti yang diuraikan dalam buku ini, bisa membantu memaksimalkan kemampuan fisik pasien, termasuk kelenturan, pemantapan, koordinasi, dan pemulihan kebugaran. Secara umum, program ini menggabungkan serangkaian latihan berikut:

Kelenturan

Latihan kelenturan membantu menciptakan pergerakan aman. Otot yang ketat menyebabkan ketidakseimbangan pergerakan tulang belakang, sehingga menyebabkan cedera. Peregangan lembut meningkatkan kelenturan, meredakan nyeri, dan mengurangi kemungkinan cedera kembali.

Pemantapan

Otot-otot "inti" yang akan Anda latih dekat dengan pusat tubuh dan bertindak sebagai stabilisator. Otot-otot utama ini dilatih untuk membantu mem-posisikan tulang belakang dengan aman dan untuk menjaga tulang belakang tetap stabil seiring berlangsungnya aktivitas. Semua otot ini membentuk landasan stabil yang memungkinkan tubuh bergerak dengan tepat. Bila stabilisator tidak melakukan tugasnya, tulang belakang bisa sangat tertekan oleh aktivitas harian.

Koordinasi

Otot-otot kuat perlu dikoordinasi. Karena kekuatan otot-otot tulang belakang meningkat, penting untuk melatih otot-otot ini agar bekerja bersama-sama. Mempelajari kegiatan fisik apa pun membutuhkan latihan. Otot harus dilatih sehingga aktivitas fisik terkendali. Otot-otot tulang belakang yang dilatih untuk mengendalikan pergerakan aman membantu mengurangi kemungkinan cedera-ulang.

Pemulihan Kebugaran

Memperbaiki tingkat kebugaran keseluruhan membantu penyembuhan masalah-masalah tulang belakang. Pemulihan kebugaran meliputi bentuk-bentuk latihan aerobik, termasuk berenang, berjalan di *treadmill*, menggunakan mesin ski lintas alam, atau menggunakan *stepper* tangga.

Latihan Fungsional

Para kiropraktisi (ahli urut tulang) sering menggunakan latihan fungsional ketika pasien memerlukan bantuan untuk melakukan kegiatan spesifik dengan lebih mudah dan aman. Contohnya meliputi postur, mekanika tubuh, dan ergonomik.

Postur

Berhati-hati dengan postur Anda bisa mengurangi ketegangan sendi dan jaringan lunak di sekitar tulang belakang. Karena kekuatan dan kendali yang tercapai dengan latihan pemantapan, postur yang tepat dan keselarasan tubuh akan lebih mudah diingat dan diterapkan dalam semua kegiatan.

Mekanika Tubuh

Tugas sehari-hari, seperti berdiri dari kursi, bangun dari tempat tidur, membuang sampah, menggantungkan pakaian pada jemuran dan menggosok gigi, seharusnya bisa dilakukan dengan mudah dan lancar dengan pemahaman mekanika tubuh.

Ergonomika

Bahkan perubahan kecil pada perabot yang Anda gunakan: kursi tempat duduk, sudut rebahan-lengan, dan arah tempat tidur Anda bisa berjalan bersamaan dalam memilah masalah-masalah yang berhubungan dengan skoliosis. Semua ini berada dalam cabang ilmu pengetahuan baru yang bernama ergonomika.

Untuk memahami bagaimana skoliosis menyebabkan tulang belakang melengkung ke kiri atau ke kanan, pertama Anda perlu memahami bagaimana tulang belakang normal terlihat.

Untuk memulainya, ada empat daerah dalam tulang belakang Anda:

Anatomi Tulang Belakang Anda

Tulang belakang Serviks: Ini adalah leher Anda, yang dimulai di dasar tengkorak. Tulang belakang ini terdiri atas 7 tulang kecil (ruas tulang belakang), yang dilabeli C1 sampai C7 oleh dokter (C berarti Cervical/serviks). Angka 1 sampai 7 mengindikasikan level ruas tulang belakang. C1 paling dekat dengan tengkorak, sementara C7 paling dekat dengan dada.

Tulang Belakang Toraks: punggung tengah Anda memiliki 12 ruas yang dilabeli T1 sampai T12 (T berarti Toraks). Ruas tulang belakang di bagian toraks terhubung dengan rusuk Anda, yang membuat bagian tulang belakang ini relatif kaku dan stabil. Tulang belakang toraks tidak bergerak sebanyak tulang belakang pada daerah lainnya, seperti tulang belakang serviks.

Tulang Belakang Pinggang: pada tulang belakang bawah, Anda memiliki 5 ruas yang dilabeli L1 sampai L5 (L berarti Lumbar, pinggang). Ruas tulang belakang ini adalah yang terbesar dan terkuat, yang bertanggung jawab menahan sebagian besar berat badan Anda. Ruas tulang belakang pinggang juga merupakan ruas tulang belakang terakhir Anda yang "sebenarnya"; di bawah daerah ini, ruas tulang belakang Anda menyatu. Ternyata L5 bahkan bisa lebih bersatu dengan bagian tulang kelangkang Anda.

Tulang Kelangkang dan Koksigis: tulang kelangkang memiliki 5 ruas yang biasanya menyatu pada saat dewasa untuk membentuk satu tulang; koksigis (yang sangat terkenal sebagai tulang ekor), memiliki 4 (namun terkadang 5) ruas yang menyatu. Tiang tulang belakang Anda, yang juga disebut tiang ruas tulang belakang, memiliki 24 tulang individu – ruas tulang belakang Anda. Di antara ruas-ruas tersebut, Anda memiliki diskus intervertebralis yang bertindak seperti bantalan atau peredam kejut. Masing-masing diskus terbuat dari jaringan pengikat luar serupa-ban (*annulus fibrosus*) dan zat-dalam serupa-jeli (*nucleus pulposus*).

Bersama-sama, ruas tulang belakang dan diskus menyediakan terowongan pelindung (saluran tulang belakang) untuk sumsum dan saraf tulang belakang. Sumsum tulang belakang berjalan dari otak, turun melalui sebagian besar tulang belakang. Saraf bercabang dari sumsum tulang secara berselang-seling dan keluar melalui bukaan yang disebut foramen. Dari sana, saraf menuju berbagai bagian tubuh Anda, membantu Anda bergerak dan merasakan sensasi seperti panas, dingin, nyeri, dan tekanan.

Selain tulang, saraf dan diskus yang membantali dan melindungi tulang-tulang itu, tulang belakang juga ditopang oleh jaringan pengikat sendi (ligamen) dan otot-otot.

Tulang Belakang -
Tampak Belakan

Tulang Belakang -
Tampak Samping

Ruas Serviks
C1-C7

Lengkungan
Serviks

Ruas Toraks
T1-T12

Lengkungan
Toraks

Ruas Pinggang
L1-L5

Lengkungan
Pinggang

Tulang Kelangkang
S1-S5

Koksigis

Lengkungan Sakralis

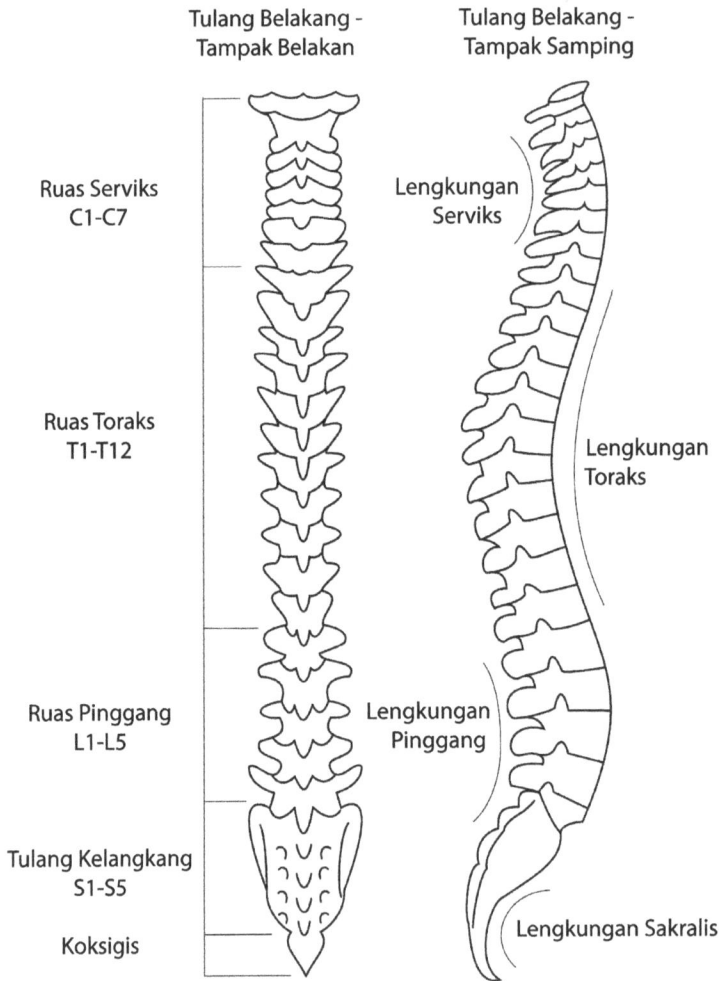

Gambar 9: Anatomi Tulang Belakang

Perubahan Otot dan Jaringan Ikat pada Skoliosis

Tindakan yang dilakukan otot adalah kontraksi; dengan kata lain, otot bisa ditarik hanya ke satu arah saja. Bila Anda menganggap otot seperti tali, mudah untuk membayangkan apa yang bisa dilakukan oleh otot Anda: bila Anda menarik seutas tali, tali ini menjadi kencang dan bisa menahan berat badan; tetapi, bila Anda mencoba mendorong, ia hanya akan mengendur. Otot memiliki kekuatan luar biasa untuk merespon tekanan dengan cara berkontraksi atau meregang. Pada tulang belakang skoliosis, otot-otot pada sisi cekung kurva cenderung memendek, sementara otot-otot pada sisi cembung meregang.

Apabila tidak ada dua skoliosis yang sama, begitu juga otot yang membedakannya yang bekerja pada tulang belakang untuk memberikan tampilan uniknya. Pada contoh Gambar 10 dan 11, ditunjukkan interaksi dari berbagai otot hipertonik (terlalu aktif) yang memainkan peran dalam rupa-rupa bentuk lengkungan. Contohnya, Gambar 10 mengilustrasikan lengkungan bentuk C ke kanan. Dapat dilihat bahwa otot-otot rhomboid, trapezius, delta posterior, dan levator scapula bertindak pada tulang belakang, yang menariknya ke kanan. Otot-otot erektor kiri, psoas, kuadratus lumborum, dan glutealis bertindak pada setengah tulang belakang bagian bawah untuk menariknya kembali ke posisi garis tengah. Tindakan otot-otot (dan tindakan yang berlawanan) tersebut memberi tulang belakang bentuk C yang mencirikan bentuk skoliosis ini.

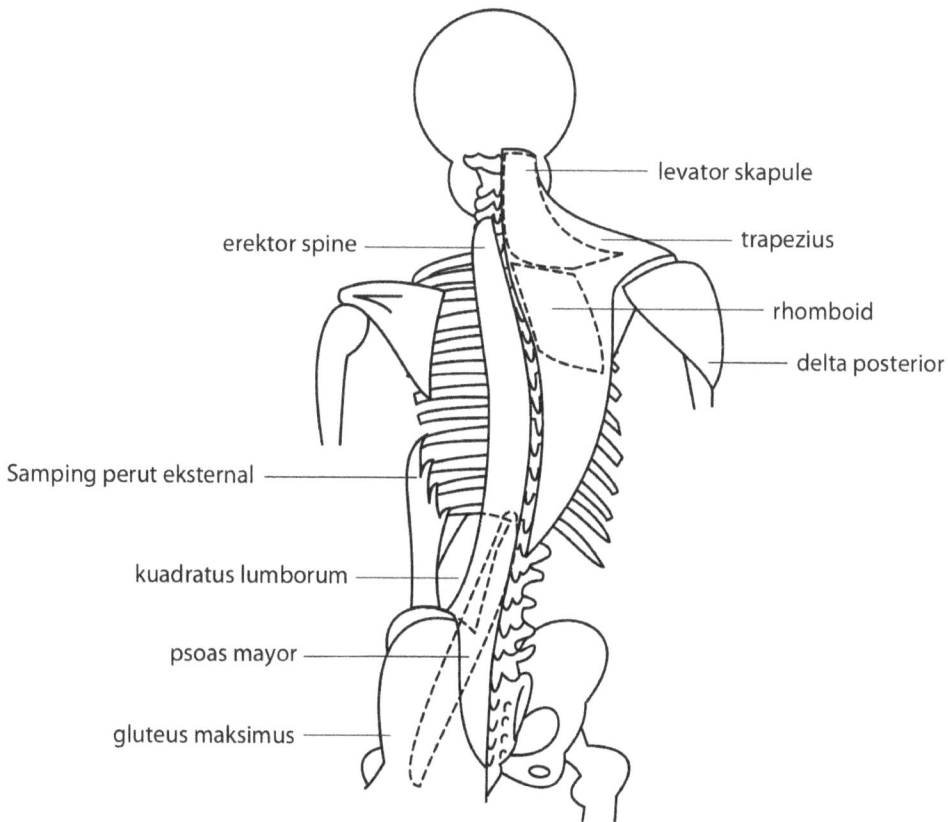

Gambar 10: Otot-otot yang cenderung hipertonik karena skoliosis bentuk-C

Gambar 11, di sisi lain, mengilustrasikan skoliosis bentuk S. Skoliosis bentuk S melibatkan kelompok otot lebih banyak karena terdapat, pada dasarnya, dua lengkungan terpisah. Anda bisa melihat bahwa otot-otot yang berbeda akan terlibat, bergantung pada arah dan posisi lengkungan tersebut di tulang belakang (misalnya punggung bagian atas atau bawah).

Lalu, di mana letaknya ligamen? Pertama, penting untuk memahami arti ligamen, dan apa manfaatnya.

Ligamen adalah jaringan ikat yang menyambung tulang, membentuk sendi. Jaringan ini terdiri atas jaringan fibrosa, yang "memberi", atau memiliki kemampuan untuk meregang. Jaringan ini mengendalikan seberapa banyak pergerakan sendi, serta menstabilkan sendi sehingga tulang tidak bisa bergerak keluar terlalu jauh dari letak sejajarnya yang tepat.

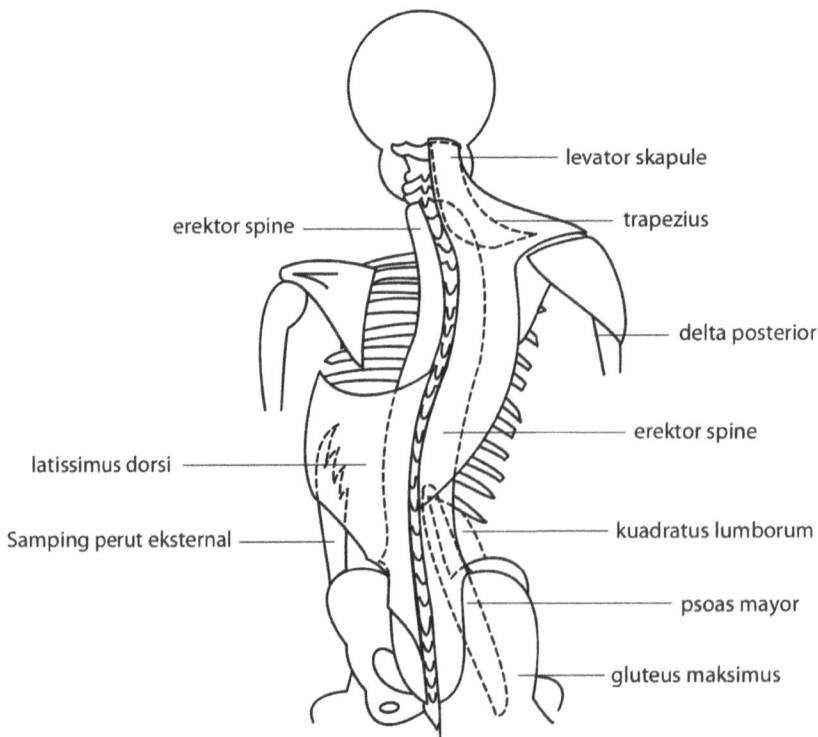

Gambar 11: otot-otot yang cenderung menjadi hipertonik untuk skoliosis bentuk-S

Ligamen biasanya akan ketat pada sisi cekung skoliosis, dan tidak begitu ketat pada sisi cembung lengkungan. Ligamen memainkan peranan yang sangat penting dalam menstabilkan tulang belakang. Bersama otot, ligamen bekerja untuk menahan tulang belakang pada posisi yang relatif tegak. Bila Anda mengalami skoliosis, ligamen dan otot harus bekerja dua kali lebih berat untuk melaksanakan tugasnya, yang menyebabkan nyeri dan ketegangan punggung.

Memetakan Skoliosis Anda

Untuk mengobati skoliosis, Anda terlebih dahulu perlu mengetahui otot mana yang terasa ketat dan mana yang terasa kendur. Berikut ini adalah contoh punggung seseorang dengan skoliosis bentuk S yang dipetakan dengan ketegangan dan lokasi lengkungan tulang belakang (Gambar 12). Ikuti langkah-langkah di bawah ini untuk memetakan skoliosis Anda sendiri pada Gambar 13 dan untuk memahami tubuh Anda lebih dekat.Berikut ini adalah cara Anda melakukannya:

Pertama Gambar skoliosis Anda – berdasarkan foto ronsen terbaru – ke Gambar 13. Bila tidak memiliki foto ronsen, mintalah orang lain untuk menyentuh dan menggerakkan jarinya ke tulang belakang Anda untuk proses spinosus (benjolan-benjolan yang menuruni punggung Anda).

Selanjutnya, petakan area-area ketegangan otot dengan tanda silang (**XXX**). Untuk bantuan, lihat Gambar 10 dan 11 untuk tipikal ketegangan otot yang biasanya terdapat pada skoliosis bentuk S atau C.

Gambar 13 akan penting dalam merancang program latihan sendiri untuk tulang belakang Anda.

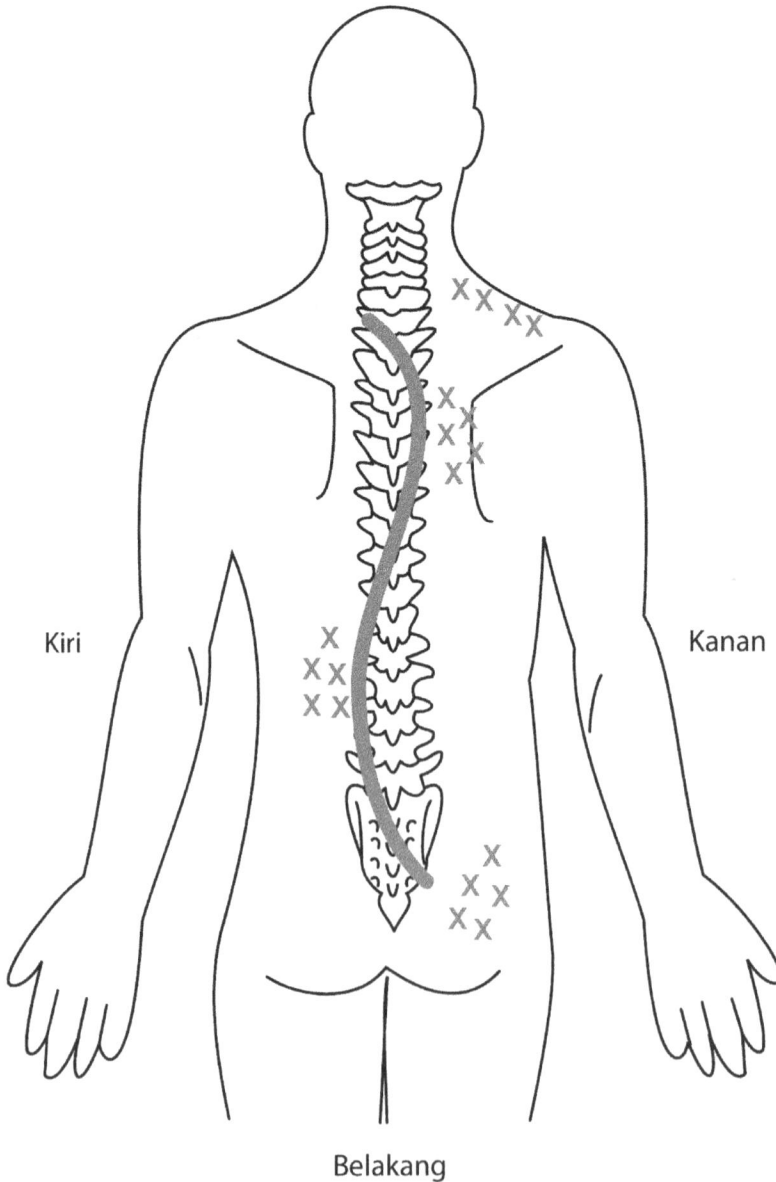

Kiri

Kanan

Belakang

Gambar 12: Contoh Peta skoliosis yang menunjukkan dimana seseorang merasakan ketegangan.

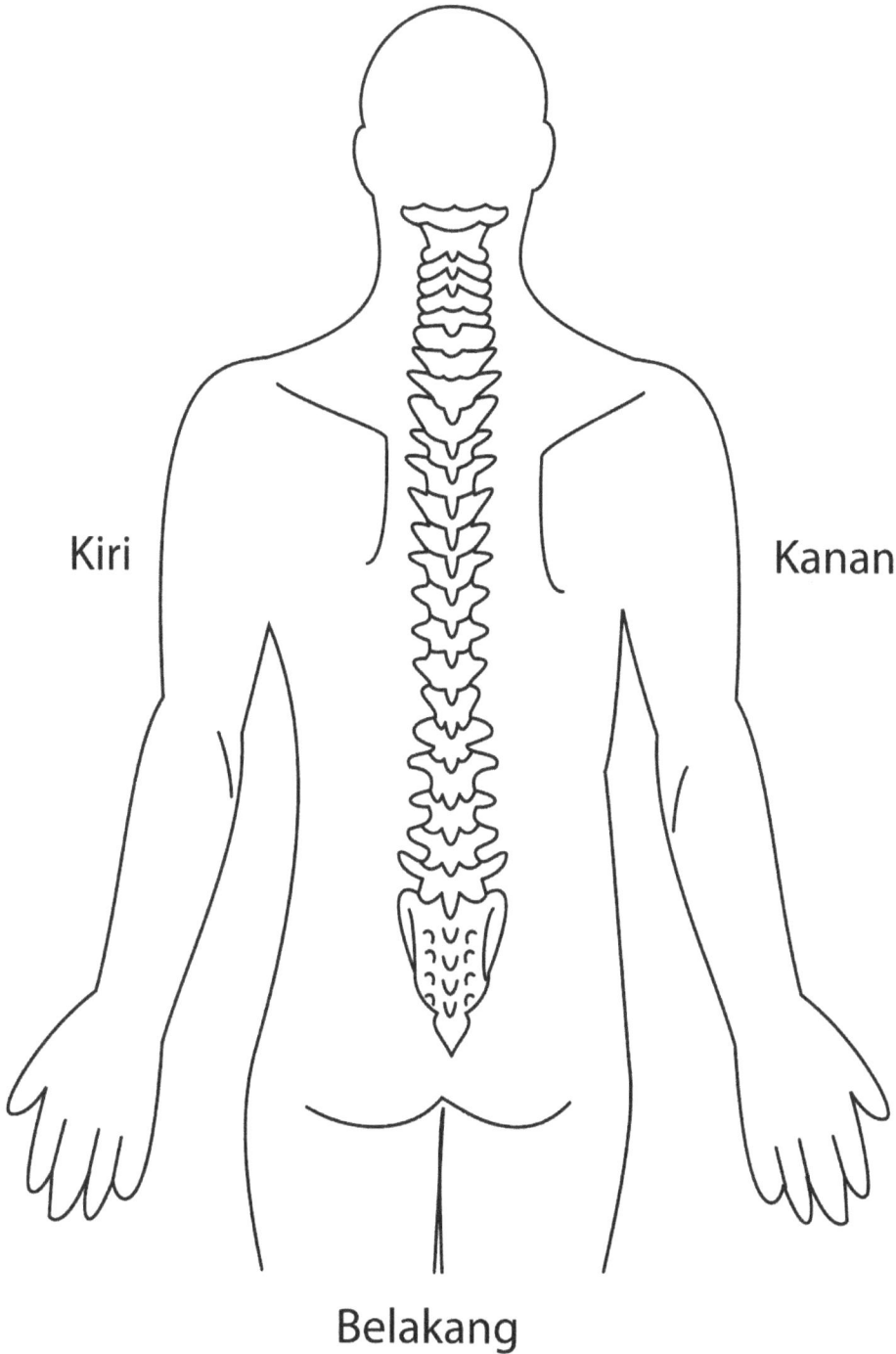

Kiri

Kanan

Belakang

Gambar 13: Contoh Peta skoliosis yang menunjukkan dimana seseorang merasakan ketegangan.

Memetakan Gejala-gejala Skoliosis Anda

Supaya skoliosis bisa disembuhkan, Anda perlu menentukan otot-otot mana yang terserang, dan mengidentifikasi area punggung Anda yang gejala-gejalanya paling sering terasa seperti nyeri, mati rasa, atau kesemutan. Lihatlah diagram yang ditunjukkan dalam buku ini.

Anda bisa merujuk kembali pada diagram ini nantinya; saya sangat percaya bahwa bila mengikuti pola makan yang cocok dengan Tipe Metabolik Anda dan mengikuti program latihan menurut prinsip-prinsip yang diuraikan dalam buku ini, suatu hari Anda akan bebas dari rasa sakit dan ketidaknyamanan yang saat ini mengganggu Anda.

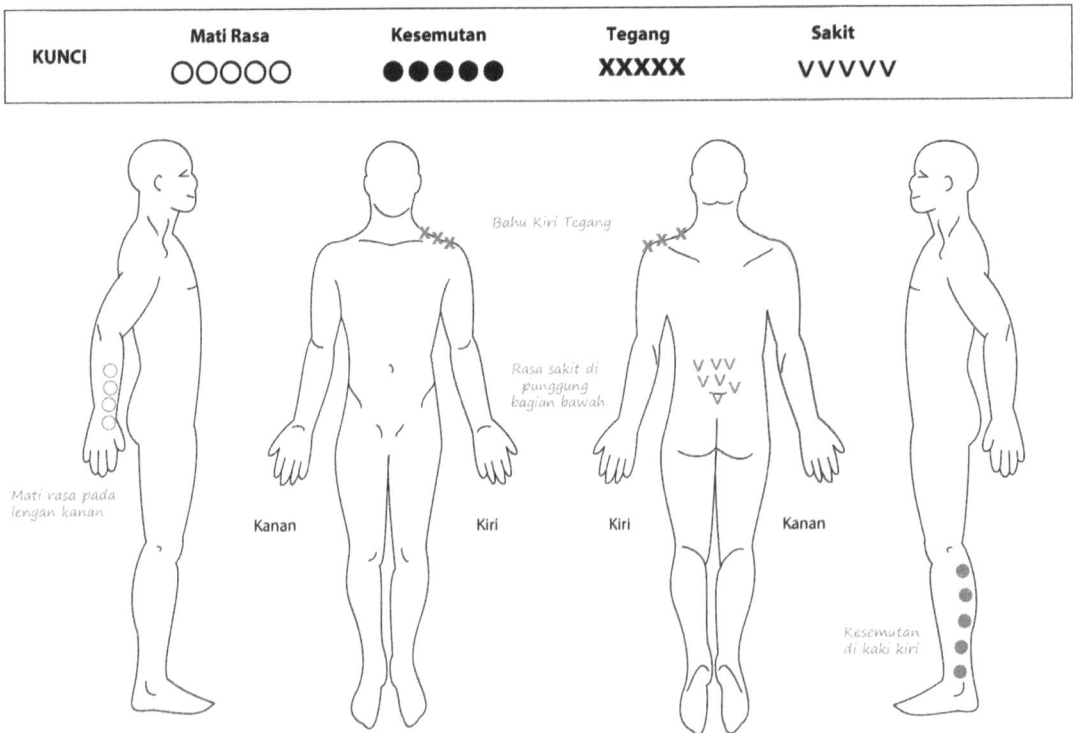

Gambar 14: Contoh pemetaan gejala-gejala Anda

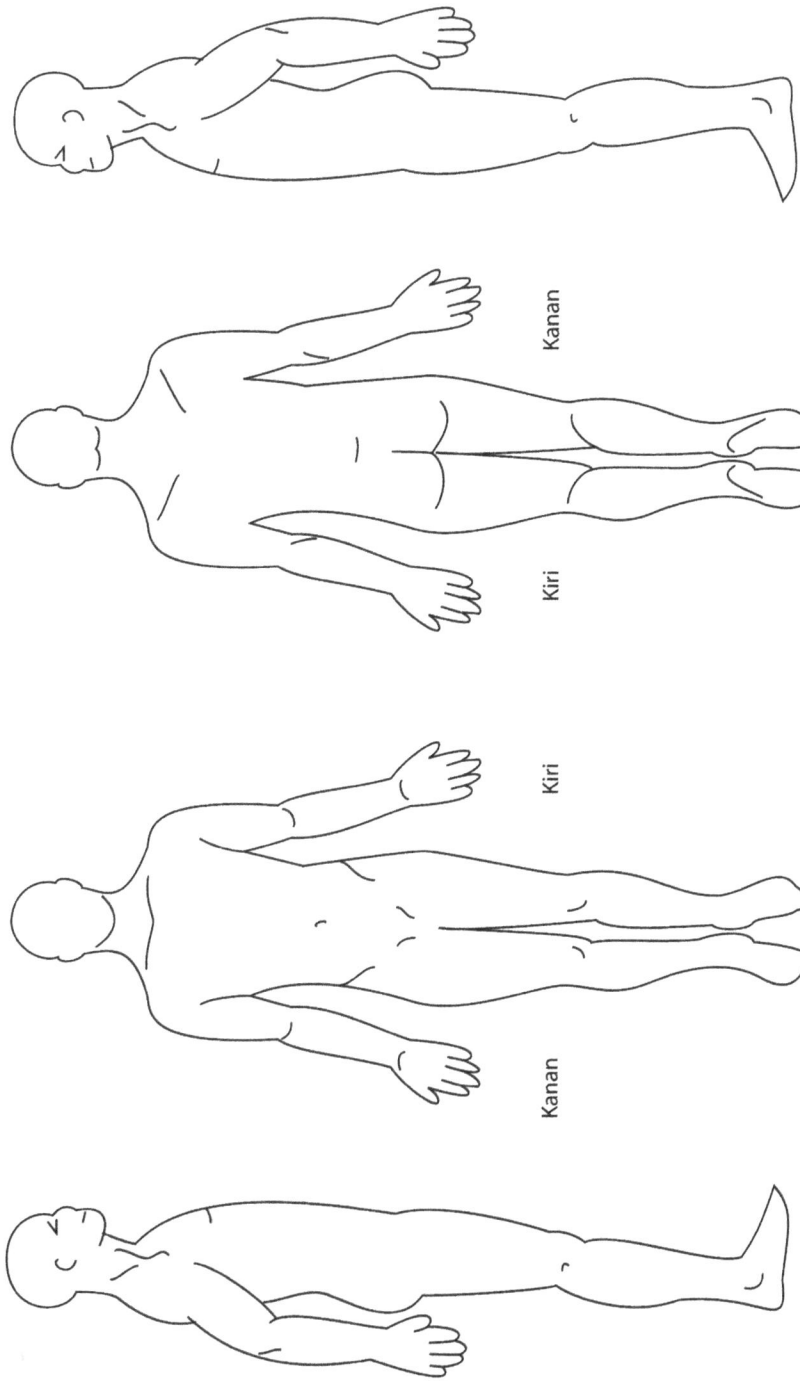

KUNCI

Mati Rasa	Kesemutan	Tegang	Sakit
OOOOO	●●●●●	XXXXX	VVVVV

Kiri

Kanan

Belakang

Kiri

Kiri

Kanan

depan

Kanan

Gambar 15: Dengan menggunakan diagram yang disediakan, petakan gejala Anda

Bisakah Latihan Membantu Skoliosis Saya?

Jawabannya adalah "ya!". Saya telah melihatnya dalam praktek saya dari waktu ke waktu: memperkuat dan meregangkan memainkan peranan penting dalam pengobatan skoliosis. Pada tahun 2008, tinjauan literatur menyeluruh dari 19 makalah, yang meliputi 1.654 pasien yang diobati dan 688 kontrol, mengungkapkan bahwa "semua studi mengkonfirmasi efetivitas latihan dalam mengurangi tingkat perkembangan (terutama pada awal pubertas) dan/atau memperbaiki sudut Cobb (berkisar pada akhir pertumbuhan). Latihan juga nampak efektif dalam mengurangi resep perungkupan."[83]

Selama lima tahun terakhir ini, delapan makalah lagi dari seluruh dunia (Asia, Amerika Serikat, Eropa Timur) telah diterbitkan; semuanya membuktikan kegunaan latihan dalam mengobati skoliosis, dan menunjukkan bahwa minat terhadap latihan untuk mengobati skoliosis tidak hanya eksklusif di Eropa Barat. Studi ini mengkonfirmasi dan memperkuat pelbagai studi sebelumnya. Bukti yang dikumpulkan oleh studi saat ini menunjukkan bahwa latihan untuk skoliosis idiopatik remaja sangat membantu tidak hanya dalam mencegah skoliosis, tetapi juga mengobatinya!

Membalikkan Proses Degenerasi atau Cedera Tulang Belakang

Mitos umumnya adalah bahwa sekali kerusakan tulang belakang terjadi, termasuk kerusakan tulang cakram dan saraf, Anda membutuhkan operasi atau dikutuk untuk hidup dengan rasa sakit, lemah atau kerusakan organ lainnya seumur hidup.

Mitos ini tidak terlalu benar. Dengan mengikuti beberapa kiat yang dibagi dalam buku ini dan dengan memasukan latihan rutin dalam rencana hidup, Anda tidak hanya bisa menyembuhkan, tetapi terkadang bahkan bisa membalikkan proses kerusakan tulang belakang Anda. Bagaimana diskus interbertebralis be-rehidrasi dan be-regenerasi lagi?

Cakram (diskus) tulang belakang membutuhkan tiga hal untuk regenerasi: gerak, air dan nutrisi. Hal ini merupakan fakta ilmiah terkenal bahwa tulang belakang tegak orang dewasa kehilangan tinggi vertikal sampai dua puluh mili meter per hari karena kehilangan cairan dalam tulang cakram.

Selama tidur, sebagian cairan dan ketinggian yang berkurang itu dipulihkan, tetapi tidak semua, dengan hasil bahwa ketika seseorang menjelang usia 60, dia akhirnya bisa kehilangan sedikit cairan tulang cakram dan kelenturan tulangnya. Memang, kehilangan 12 persen saja dalam tulang cakram bisa mengurangi ketinggiannya sebanyak 50 persen!

Karena hampir 88 persen komposisi cakram adalah air, ketepatan hidrasi merupakan hal yang penting untuk pasokan makanan, pelumasan dan fungsi semua tulang rawan sendi, tendon, ligamen, dan pengangkutan nutrisi cakram tulang belakang serta pembuangan kotoran.

Namun, seiring semakin tuanya seseorang, mereka akan semakin jarang bergerak, yang mengembangkan kondisi degeneratif postur dan tulang belakang serta akhirnya kehilangan sebagian kelenturan alami pada tulang belakang mereka. Pada saat inilah tulang cakram mulai mengalami dehidrasi dan kehilangan ketinggiannya. Inilah alasan utama mengapa rasa nyeri kronis bagian bawah punggung lebih cenderung terjadi ketika seseorang duduk dalam jangka waktu lama daripada berjalan atau berolahraga. Ketika seseorang duduk di depan komputer atau TV dalam waktu yang lebih lama, cakram tulang belakang akan dehidrasi, yang menyebabkan lubang tempat keluarnya saraf dari tulang belakang akan mengecil dan akhirnya menjadi terjepit. Ketika ini terjadi, rasa nyeri kronis mulai berlangsung yang segera meningkat menjadi kehilangan fungsi dan sensasi otot yang lebih serius, bergantung pada saraf yang mana dan dalam hubungan dengan tingkat tulang belakang mana hal itu terjadi.

Penelitian telah menunjukkan, bila kita bisa menciptakan siklus bongkar-muat pada tulang belakang, sebenarnya kita bisa "menyedot" air kembali ke dalam cakram dan me-rehidrasi dengan sengaja. Siklus bongkar-muat tidak lebih dari gerakan kompresi dan gerakan traksi yang saling bergantian terus-menerus karena tulang belakang bergerak. Cukup lakukan kegiatan fisik, entah itu berjalan atau berenang agar tulang belakang Anda bertumbuh dengan baik.

Bila Anda memulainya lebih dini, ketika tulang belakang masih muda, luwes, dan lentur, dan pengaruh-pengaruh skoliosis tidak terlalu parah, hasilnya akan lebih bermanfaat. Dilakukan dengan nutirisi dan latihan yang tepat yang direkomendasikan dalam buku ini, Anda dengan segera akan meregenerasi dan menambahkan beberapa derajat pembenahan serta penyembuhan tulang belakang Anda.

Studi Kasus: Mengendalikan Tulang Belakang Anda

Orang tua Cher menemukan bahwa ia "pincang" ketika berusia tiga belas tahun dan sangat khawatir. Mereka memperhatikan bahwa kaki kiri lebih pendek daripada kaki kanannya. Dengan nasehat perawat senior, yang juga teman keluarga, remaja ini dibawa ke dokter yang mendiagnosanya sebagai skoliosis. Inilah saat pertama, orang tuanya mendengar tentang gangguan tersebut. Dia memiliki lengkungan 38 derajat berbentuk C di daerah pinggang. Punggungnya dimasukkan ke dalam rungkup plastik keras sepanjang hari. Ini membantu masalah punggung, tetapi menyebabkan masalah lain –sangat menurunkan kepercayaan diri remaja tersebut. Dia membenci rungkup yang membatasi gaya hidupnya dan pilihan baju yang ingin dipakai. Dia harus mengenakan seragam sekolah yang setidaknya dua kali lebih besar daripada ukuran normal dan terlihat sangat mengerikan baginya! Karena diejek teman-teman, ia pelan-pelan menarik diri. Dia menjadi sangat pemalu dan menjauh.

Yang lebih buruk, dia bahkan tidak bisa melakukan sebagian dari olahraga yang diminta guru pendidikan fisiknya karena saat melakukannya, tertinggal bekas memar karena tepi rungkup yang kasar. Dia harus membawa dua tas sekolah. Butuh tiga sampai lima jam setiap harinya untuk pulang dan pergi ke sekolah, dan ia masih ingat berjalan kaki dengan perasaan malu di bawah panas terik siang hari dan tubuh basah kuyup di dalam rungkup keras itu. Setelah beberapa tahun berlalu, dia telah belajar untuk hidup dengan tulang belakang bengkok – untuk memilih pakaian yang bisa menyamarkan tubuh tidak simetrisnya dan menyerah untuk berobat.

Pada April 2006, ia mengalami sakit punggung yang sangat serius dan terbaring di tempat tidur selama hampir seminggu. Ia memutuskan untuk pindah ke Australia ketika saudaranya membawa kliping koran tentang seminar saya. Setelah meneliti di internet, dia memutuskan untuk menunda rencana kepindahannya dan mencoba pengobatan saya.

Foto ronsen sebelum pengobatan menunjukkan bahwa lengkungannya benar-benar sudah memburuk selama bertahun-tahun, menjadi 55 derajat, dan mempengaruhi daerah lainnya seperti leher. Untuk setengah tahun ke depan, meskipun banyak beban kerja di kantor, ia tidak melewatkan satu sesi pun dengan saya. Pengobatan awalnya tidak nyaman, tetapi dua bulan kemudian tubuhnya mulai menyesuaikan diri dengan penarikan dan peregangan. Dengan gagah berani, ia terus melakukannya, dan perlahan-lahan tubuhnya mulai memberikan hasil dan berubah menjadi lebih fleksibel. Dia mulai merasa lebih energik.

Pada akhir pengobatan enam bulan, foto ronsen pasca-pengobatan mengungkap perbaikan lima belas derajat pada skoliosisnya. Pada akhir terapi, ia memberitahu saya bahwa ayahnya mengambil foto punggungnya dengan kamera digital dan bahkan ia bisa melihat perbedaanya.

> "Untuk saya, seluruh pengalaman pengobatan sangat jauh lebih berarti daripada hasil perbaikan 15 derajat tulang belakang saya. Saya merasa diberkati dalam banyak hal, dan saya belajar memiliki kepercayaan bahwa ada solusi untuk masalah apa pun."
>
> *— Cher C. (33 tahun)*

Melatih Ulang Postur Tubuh

"

Postur adalah kunci kehidupan.

"

— **Mark Twain**

Saya pernah didatangi oleh seorang ayah yang khawatir yang berkata: "Dokter Lau, putri saya yang berumur 14 tahun telah didiagnosa skoliosis. Para dokter mengatakan bahwa tidak ada yang bisa dilakukan. Kita harus 'melihat dan menunggu' dan nanti, mungkin tindakan operasi akan dipertimbangkan bila lengkungan di punggungnya semakin buruk. Ia mengalami rasa nyeri dan kami ingin tahu apa yang terbaik baginya. Bisakah Anda membantu?"

Hal pertama yang saya katakan adalah bahwa mereka harus berhenti menunggu dan melihat. Ini memang hal terburuk yang dilakukan. Sebaliknya mereka harus bertindak sebagai orang tua yang bertangung jawab, dan bertindak dengan cepat. Kemudian, setelah menyuruh mereka duduk, saya menceritakan kisah evolusi.

Saya berusaha menjelaskan dengan cara yang bisa mereka pahami, bahwa ketika para pendahulu kita berjalan merangkak, perut dan organ toraks (dada) bergantung pada tulang belakang. Tulang belakang dalam hal ini didukung oleh kaki depan dan belakang mereka.

Namun, karena manusia mulai berdiri dan berjalan tegak, kaki belakangnya menjadi sistem pendukung untuk bagian tubuh lainnya, dan itulah saat ketika segalanya berubah. Sekarang tulang belakang menopang semua organ yang ada di depannya, sehingga ada potensi ancaman bahwa tubuh akan jatuh ke depan. Oleh sebab itu, selama ber-evolusi, otot-otot punggung berkembang untuk mengimbangi, yang bertindak seperti katrol untuk menjaga tulang belakang agar tetap tegak. Sekarang, tulang belakang bertindak terutama sebagai struktur yang menyediakan permukaan untuk otot-otot yang menempel. Ketika tulang belakang memuntir, melengkung atau bengkok, pergerakkan tersebut dibawa oleh kontraksi otot.

Otot-otot tulang belakang yang sama ini bisa mengejang akibat postur tubuh yang buruk, trauma saat lahir atau di kemudian hari karena gaya hidup kurang-gerak, nyeri punggung satu sisi terus-menerus, ketidakseimbangan nutrisi, kekurangan mineral, masalah genetik, cacat sendi pinggul, dan beberapa faktor lainnya.

Saya juga menjelaskan kepada mereka bahwa skoliosis sering dimulai dengan kejang otot di salah satu sisi tulang belakang. Hal ini memaksa tulang belakang untuk melengkung di sisi itu, yang mengakibatkan ligamen dan otot-otot mengeras serta tulang belakang membengkok. Akhirnya, lengkungan bentuk 'S' berkembang ketika kelompok lain dari otot punggung di bagian bawah sisi yang satunya mengalami kejang juga. Lengkungan bagian atas perlahan-lahan mulai saling menekan satu sama lain, sehingga secara terus menerus mengubah bentuk tulang belakang.

Semua ini berarti bahwa semakin cepat Anda mengobati skoliosis, semakin bagus. Untungnya, orang tua si anak tadi memahami bahwa pendekatan 'lihat dan tunggu' tidaklah baik dan segera memulai pengobatan putrinya, tanpa basa-basi lagi.

Skoliosis, Postur Dan Penyelarasan Tubuh

Postur tubuh yang buruk pernah dianggap menjadi salah faktor yang berkontribusi terhadap perkembangan skoliosis pada awal abad ke-19. Di Amerika Serikat, latihan postur dianggap penting dalam pengobatan gangguan tersebut. Latihan ini menjadi kurang disukai hanya ketika perungkupan (*bracing*) dan operasi menjadi lebih populer.

Dari pengalaman praktek, saya telah memahami pentingnya perbaikan postur untuk penderita skoliosis. Saya terus-menerus menekankan pentingnya postur yang tepat dan penyelarasan tubuh untuk para pasien saya, yang mirip dengan metode yang digambarkan di dalam buku-buku medis kuno. Sekarang, kita memiliki beberapa nama untuk teknik-teknik lama tersebut: "ergonomi" dan "penyelarasan tubuh", namun premisnya masih sama.

Beberapa studi ilmiah yang memberikan kesaksian terhadap kaitan kuat antara skoliosis dan postur, meliputi:

- Menarik tulang belakang ke satu sisi menyebabkan skoliosis[84] pada kelinci.
- Pada satu studi di Rusia, teknik biofeedback digunakan untuk membenahi kelainan postur[85] dan meluruskan tiang tulang belakang
- Sebuah studi tahun 1979 di Polandia menemukan bahwa pelatihan postur dan terapi latihan memainkan peran dalam pencegahan dan pengobatan skoliosis.[86]
- Sebuah kajian tahun 2001 dari Hong Kong menunjukkan hasil yang menjanjikan dari pengobatan skoliosis menggunakan latihan postur.[87] Menurut para penulis kajian, "kontrol tulang belakang aktif jangka panjang bisa dicapai melalui otot-otot tulang belakang pasien sendiri."

- Menurut makalah di jurnal medis *Spine*, studi di Jepang dan Swedia mengemukakan bahwa gangguan keseimbangan postur tubuh terjadi pada skoliosis idiopatik.[88] Dengan pemikiran ini, tidak mengherankan bahwa studi yang tercantum di atas: dari Rusia, Polandia dan Hong Kong menunjukkan hasil positif pada lengkungan skoliosis akibat perbaikan postur.

Apabila segalanya dipertimbangkan, memang postur tubuh yang bagus menjaga otot-otot tetap seimbang dan tubuh menjadi lurus. Postur tubuh yang buruk, sebaliknya, menempatkan berat tidak normal pada sendi dan menekan otot-otot serta urat, yang seringkali menyebabkan rasa nyeri. Selain itu, postur tubuh yang buruk tidak cukup menopang organ-organ dalam, sirkulasi darah terhambat dan disfungsi pun muncul. Ketika postur tubuh buruk muncul, akan selalu ada kebutuhan program peregangan untuk memperpanjang otot-otot pendek dan program latian untuk mengencangkan otot-otot kendur yang akan kita bahas pada bagian kedua dari buku ini.

Bagaimana Postur Tubuh Buruk Berkembang?

Pada kenyataanya, ada banyak faktor yang bisa mempengaruhi postur tubuh mulai dari kebiasaan dan kegiatan sehari-hari sampai kecenderungan dan kondisi yang mendasar seperti skoliosis, osteoporosis, arthritis (radang sendi), atau bahkan kondisi yang merangsang rasa sakit yang menyebabkan posisi kebiasaan kronis yang diasumsikan oleh seseorang.

Namun, sebagaimana sebagian besar informasi yang terkandung dalam buku ini, kita harus kembali ke dasar. Kita dahulunya adalah pemburu dan pengumpul makanan yang ber-evolusi untuk menghabiskan hari-hari kita mengembara dan melakukan kegiatan fisik seperti mencari buah berry atau mengejar mangsa dan sekarang kita tidak lagi melakukan tujuan untuk apa kita ber-evolusi. Kita tidak dirancang untuk menghabiskan waktu seharian duduk menatap layar lekat-lekat atau berjalan, atau kegiatan lainnya dari kehidupan modern yang begitu jauh dari asal-usul kita.

Kiat Tentang Postur yang Tepat

Postur yang baik adalah postur yang seimbang yang ditempatkan di pusat sehingga tarikan gaya gravitasi terdistribusi secara merata dan rileks untuk seluruh sendi tubuh. Dengan sendi-sendi di posisi yang tidak canggung, otot menjadi relaks, dan ketegangan yang tidak perlu terlepaskan. Postur yang baik adalah posisi mekanis yang paling efisien untuk tubuh.

Pengaruh postur tubuh yang bagus antara lain:

- Terbentuk garis lurus dari telinga, bahu, pinggul, lutut dan pergelangan kaki
- Kepala terpusat
- Bahu, pinggul dan lutut setara tingginya

Beberapa kesalahan postur yang umum meliputi:

Kepala condong ke depan
- Bahu sedikit membungkuk ke depan
- Punggung bagian bawah melengkung atau punggung datar
- Kemiringan panggul depan (anterior) yang berlebihan (bagian belakang menonjol)
- Kemiringan panggul belakang (posterior) yang berlebihan (perut/panggul menonjol)

Ujilah Postur Anda

Untuk menentukan apakah postur Anda bagus, lakukan pengujian berikut ini:

Uji Dinding

Berdirilah dengan bagian belakang kepala menyentuh dinding dan tumit Anda enam inci dari dasar dinding. Dengan bagian bawah Anda menyentuh dinding, tempelkan tangan di antara punggung bagian bawah dengan dinding, dan kemudian antara leher Anda dengan dinding. Jika bisa memperoleh antara satu atau dua inci pada punggung bagian bawah dan dua inci pada leher, Anda hampir mendapatkan postur tubuh yang sangat baik.

Uji Cermin

Anda bisa melakukan pengecekan titik sederhana di depan cermin besar, atau minta pasangan atau teman melakukannya untuk Anda. Jawablah pertanyaan-pertanyaan berikut ini dan gunakan Gambar 16 pada halaman selanjutnya untuk melihat apakah:

1. Kepala Anda tegak ya/tidak
2. Bahu Anda rata ya/tidak
3. Pinggul Anda rata ya/tidak
4. Tempurung lutut Anda menghadap ke depan ya/tidak
5. Pergelangan kaki Anda lurus ya/tidak

Sekarang lihatlah diri Anda sendiri dari samping dan carilah hal-hal berikut ini:

1. Kepala Anda tegak alih-alih ya/tidak
   jatuh ke depan atau ke belakang
2. Dagu Anda sejajar dengan lantai ya/tidak
3. Bahu Anda segaris dengan telinga ya/tidak
4. Lutut Anda lurus ya/tidak
5. Ada lengkungan sedikit ke depan ya/tidak
   pada punggung bagian bawah

Jika Anda menjawab "tidak" untuk 3 atau lebih pertanyaan ini, postur Anda sejajar ideal.

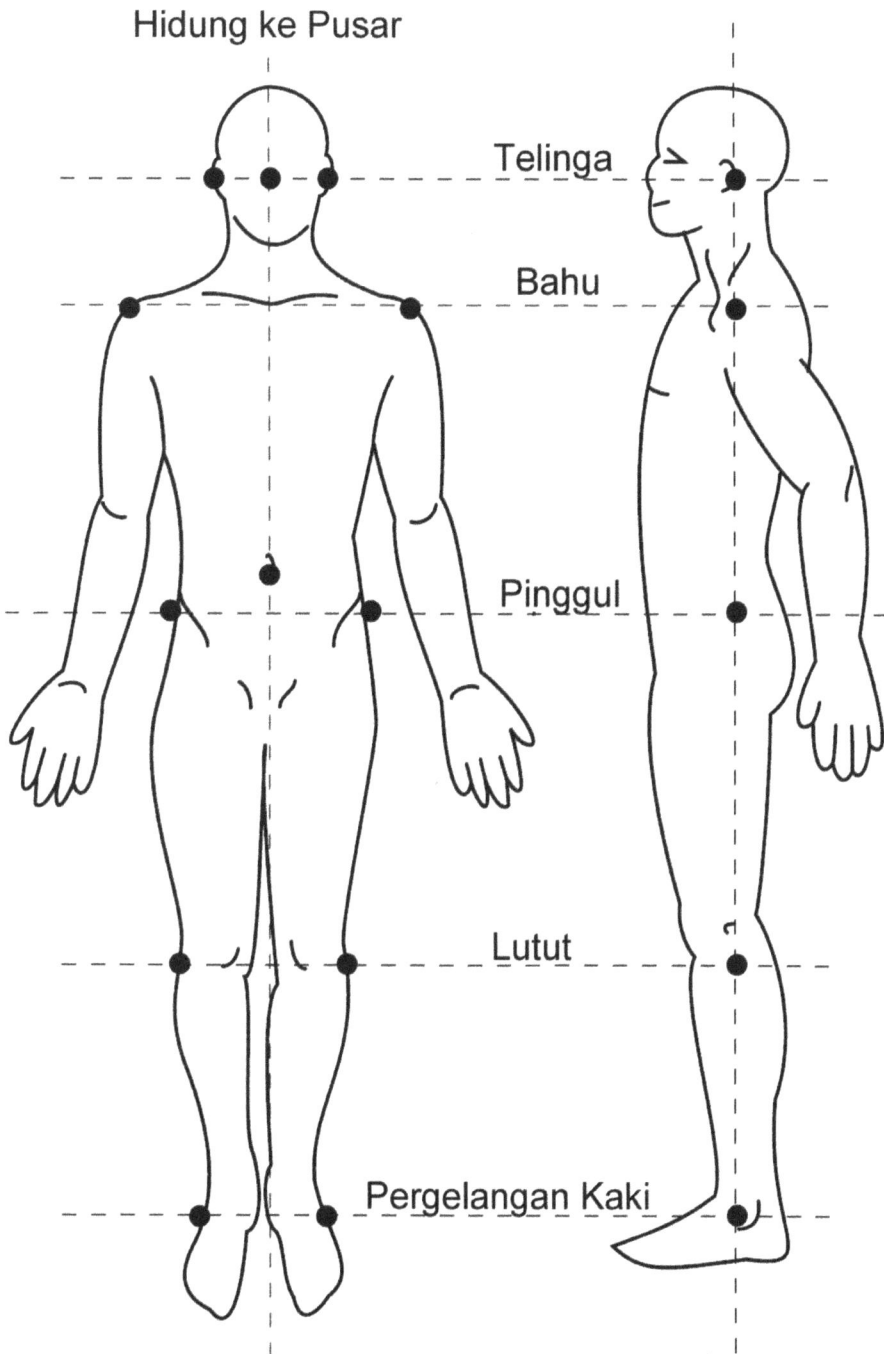

Hidung ke Pusar

Telinga

Bahu

Pinggul

Lutut

Pergelangan Kaki

Gambar 16: Periksalah postur Anda di depan cermin besar

Cara Membenahi Postur yang Buruk

Ketidakseimbangan postur tubuh bisa jadi tanda ketidakseimbangan tulang belakang. Menjalankan seluruh latihan di dalam bab-bab berikut ini akan memperbaiki apa pun ketidakseimbangan otot Anda dan membantu membangun postur yang bagus. Di sini ada dua kiat untuk membantu memperbaiki postur tubuh Anda secara instan:

1. Bayangkan ada balon-balon yang menempel pada bagian atas otot dada Anda, dan balon-balon ini mengangkat otot dada Anda ke angkasa. Ini akan memperbaiki bungkuk Anda dengan segera dan bahkan postur kepala ke depan. Dengan lembut, tarik kembali dagu Anda, sehingga leher sedikit memanjang.

2. Terakhir, tarik dua tulang belikat ke arah tulang belakang, lalu turunkan ke tengah-tengah punggung Anda. Alasan Anda harus melakukan ini adalah karena jika hanya menarik bahu ke belakang, kemungkinan besar Anda akan melibatkan otot trapezius bagian atas, yang mengangkat bahu Anda. Masalahnya adalah bahwa sebagian besar orang terlalu tegang dan banyak bekerja dengan otot-otot ini, karena pada bagian ini orang menahan stres. Jadi, kita tidak mau membuatnya lebih tegang lagi. Tarik belikat ke belakang lalu ke bawah untuk menjaga bahu tetap santai dan otot-otot dada Anda meregang.

Cerita Pribadi: Lulusan Hukum dengan Skoliosis

"Saya terdiagnosa skoliosis ringan pada tahun 1994. Tidak ada jaminan bahwa perlu dioperasi, namun skoliosis ini menyebabkan sakit tulang punggung dan sedikit pincang ketika saya berjalan. Pada 2005, saya mendengar pengobatan non-bedah yang berfokus pada perbaikan skoliosis. Otomatis saya ragu karena pengobatan ini tidak terkenal pada waktu itu. Namun, setelah konsultasi pendahuluan dengan dr. Kevin Lau, saya diyakinkan bahwa pengobatannya layak dicoba. Selama beberapa bulan konsultasi rutin, kondisi saya terus membaik di bawah pengobatannya. Pengobatan holistiknya meliputi saran diet dan gaya hidup. Beberapa saran nampak radikal dan sulit diterima pada waktu itu, tetapi buku dan laporan koran secara mandiri menguatkan kemanjurannya. Pengobatan dr. Lau pada prinsipnya membuat para pasien bertanggung jawab atas kesehatan mereka sendiri. Jadi, pasien yang disiplin, tekun dan menerima ide-ide baru mendapat manfaat paling besar selama berada di bawah perawatan dr. Lau."

— Daryl L. (26 tahun)

Peregangan Penyeimbangan Tubuh

> *Hidup itu seperti naik sepeda. Untuk menjaga keseimbangan, Anda harus terus bergerak.*
>
> — **Albert Einstein**

Nenek moyang kita menjalani kehidupan yang lebih aktif daripada sebagian besar kita masa kini. Sejak Revolusi Industri sampai hari ini, mesin-mesin tiada hentinya mengambil alih banyak hal dalam kehidupan kita sehari-hari. Kita, pada gilirannya, menjadi lebih sedikit bergerak. Kita berkendara bukannya berjalan, naik lift sebagai ganti naik tangga, dan duduk di meja alih-alih bekerja keras di ladang. Akibatnya, otot dan tulang kita menjadi lebih lemah dan tidak terlalu terkondisi dengan baik, dan karena itu lebih rentan terhadap cedera dan penyakit.

Sebagian besar dari kita sadar bahwa olahraga sangat penting untuk kesehatan kita. Karena kita memiliki aktivitas fisik yang lebih sedikit daripada masa lalu, penting bagi kita untuk belajar bagaimana melakukan peregangan dengan benar. Peregangan adalah jembatan antara dunia pasif and dunia aktif. Seseorang tidak bisa berpindah dari kehidupan pasif menjadi aktif tanpa melewati jembatan ini, paling tidak tanpa resiko cedera. Peregangan menjaga otot tetap lentur, menyiapkan Anda untuk bergerak dan membantu Anda beralih dari tanpa kegiatan menuju kegiatan berat tanpa ketegangan.

Menemukan
Ketegangan Otot

Mari kita mulai bagian ini dengan diagnosis diri. Pada Gambar 13 dalam bab sebelumnya, tandai daerah pungung tempat Anda merasakan ketegangan otot, misalnya daerah punggung yang terasa tidak nyaman ketika diregangkan. Untuk mencapai ini, berdirilah tegak dengan kedua tangan di samping dan dengan lengan lurus perlahan-lahan gerakkan ke depan sampai keduanya di atas kepala, yang menahan agar tubuh Anda tetap tegak saat melakukannya.

Apakah Anda merasakan beberapa daerah yang tegang? Apakah ada perasaan tidak nyaman di punggung bagian bawah? Apakah sisi kanan punggung bawah lebih tegang daripada yang kiri? Apakah bahu kiri lebih sulit digerakkan daripada yang kanan? Apakah ada ketegangan di punggung selama gerakan?

Selanjutnya, ikuti latihan peregangan yang tercantum pada akhir bagian ini yang berfokus pada tulang belakang: dari leher sampai punggung bagian bawah, pada area yang terasa tegang. Ulangi lagi setiap rangkaiannya pelan-pelan, sementara itu secara bertahap tingkatkan durasi peregangan.

Satu-satunya cara agar peregangan dan latihan bermanfaat bagi Anda dan kondisi kesehatan Anda adalah dengan memahami bagaimana tepatnya tubuh Anda keluar dari keseimbangan. Lebih tepatnya, Anda perlu tahu kelompok otot mana yang tegang, mana yang lemah, dan bagaimana ketidakseimbangan itu mempengaruhi tubuh Anda secara keseluruhan.

Tujuan utama Anda adalah harus membawa tubuh kembali ke keadaan seimbang guna memperbaiki skoliosis Anda. Bila satu kelompok otot terlalu kuat atau terlalu tegang dan tulang tertarik keluar dari posisi yang sebenarnya, akhirnya sendi-sendi Anda tidak bekerja dengan benar. Sendi-sendi Anda akan mengalami kerusakan dan keausan sampai akhirnya semua gerakan terasa menyakitkan.

Ada lebih dari 600 otot yang menyediakan mobilitas untuk punggung Anda, hampir semuanya memainkan peran dalam kesehatan dan fungsi layak dari tulang belakang dan semua otot ini perlu dilatih secara rutin.

Juga perlu diingat bahwa otot bisa menarik panggul Anda ke berbagai arah. Bila panggul Anda berada pada posisi abnormal seperti satu sisi nampak menonjol ke luar (tidak seimbang), tulang belakang Anda bisa mengikutinya yang menyebabkan lengkungan abnormal. Lengkungan tidak normal ini akan, dari waktu ke waktu, menyebabkan kondisi Anda semakin sakit dan secara bertahap menjadi semakin buruk.

Pada akhirnya, terlepas dari usia, jenis kelamin, kebugaran, atau berat Anda, ingatlah bahwa kita semua memiliki ketidakseimbangan dan kita semua perlu memahami bahwa peregangan dan latihan bisa memainkan peranan penting dalam menjalani kehidupan dan sejauh mana kita tetap sehat ketika semakin tua. Setelah memahami konsep ketidakseimbangan, Anda perlu mengidentifikasi letak ketidakseimbangan itu dalam tubuh Anda. Bila Anda meregangkan satu kelompok otot yang tidak perlu diregangkan, ketidakseimbangan tidak akan pernah dipulihkan.

Kewaspadaan Latihan

Ada beberapa peringatan awal yang harus disebutkan sebelum Anda mulai mencoba latihan apa pun:

- Petakan semua otot Anda yang tegang dan lemah sebelum memulai diagram yang disediakan dalam bab ini.
- Dengan cara seperti seorang atlit, ketahuilah dengan benar otot-otot mana yang membutuhkan teknik penguatan dan mana yang membutuhkan teknik peregangan. Sebagai aturan praktis, saya sarankan untuk berlatih peregangan pada kedua sisi tubuh dan membuat catatan: bagian mana

yang terasa tegang. Ingatlah: tidak seorang pun yang sama dan tidak ada skoliosis yang identik pula.

- Praktekkan teknik penguatan dan peregangan seperti yang dijelaskan di bagian ini, yang menjamin Anda mencapai daerah target yang sedang dilatih

Mulailah menggabungkan peregangan yang melepaskan ketegangan di semua area tulang belakang Anda sampai kedua sisinya terasa sejajar dan seimbang.

Peregangan urat lutut juga penting, karena ketegangan lutut membatasi gerakan panggul. Ini bisa menyebabkan ketidakseimbangan panggul dan bisa meningkatkan stres di punggung bawah. Ada berbagai cara untuk melakukan latihan peregangan lutut, termasuk satu yang disebutkan di dalam buku ini. Pilihlah salah satu yang paling nyaman untuk Anda.

Kegiatan seperti yoga atau Pilates menggabungkan baik peregangan maupun relaksasi, yang mengurangi ketegangan pada otot-otot pembawa stress. Yoga mensyaratkan bahwa setiap individu menahan gaya dengan lembut di mana pun selama 10 sampai 60 detik. Dalam gaya yoga, otot-otot tertentu melentur, yang mendukung relaksasi dan kelenturan pada otot dan sendi. Pilates membantu memperkuat dan membentuk otot inti punggung, perut dan kaki Anda.

Keduanya dianggap sebagai latihan yang baik yang menjaga tulang belakang tetap stabil serta lentur, dan saya secara teratur merekomendasikan keduanya demi perawatan tulang belakang setelah pembenahan. Carilah instruktur yang akrab dengan atau ahli dalam hal skoliosis.

Setiap kegiatan apa pun yang melibatkan dorong-mendorong yang berlebihan atau yang berdampak besar pada tulang belakang harus dihindari. Begitu pula dengan olahraga berat seperti lari lintas alam, ski dan berkuda. Berenang merupakan aktivitas yang sangat bagus, yang mengurangi ketidaknyamanan bagi pasien tertentu. Ketika berada di dalam air, cobalah beberapa hal berikut:

- Gerak stasioner atau mendayung perahu
- Gerak bersepeda dengan kaki
- Melibatkan beban pada pergelangan kaki saat berenang
- Mengangkat kaki saat berada di posisi menyamping dan tahan ke sisi kolam renang atau obyek stasioner.

Rekomendasi umumnya adalah bahwa Anda terus aktif secara fisik setiap hari, berlatih aerobik dua sampai tiga kali dalam seminggu (misalnya berjalan cepat, bersepeda, berenang). Bila Anda bergaya hidup kurang gerak, ambil satu atau dua hari untuk hari latihan Anda.

Jangan berlatih berlebihan: Istirahat juga menjadi bagian penting dari proses penyembuhan karena inilah saatnya otot-otot sembuh.

Lama waktu minimal yang bisa diterima yang harus Anda habiskan untuk berlatih adalah 20 menit (tidak termasuk pemanasan dan pendinginan). Maksimalnya adalah 1 jam, bergantung pada latihan yang Anda pilih. Bila Anda seorang pemula, cobalah mulai dengan 10 menit.

Teknik Peregangan yang Benar

Peregangan terdengar mudah, tetapi ketika tidak dilakukan dengan benar, bisa menyebabkan cedera. Perlu ditekankan lagi bahwa teknik peregangan yang tepat itu penting. Jangan pernah menanggap bahwa peregangan adalah sebuah kontes, dan harus dilakukan berlebihan. Tujuannya tidak untuk meregangkan titik rasa nyeri, tetapi untuk mengurangi ketegangan otot. Peregangan harus santai dan menghangatkan, serta jangan berusaha keras untuk melihat siapa yang bisa meregang paling jauh – ini hanya akan menyebabkan rasa sakit dan cedera. Pokoknya, apabila dilakukan dengan benar, peregangan pasti menyenangkan.

Secara umum, pilihlah rencana latihan yang:

1. **Secara spesifik dirancang untuk kebutuhan Anda dan cocok dengan gaya hidup Anda**

   Apakah Anda sehat dan secara fisik sehat? Atau Anda telah hidup dengan gaya hidup kurang gerak selama lima tahun ini? Apakah Anda atlit profesional? Atau Anda sedang dalam masa pemulihan dari cedera serius? Apakah Anda sering menderita rasa sakit, nyeri atau kekakuan otot dan sendi pada salah satu area tubuh Anda? Dalam semua skenario ini, program latihan akan berbeda dan secara khusus disesuaikan dengan kebutuhan Anda.

2. **Buatlah tinjauan terhadap area spesifik, atau kelompok otot, yang perlu diregangkan**

   Apakah otot-otot Anda siap? Apakah ada kerusakan sendi, ligamen, tendon, dll.? Apakah area tertentu baru saja cedera, atau masih dalam masa pemulihan?

   Bila kelompok otot yang diregangkan tidak sehat 100%, hindari peregangan di area ini. Usahakan pemulihan dan rehabilitasi sebelum pindah ke latihan-latihan peregangan spesifik.

3. **Jangan lupa pemanasan sebelum peregangan**

   Dengan meningkatkan suhu otot, Anda membantu membuat otot kendur, lentur, dan kenyal. Hal ini penting untuk menjamin manfaat maksimal yang didapat dari peregangan Anda.

4. **Regangkan secara lembut dan pelan-pelan (hindari pemantulan)**

   Peregangan pelan-pelan dan lembut membantu membuat otot-otot Anda rileks, yang pada gilirannya membuat peregangan jadi lebih menyenangkan dan bermanfaat. Ini juga membantu menghindari kerusakan dan ketegangan otot yang bisa menyebabkan gerakan tersentak dan cepat.

5. Peregangan HANYA pada titik ketegangan

Peregangan BUKAN kegiatan yang menyakitkan; seharusnya menyenangkan, santai dan sangat bermanfaat. Banyak orang percaya bahwa mereka harus kesakitan untuk memperoleh bagian paling bermanfaat dari peregangan. Ini salah satu kesalahan terbesar yang Anda buat ketika melakukan peregangan.

6. Bernafaslah secara pelan-pelan dan normal

Banyak orang secara tidak sadar menahan nafas saat peregangan. Ini menyebabkan ketegangan pada otot-otot Anda, yang membuatnya sulit meregang. Untuk menghindari ini, bernafaslah secara perlahan dan dalam selama peregangan Anda. Ini membantu me-rileks-kan otot, mendukung aliran darah dan meningkatkan pengiriman oksigen serta nutrisi untuk otot-otot Anda.

Refleks Regangan

Pernahkah Anda menyentuh sesuatu yang panas? Tubuh secara otomatis dan dalam sekejap mata, menarik tangan Anda dari sumber sakit tanpa Anda sadari. Ini adalah refleks otomatis saraf-saraf dalam menanggapi rangsangan rasa sakit.

Otot memiliki refleks yang mirip, suatu mekanisme perlindungan yang mencegahnya dari bahaya tidak sengaja. Ketika meregangkan otot terlalu jauh, tubuh merespon dengan mengencangkan otot-otot yang sedang Anda regangkan!

Penting untuk mendengar tubuh Anda dan memperhatikan sinyal-sinyalnya. Ketika meregangkan otot secara berlebihan, refleks peregangan ini diaktifkan, dan hasilnya adalah rasa sakit. Inilah cara tubuh memberitahu bahwa Anda melakukannya secara berlebihan. Bila Anda terus meregangkan melampaui titik tidak nyaman, hasilnya adalah jaringan parut yang menumpuk dalam otot Anda, dan kehilangan kekenyalan secara bertahap. Bila mengalami skoliosis, merusak otot yang mendukung tulang belakang Anda adalah hal paling akhir yang ingin Anda lakukan. Oleh sebab itu, perhatikan sinyal tubuh Anda dan jangan meregangkan otot secara berlebihan.

Bersakit-sakit Dahulu, Bersenang-senang Kemudian

Banyak dari kita memiliki ide yang tertanam dalam diri sejak usia dini bahwa latihan tanpa kesakitan tidak ada gunanya, dan bahwa kecuali kita mendorong diri hingga titik rasa sakit, kita sebenarnya belum banyak berusaha.

Ini jelas-jelas tidak benar, dan bisa membahayakan. Peregangan, ketika dilakukan dengan benar, tidak akan pernah menyakitkan, tetapi sebaliknya akan terasa menyenangkan dan santai.

Latihan Peregangan

Pada bagian selanjutnya, beberapa latihan peregangan yang saya rekomendasikan untuk pasien saya, penderita skoliosis, akan dijelaskan. Berbagai teknik peregangan dengan ilustrasinya juga disediakan untuk membantu Anda dalam mempelajari cara melakukannya dengan benar.

Banyak peregangan yang dijelaskan di sini, harus ditahan selama 20-30 detik, kecuali dinyatakan lain. Namun, apabila sudah terbiasa melakukan peregangan-peregangan ini dan tubuh Anda menjadi lebih selaras, Anda akan menemukan bahwa Anda lebih menyesuaikan diri dalam menentukan berapa lama Anda perlu menahan satu peregangan untuk mendapatkan manfaat yang maksimal. Contohnya, bila merasa lentur dan tidak mengalami rasa tidak nyaman dengan skoliosis Anda, Anda mungkin mengetahui bahwa menahan peregangan selama 5-15 detik itu cukup. Di sisi lain, bila merasa kaku dan mengalami sakit punggung karena skoliosis Anda, mungkin Anda perlu menahan peregangan lebih lama untuk memanaskan otot-otot Anda. Ingatlah: setiap orang berbeda, dan Anda sangat perlu mendengar tubuh Anda. Regangkan hanya pada titik yang merasakan ketegangan pada otot Anda, bukan pada titik rasa sakit.

Fleksi Leher Sisi

☐ **Kiri** ☐ **Kanan**

Ikuti langkah-langkah yang diuraikan berikut ini:

- Duduklah dengan tegak
- Anda bisa memegang ujung tempat tidur untuk bantuan dan kemudian perlahan-lahan cobalah untuk bersandar sampai bahu Anda tertekan. Pastikan bahwa Anda mempertahankan postur tegak
- Sekarang, gunakan tangan satunya untuk menarik kepala Anda pelan-pelan menjauh dari bahu
- Tarik nafas dan pelan-pelan tekan kepala ke tangan Anda selama lima detik
- Lepaskan nafas dan segera bersandar, sembari menekan bahu Anda. Lalu perlahan-lahan gerakkan kepala dan leher Anda menjauh dari bahu
- Tahan posisi peregangan selama 20-30 detik

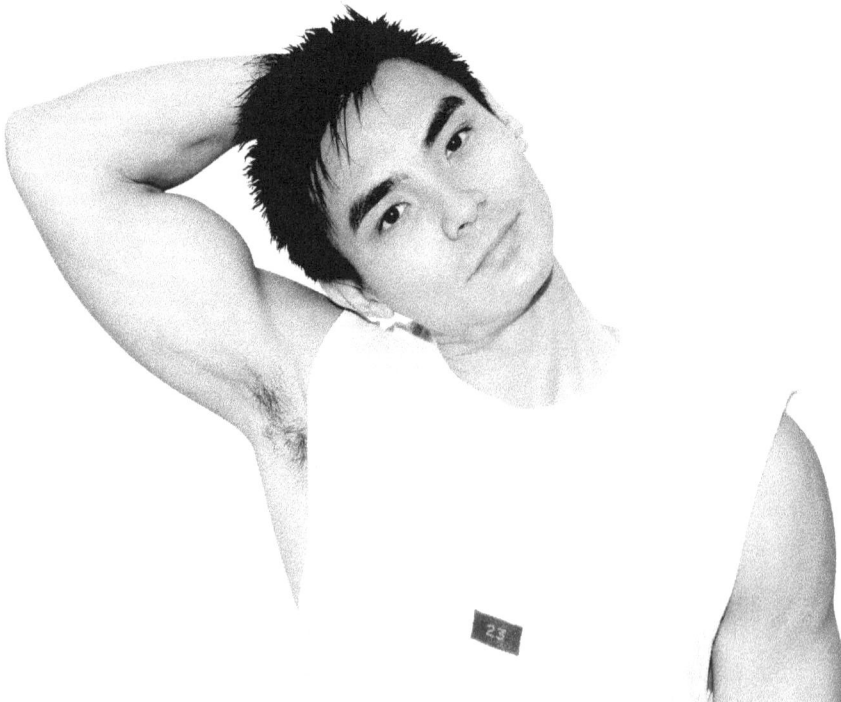

Gambar 17: Fleksi Leher Sisi

Rotator Leher

☐ **Kiri** ☐ **Kanan**

- Duduk dengan posisi yang baik
- Putar kepala Anda ke satu sisi
- Tempatkan tangan yang berlawanan arah ke pipi Anda
- Tarik nafas dan pelan-pelan putar kepala di dalam tangan sambil menahan tangan Anda
- Lihatlah ke arah berpaling Anda
- Tahan 20-30 detik dan lepaskan nafas saat melihat ke belakang dan putar kepala Anda dalam peregangan

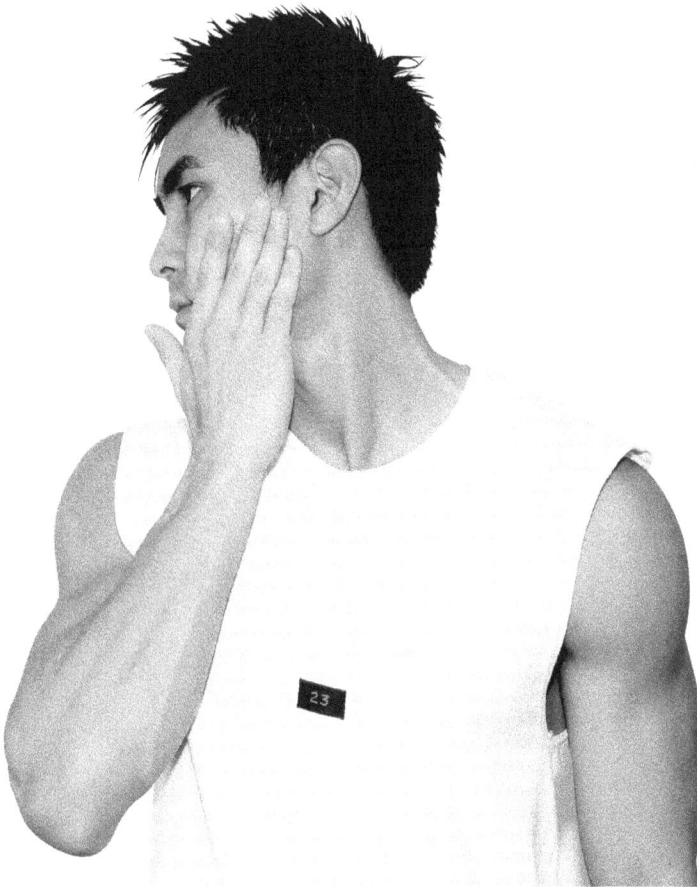

Gambar 18: Rotator Leher

Ekstensor Leher

- Pertahankan posisi tegak, baik duduk atau berdiri, dan biarkan kepala Anda tunduk ke arah dada
- Letakkan satu tangan ke belakang kepala dan satu lagi di bawah dagu Anda
- Tahan dagu dan sedikit regangkan belakang leher dengan cara menarik kepala Anda menuju ke dada
- Ambil nafas dalam-dalam dan tekan sedikit kepala ke arah tangan, membiarkan kepala Anda bergerak
- Setelah lima detik, rileks sembari menghembuskan nafas dan pelan-pelan gerakkan kepala Anda ke arah dada

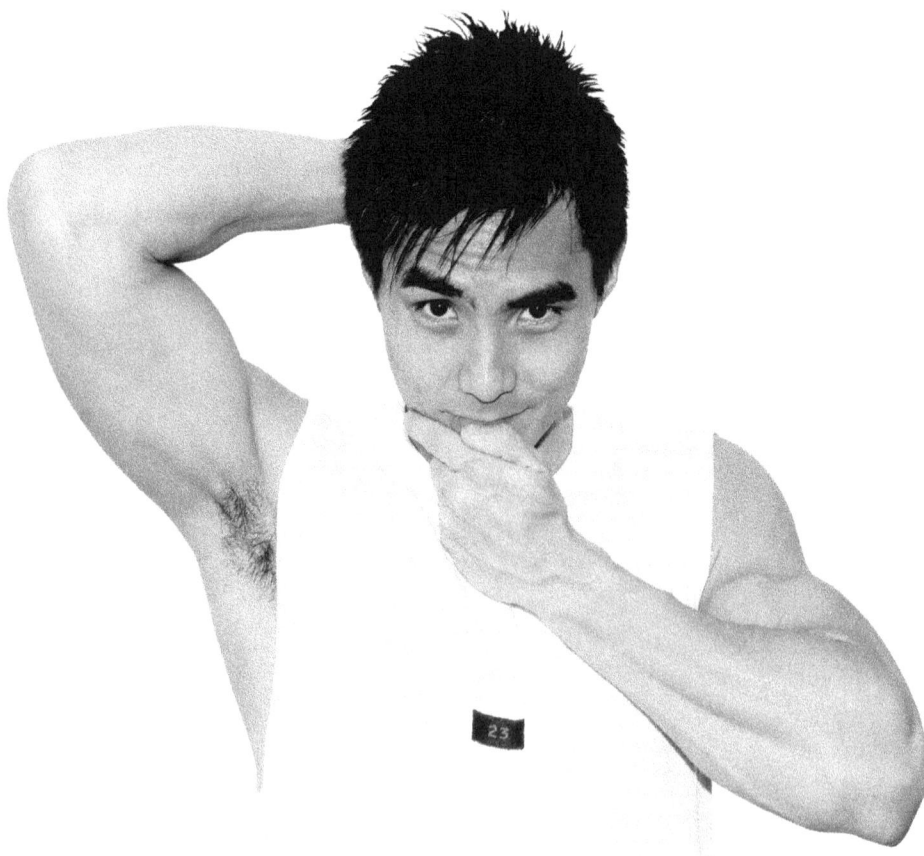

Gambar 19: Ekstensor Leher

Peregangan Levator Skapula

☐ **Kiri** ☐ **Kanan**

- Tempatkan satu lengan jauh ke bawah sebisanya di antara belikat bahu Anda
- Lihatlah ke sisi berlawanan sejauh Anda merasa nyaman
- Ambil nafas dalam-dalam dan tahan selama lima detik. Ketika Anda menghembuskanya, lihat ke arah bawah melalui bahu sejauh Anda merasa nyaman

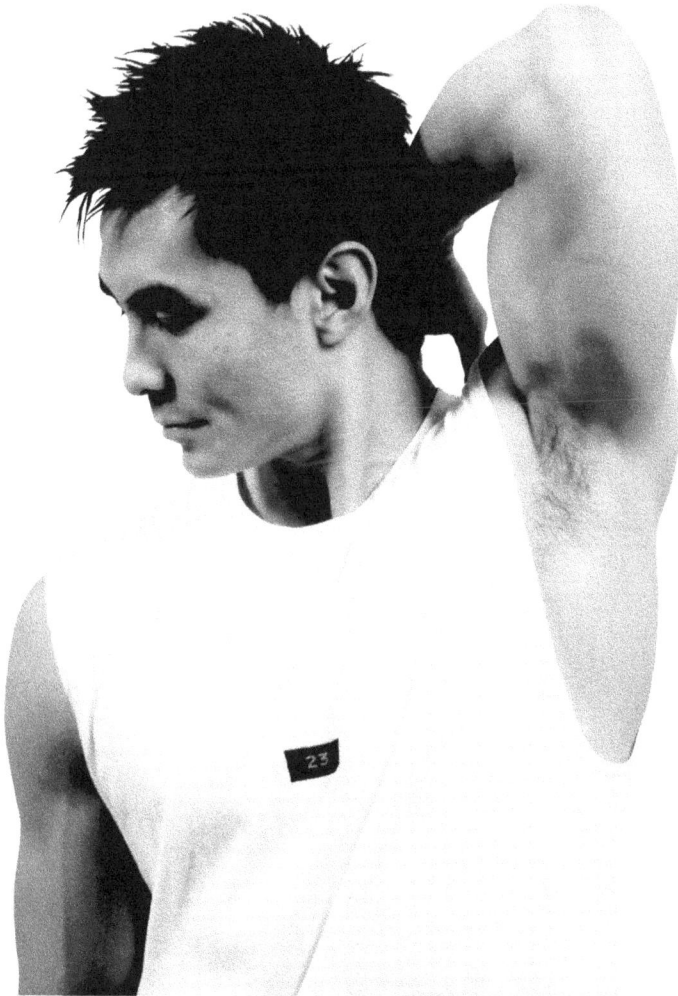

Gambar 20: Peregangan Levator Skapula

Peregangan Garukan

☐ **Kiri** ☐ **Kanan**

- Berdirilah dengan postur yang baik, tahan sehelai handuk di belakang punggung Anda seperti yang tunjukkan pada gambar
- Gunakan tangan bagian bawah untuk menarik ke bawah sampai peregangan terasa nyaman
- Tahan posisi tersebut dengan lengan bawah
- Tarik nafas sambil berusaha menarik ke atas dengan lengan atas terhadap resistensi tetap dari lengan bagian bawah
- Lepaskan nafas dan tarik ke bawah dengan lengan bawah untuk meregangkan lengan atas lebih jauh
- Penekanan lebih harus ditempatkan pada sisi tempat skoliosis membuat otot lebih ketat

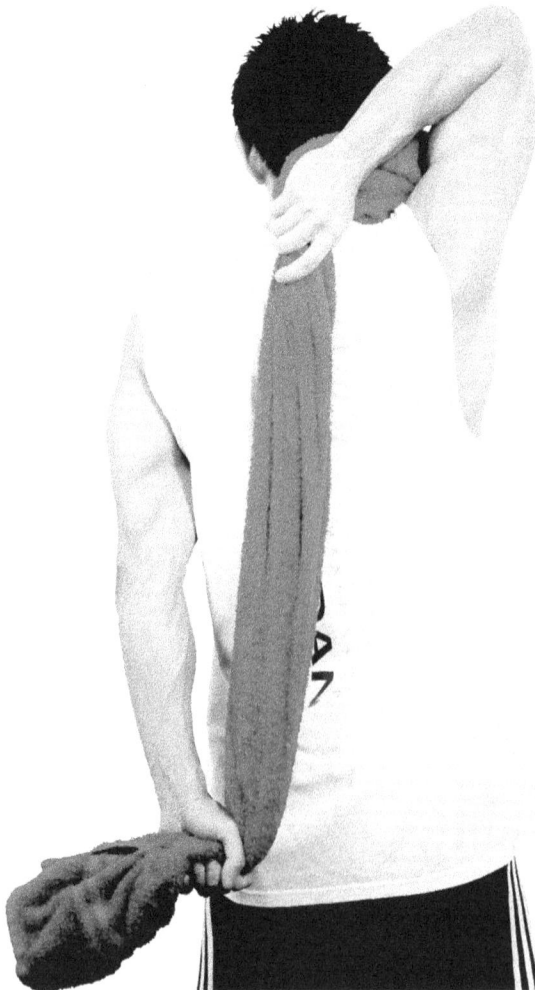

Gambar 21: Peregangan Garukan

Peregangan Rhomboid (antara tulang belikat)

☐ **Kiri** ☐ **Kanan**

- Berlututlah dengan bola Swiss di depan dan siku Anda berada di bola tersebut
- Dengan lengan bertumpu pada bola, letakkan lengan melintang dengan tubuh Anda
- Tekan siku ke bola untuk meregangkan otot di antara tulang belikat ketika menahan bola dengan tangan yang lain
- Untuk meningkatkan peregangan, gelindingkan bola dengan tangan yang satunya
- Tahan selama 20-30 detik

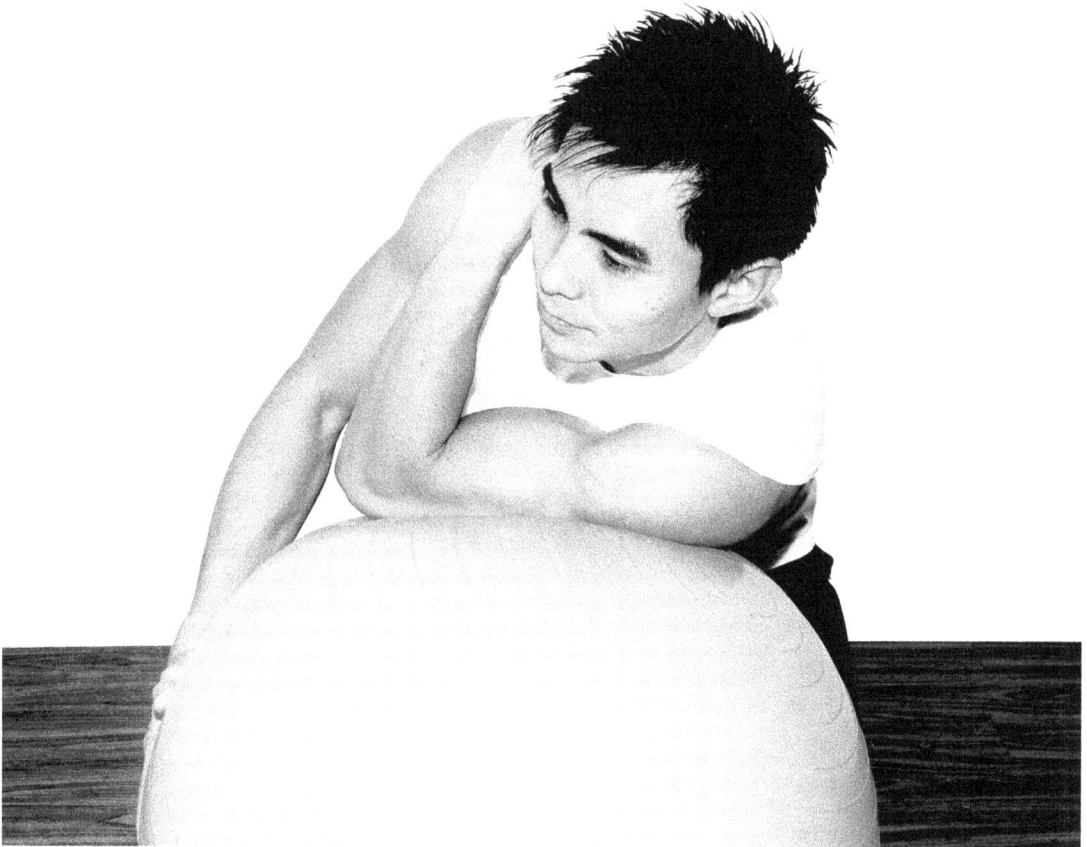

Gambar 22: Peregangan Rhomboid

Peregangan di atas Kepala (tapak tangan menyatu)

- Posisi berdiri, kaki selebar bahu
- Rentangkan kedua lengan ke atas kepala, pastikan siku-siku Anda lurus dan jari jempol menunjuk ke belakang
- Tekan lengan ke belakang selama 20-30 detik

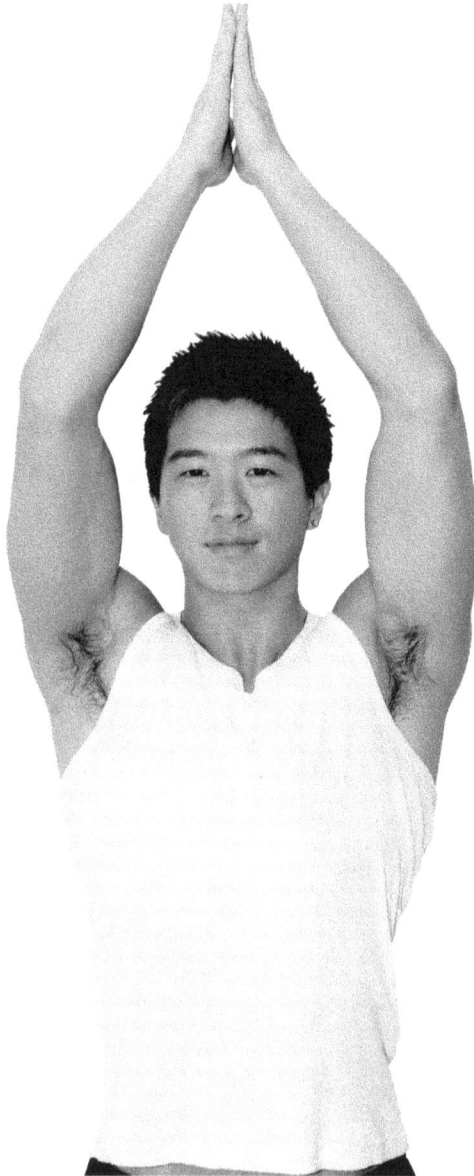

Gambar 23: Peregangan di atas kepala dengan kedua tangan

Peregangan di atas Kepala (telapak tangan terbalik)

- Dalam posisi berdiri, kaki selebar bahu
- Balikkan tangan sehingga telapak tangan menghadap ke atas
- Dorong lengan ke belakang selama 20-30 detik

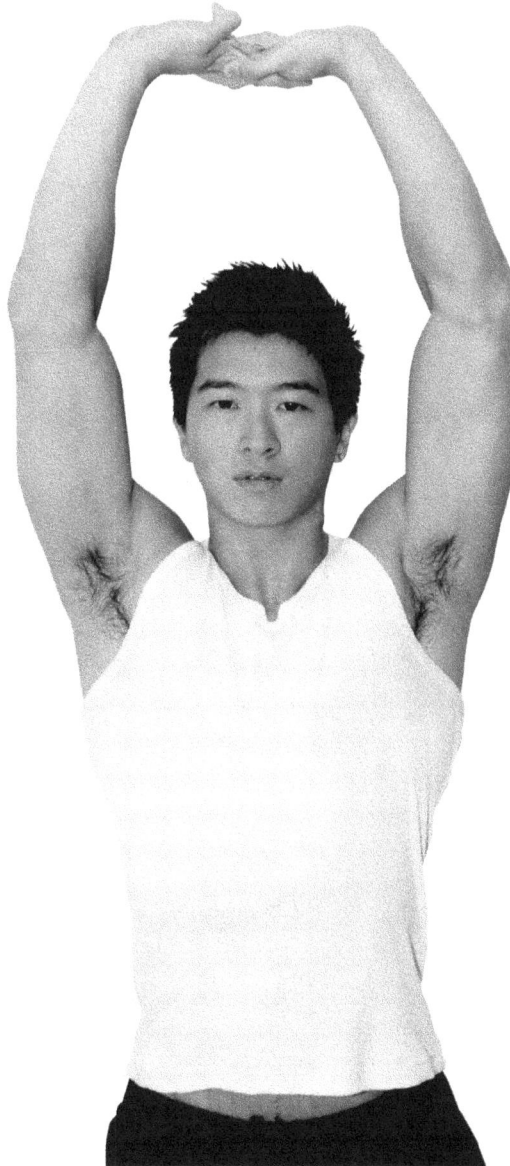

Gambar 24: Peregangan di atas kepala dengan telapak tangan terbalik

Pembengkokan Batang Tubuh ke Samping (Duduk di atas Tumit)

☐ **Kiri** ☐ **Kanan**

- Posisi duduk di atas tumit
- Tekuk ke depan sehingga perut Anda bertumpu pada paha
- Regangkan kedua lengan di atas kepala sehingga tangan Anda rata dengan lantai
- Kemudian tekuk batang tubuh ke samping jauh dari sisi cekung dengan gerakkan tangan Anda ke sisi cembung lengkungan
- Tahan posisi tersebut selama 20-30 detik untuk melanjutkan peregangan

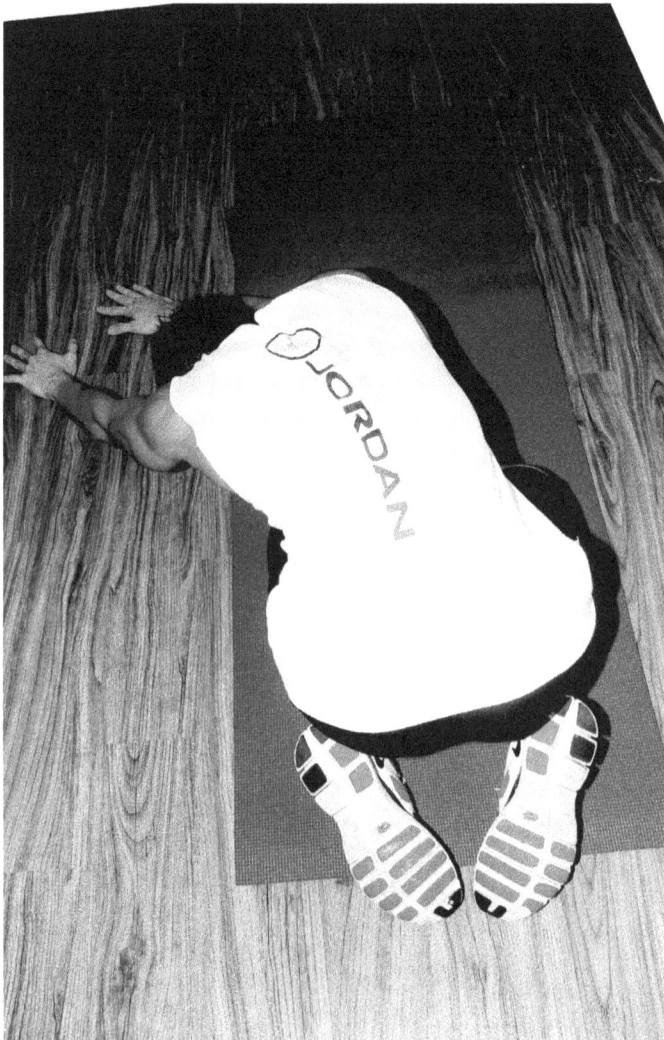

Gambar 25: Pembengkokan batang tubuh ke samping sambil berlutut

Pembengkokan Toraks Samping (Tepi Meja)

☐ **Kiri** ☐ **Kanan**

- Berbaring miring di tepi meja
- Tempatkan gulungan handuk di puncak lengkungan toraks dan lengan atas yang diregangkan di atas kepala
- Dengan bantuan orang lain, stabilkan tulang belakang panggul atau pinggang untuk lengkungan S
- Tahan kepala/lengan ini ke posisi bawah selama mungkin ~ 1 menit perlahan-lahan naik sampai 5 menit

Perhatian: karena posisi menggantung di kepala, hentikan peregangan bila Anda merasa pusing saat melakukan ini

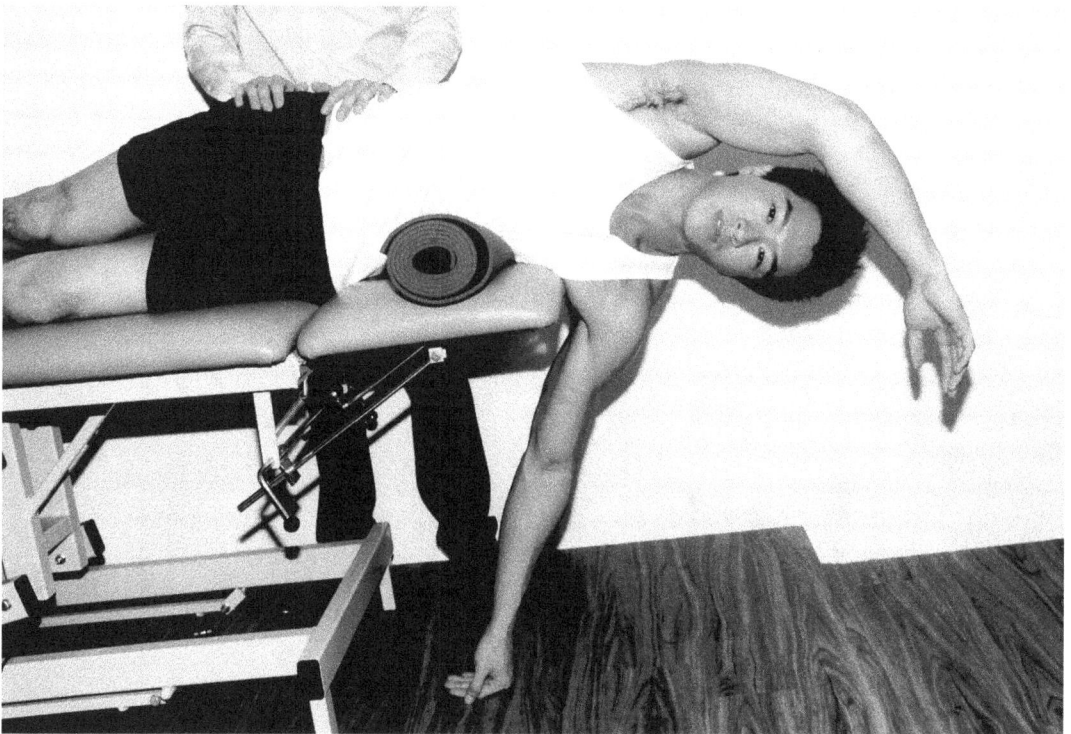

Gambar 26: Pembengkokkan Toraks samping (Tepi Meja)

Pembengkokan Pinggang Samping (Tepi Meja)

☐ **Kiri** ☐ **Kanan**

- Berbaring miring melewati tepi meja dengan gulungan handuk di puncak lengkungan pinggang dan lengan atas yang diregangkan di atas kepala

- Dengan bantuan orang lain, stabilkan panggul

- Tahan kepala/lengan ini ke posisi bawah selama mungkin ~ 1 menit perlahan-lahan naik sampai 5 menit

Perhatian: karena posisi menggantung di kepala, hentikan peregangan bila Anda merasa pusing saat melakukan ini

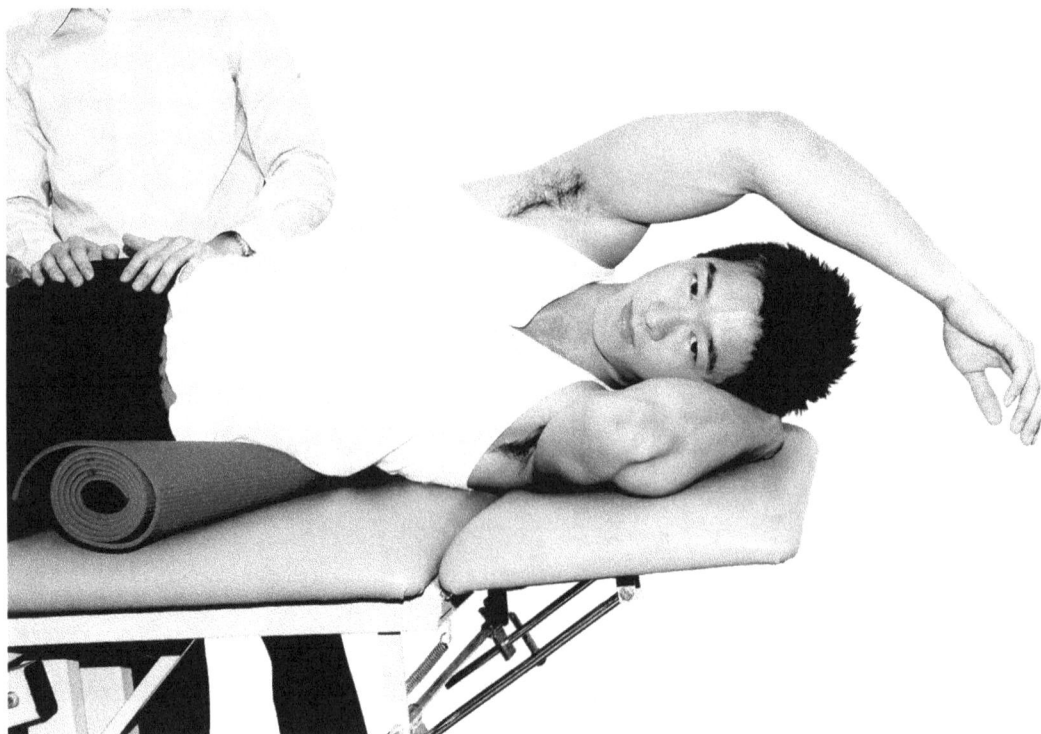

Gambar 27: Pembengkokan pinggang samping (tepi meja)

Peregangan Pinggang Skoliosis

☐ **Kiri** ☐ **Kanan**

- Di atas meja atau matras, telungkup
- Berpegang pada tepi meja, atau dekap diri Anda sendiri dengan lengan
- Angkat pinggul dan kaki bersama-sama dan dengan bantuan, gerakkan pinggul dan kaki menuju sisi cembung lengkungan di punggung bagian bawah
- Lakukan total 3 kali, tahan setiap peregangan selama 30 detik

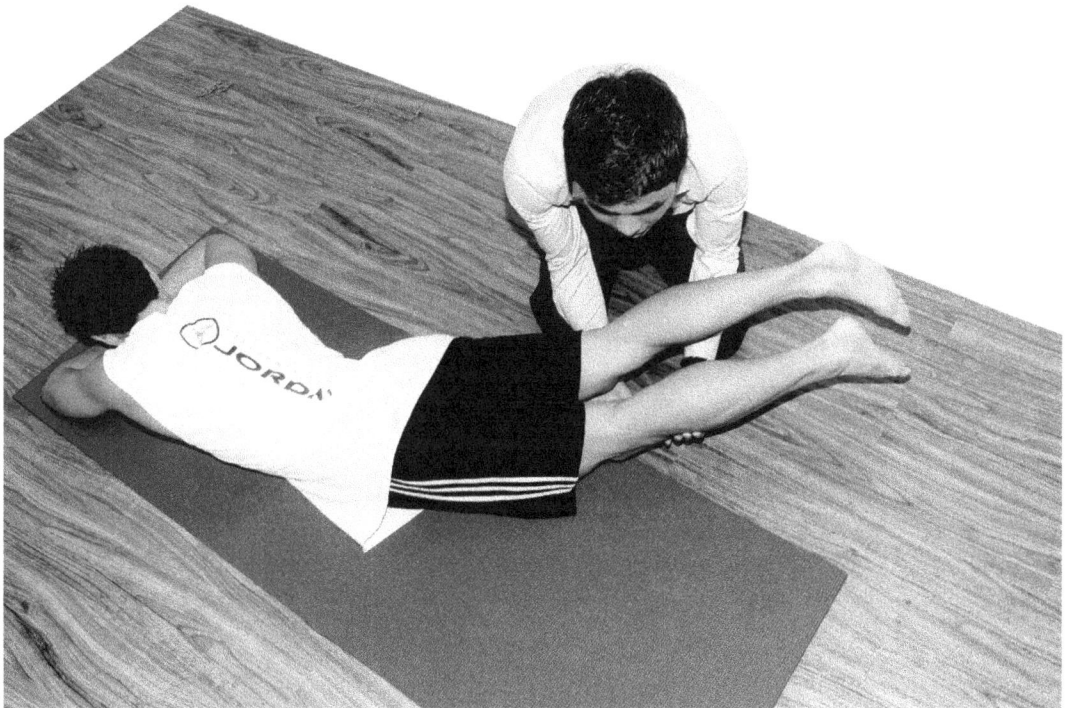

Gambar 28: Peregangan Pinggang Skoliosis (gerakan kaki ke samping)

Rotasi
Batang Tubuh

☐ **Kiri** ☐ **Kanan**

- Berbaringlah telentang dengan lutut ditekuk dan menunjuk ke arah langit-langit
- Kaki bagian bawah Anda harus lebih santai. Tempatkan tangan pada paha saat menjaga lengan lainnya teregangkan untuk membantu Anda menstabilkan
- Pelan-pelan biarkan kaki berguling ke sisi itu sampai Anda merasakan peregangannya nyaman pada punggung bagian bawah Anda. Tarik nafas dan kurangi sokongan dari lengan Anda sedikit untuk mengaktifkan otot-otot batang tubuh
- Tahan selama 30 menit dan ulangi ke sisi lain. Lanjutkan latihan peregangan ini sampai Anda bisa meletakkan paha secara nyaman di tanah, atau sampai Anda tidak bisa lagi meningkatkan jangkauan gerak

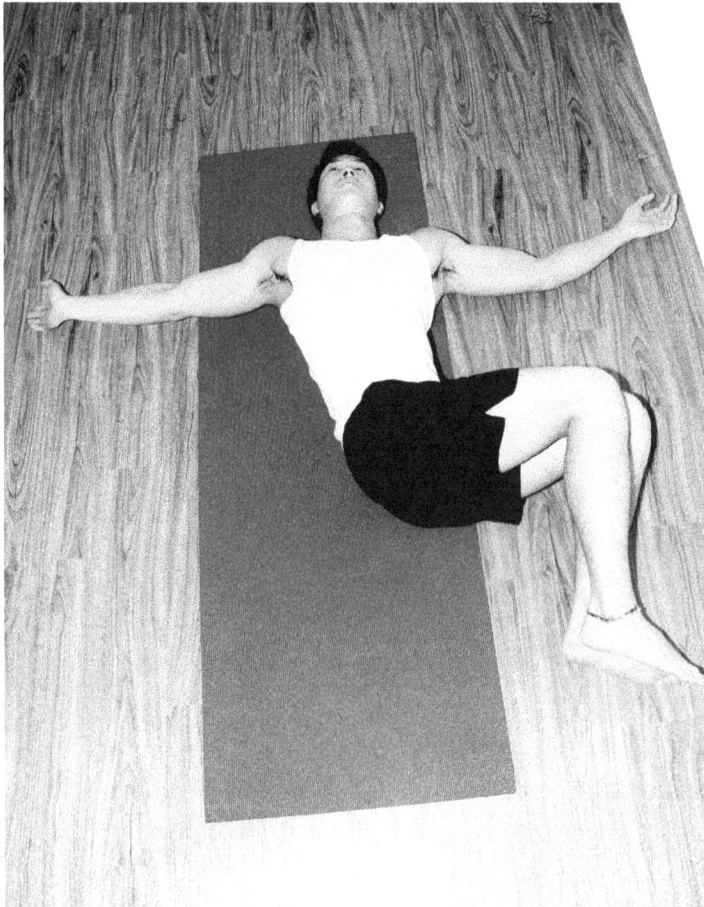

Gambar 29: Rotasi Batang Tubuh

Perut dan Punggung Tengah

- Berhati-hatilah dalam melakukan peregangan ini pada permukaan anti-selip. Bila Anda merasakan pusing, berhentilah segera
- Duduklah di bola Swiss, kemudian jalankan kaki Anda dan gulingkan ke belakang sampai berbaring di atas bola
- Panjangkan kedua lengan ke atas kepala. Untuk meningkatkan peregangan, pelan-pelan luruskan kaki Anda. Tahan selama satu menit

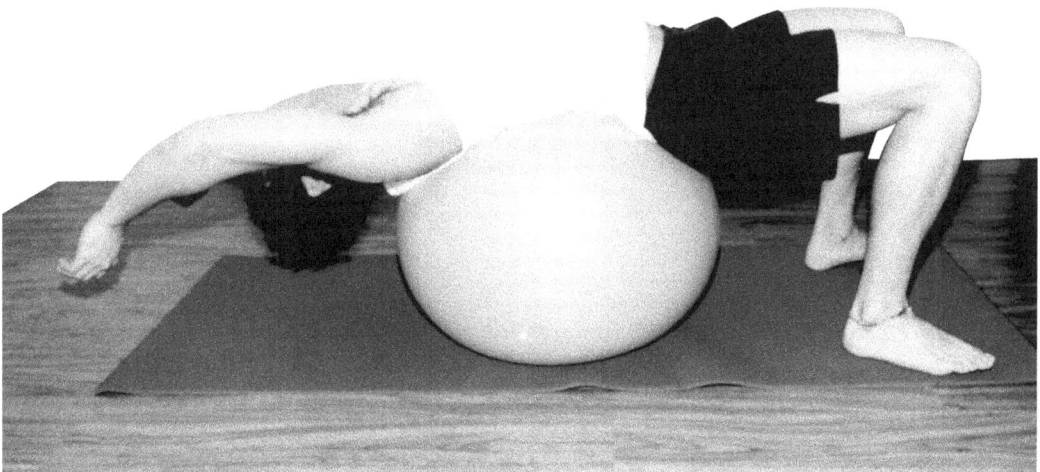

Gambar 30: Perut dan Punggung Tengah

Paha Belakang

☐ **Kiri** ☐ **Kanan**

- Angkat satu kaki dengan kedua tangan, tepat di bawah lutut, dan bawa kaki yang ditekuk ke atas sampai paha tegak lurus terhadap lantai
- Tekuk kaki Anda kembali ke arah tulang kering dan pelan-pelan luruskan kaki tanpa membiarkan paha bergerak dalam tangan atau biarkan punggung Anda tetap datar di lantai
- Tahan peregangan nyaman selama 30 detik

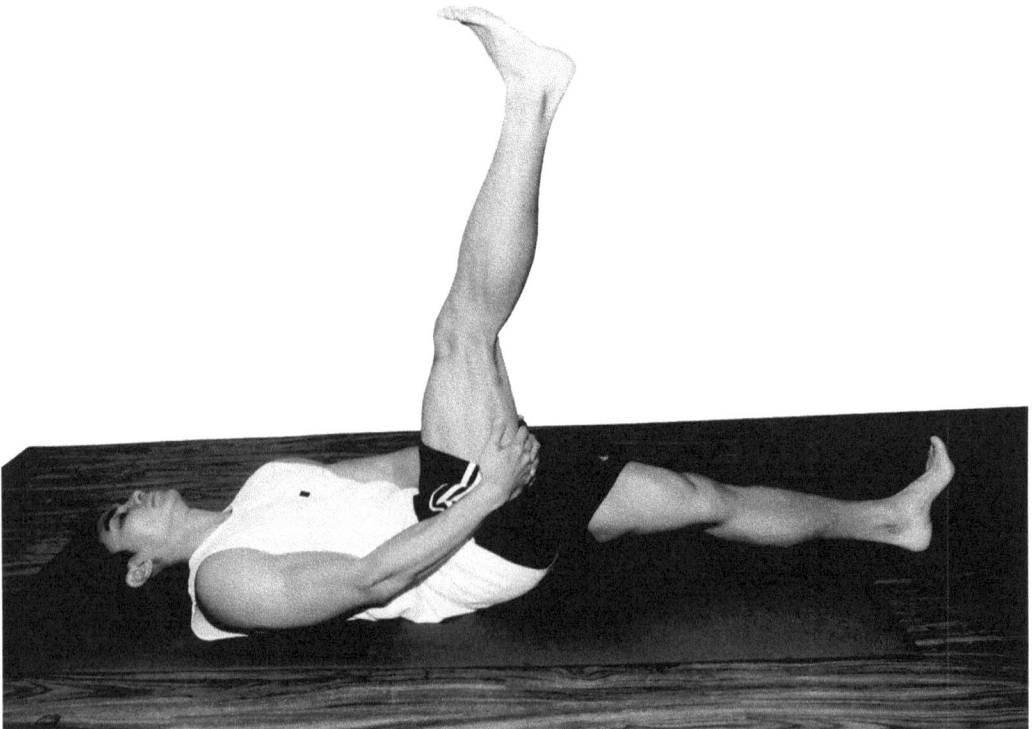

Gambar 31: Paha belakang

Ilitobial Band

☐ **Kiri**   ☐ **Kanan**

- Berdiri di samping dinding dan melangkahlah maju dengan kaki luar Anda, ini adalah kaki yang akan diregangkan seperti yang ditunjukkan dalam Gambar berikut ini.
- Jaga kedua kaki tetap datar di lantai
- Angkat lengan dalam untuk sokongan terhadap dinding dan letakkan tangan yang lainnya pada pinggul Anda
- Tekan pinggul lurus ke arah dinding dan sedikit ke bawah saat pinggul bergerak ke arah dinding
- Anda harus merasakan peregangan ke arah kaki bagian luar, paling dekat dengan dinding dan pada pinggul
- Bila melakukan peregangan ini dengan benar, mengambil tangan luar Anda dari pinggul pada titik apa pun akan menghilangkan peregangan pada pinggul. Anda tidak harus meregangkan punggung bagian bawah
- Tahan selama 30 detik. Regangkan masing-masing sisi ke atas sampai tiga kali

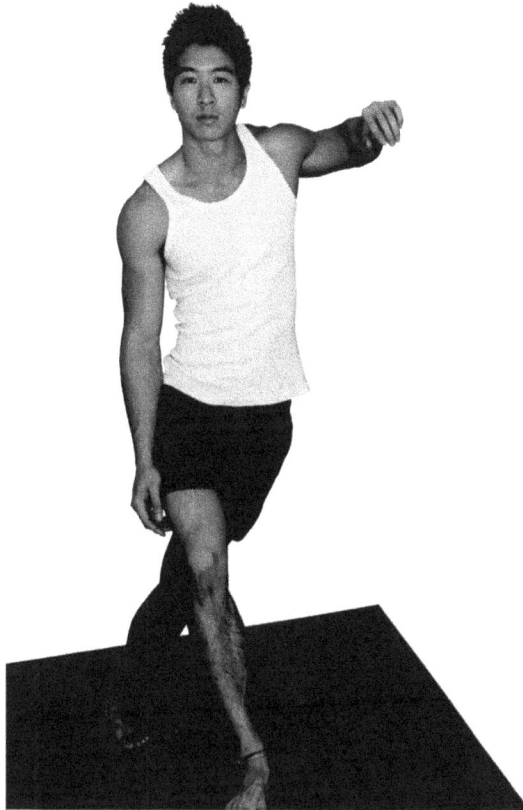

Gambar 32: Peregangan Iliotibial Band bagian luar

Sering, paha belakang pada satu sisi lebih tegang daripada sisi yang lain, yang bisa menyebabkan cedera paha belakang. Ketegangan timbul karena adanya kemiringan panggul yang berhubungan dengan skoliosis dan, pada sisi paha belakang yang lebih longgar, kaki tertutup, konfigurasi kaki pengkar yang dikenal sebagai *jarrete*, atau hiperekstensi, yang menyebabkan kesulitan itu sendiri. Oleh karena itu, konsultasi dengan ahli, seperti kiropraktisi atau terapis fisik sangat penting sebelum memutuskan program latihan apa untuk memilih kondisi khusus Anda.

Membangun Poros Anda

> *Gerakan adalah obat untuk menciptakan perubahan fisik, emosi, dan mental dalam kehidupan manusia.*
>
> — **Carol Welch**

Poros yang menjadi acuan saya pada bagian ini adalah batang tubuh, termasuk organ dalam. Banyak orang percaya bahwa kaki dan tangan melakukan sebagian besar kerja keras dan bahwa poros hanyalah titik tumpu yang memungkinkan anggota badan untuk bergerak, namun pada kenyataanya justru kebalikannya yang benar; tanpa inti yang kuat, kita tidak akan bisa melakukan banyak pekerjaan. Poros memang inti Anda, merupakan stabilitas dan kekuatan hidup. Merupakan batang pohon tubuh yang menyokong cabang, daun, akar, dll. (Ingatlah analogi pohon yang kita bahas di bab 6).

"Poros" terdiri dari banyak otot yang menstabilkan tulang belakang dan panggul serta menjalankan kehidupan batang tubuh. Poros menyediakan fondasi yang kuat untuk gerakan kaki dan tangan. Maka, program latihan yang mengondisikan poros ditargetkan pada kelompok otot ini, yang memungkinkan Anda berdiri tegak dan bergerak pada dua kaki Anda. Otot-otot ini membantu mengendalikan gerakan, mentransfer energi, mengalihkan berat tubuh dan bergerak ke arah mana pun. Tidak perlu dikatakan lagi, poros yang kuat mendistribusikan fungsi-fungsi penahan beban berat secara merata, sehingga melindungi punggung dari cedera.

Supaya tulang belakang Anda tegak dan tersokong, otot-otot yang membentuk porosnya harus diseimbangkan sehingga memungkinkannya menahan beban yang sangat berat.

Jika Anda hanya berkonsentrasi pada penguatan satu rangkaian otot di dalam poros ini, Anda bisa menghilangkan kestabilannya tulang belakang dengan cara mengeluarkannya dari keselarasan. Anggaplah bahwa tulang belakang adalah pancing yang disokong oleh kawat-kawat pria berotot. Bila semua kawat sama-sama tegang, pancing ini tetap tegak.

Mari kita lihat bagaimana poros Anda berfungsi agar menghargai betapa pentingnya area ini dalam tubuh Anda.

Fungsi Stabilisator Poros

Sokongan untuk Tulang Belakang

Poros seperti korset otot dan jaringan ikat yang mengelilingi dan menjaga tulang belakang agar tetap di tempat. Bila poros stabil dan seimbang, tulang belakang tetap tegak sementara tubuh Anda berayun dan memungkinkan tulang belakang menahan beban berat.

Perlindungan terhadap Sistem Saraf Pusat dan Organ Dalam Anda

Poros menyediakan perisai pelindung untuk sumsum tulang belakang dan organ dalam. Tiang tulang belakang merupakan rumah sumsum tulang belakang, sedangkan sangkar tulang rusuk dan otot-otot perut yang kuat bertindak sebagai perisai untuk melindungi organ-dalam dari pukulan atau invasi luar.

Sokongan untuk Organ Dalam

Poros merupakan rumah dari semua organ-dalam dengan satu-satunya pengecualian organ vital yang ada di kepala, seperti otak dan mata. Ketika otot-otot poros utama berhenti berfungsi dengan benar, sokongan untuk organ dalam mulai berkurang dan fungsinya tidak berjalan. Hal ini penting bagi seseorang yang memiliki skoliosis, karena seiring lengkungan mereka membesar, organ-organ dalamnya bisa terganggu.

Fondasi Gerakan

Poros adalah fondasi tubuh untuk bergerak. Bila poros tidak berfungsi dengan benar, kemungkinan Anda mengalami nyeri pada kaki dan tangan dan tulang belakang, serta peningkatan resiko cedera.

Cara Mengidentifikasi Otot-otot Poros

Daftar otot-otot yang membentuk "poros" agaknya sulit diketahui dan dengan kelompok ahli yang berbeda, kategori otot pun berbeda. Daftar berikut ini meliputi otot-otot poros yang paling sering teridentifikasi serta kelompok yang kurang dikenal:

- **Rektus Abdominis** – terletak di sepanjang bagian depan perut; merupakan kelompok otot perut yang paling terkenal dan sering menjadi acuan perut "berbentuk enam kotak" yang kelihatan pada orang-orang ramping dan kurus.
- **Erektor Spinae** – Kelompok otot ini berjalan sepanjang leher sampai ke punggung bagian bawah Anda.
- **Multifidus** – terletak di bawah erektor spinae, bersama tiang tulang belakang, otot-otot ini memanjang dan merotasikan tulang belakang.
- **Oblique Eksternal** – terletak di samping dan depan perut.
- **Oblique Internal** – terletak di bawah *oblique* eksternal, berjalan ke arah yang berlawanan.
- **Tranverse Abdominis (TVA)** – teletak di bawah *oblique*, merupakan otot perut yang paling dalam (otot-otot pinggang Anda) dan membungkus tulang belakang Anda untuk perlindungan dan stabilitas.
- **Gluteus medius dan minimus** – terletak di samping pinggul.
- **Gleteus maksimus, kelompok urat-urat lutut, piriformis** – terletak di belakang pinggul dan paha atas.

Apa yang Mengganggu Fungsi Otot Perut?

Meskipun ada banyak alasan mengapa otot stabilitas poros menjadi lemah, saya telah menyertakan tiga penyebab umum yang berkontribusi pada tanda "perut bir" atau "perut buncit" yang lazim terlihat:

1. **Diet/Gaya Hidup** – mengkonsumsi makanan atau minuman yang bagi Anda bersifat alergis akan mempengaruhi fungsi perut. Apa pun yang menyebabkan inflamasi pada organ dalam yang berkomunikasi melalui sistem saraf dan mengendalikan otot perut akan menyebabkan otot semakin lemah, atau menjadi tidak-tanggap terhadap olahraga. Penyebab lain dari inflamasi yang bisa mengganggu otot perut adalah stres, obat medis, zat aditif makanan, bahan pengawet dan pewarna makanan buatan.

2. **Dekondisi** – juga disebut kehilangan manfaat olahraga, dekondisi adalah istilah yang mengacu pada hilangnya kebugaran yang terjadi karena kurangnya latihan, atau olahraga. Banyak orang berhenti olahraga karena berbagai alasan. Sakit, cedera, liburan, kerja, travel dan komitmen masyarakat sering mengganggu rutinitas latihan.

3. **Nyeri punggung** – saraf-saraf yang melayani sendi tulang belakang juga memberi makan otot-otot di sekitar tulang belakang. Oleh sebab itu, apa pun yang menyebabkan rasa sakit pada tulang belakang bisa mengganggu otot-otot ini dan sebaliknya.

Pengujian Proses Poros Anda

Ada beberapa latihan yang tersedia untuk menguji kekuatan otot perut dan membangun otot poros sekitar tulang belakang Anda. Seorang pelatih olahraga, Brian Mackenzie, menawarkan tes stabilitas dan kekuatan otot poros berikut ini yang telah saya gunakan untuk diri saya sendiri dan pasien-pasien saya, dan cukup efektif. Tujuan dari tes stabilitas dan kekuatan otot poros ini adalah untuk menilai kekuatan dan daya tahan poros Anda dari waktu ke waktu. Hal ini dijelaskan dalam beberapa halaman berikutnya.

Sebelum Anda Memulai

Untuk mempersiapkan penilaian ini, Anda akan membutuhkan:

- Permukaan yang datar
- Matras olahraga
- Jam tangan atau jam dengan jarum detik untuk pengujian ini

Tes Kekuatan & Stabilitas Otot Poros

Level 1: Posisi Plank

- Mulailah dengan berbaring telungkup di lantai atau gunakan matras olahraga. Tempatkan siku dan lengan bawah di bawah dada Anda
- Topang diri Anda ke atas membentuk sebuah jembatan dengan menggunakan jari kaki dan lengan
- Pertahankan punggung lurus dan jangan biarkan pinggang Anda melorot ke bawah
- Tahan selama 60 detik

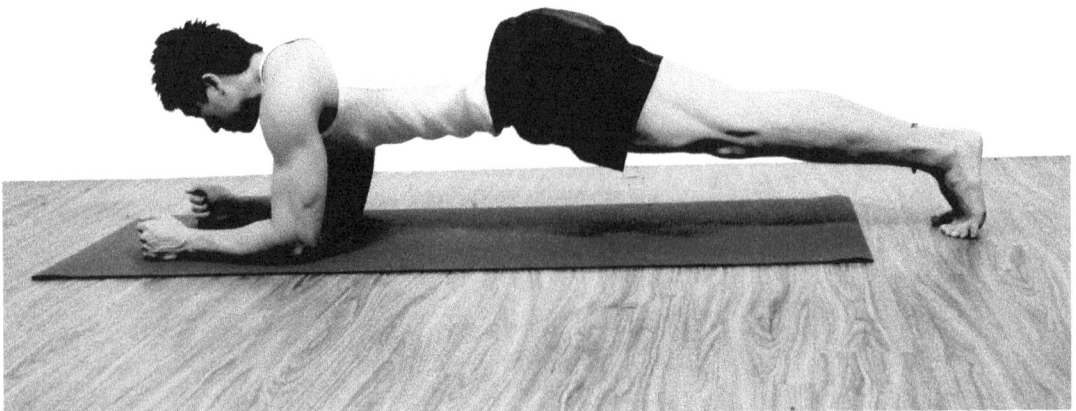

Gambar 33: Level 1 – Posisi Plank

Level 2:
Plank dengan
Lengan
Terangkat

- Angkat lengan kanan dari lantai, tahan selama 15 detik
- Kembalikan lengan kanan ke lantai dan angkat lengan kiri dari lantai
- Tahan selama 15 detik

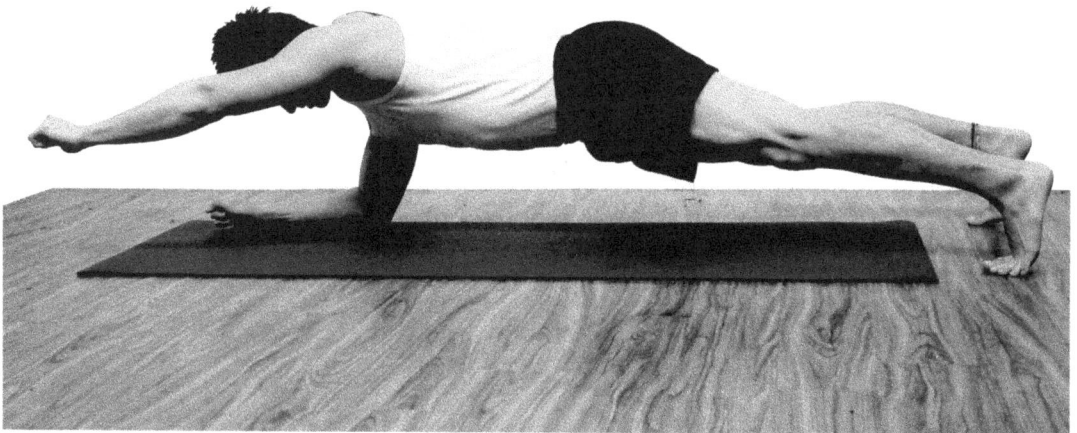

Gambar 34: Level 2 – Plank dengan Lengan Terangkat

Level 3:
Plank dengan
Kaki Terangkat

- Kembalikan lengan kiri ke lantai dan angkat kaki kanan dari lantai, tahan 15 detik
- Kembalikan kaki kanan ke lantai dan angkat kaki kiri dari lantai
- Tahan selama 15 detik

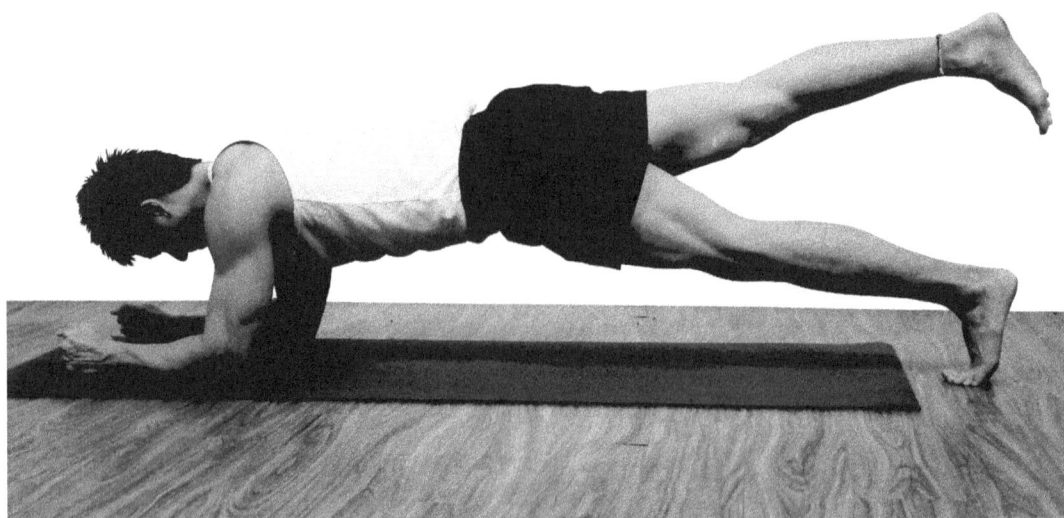

Gambar 35: Level 3 – Plank dengan Kaki Terangkat

Level 4:
Plank dengan Kaki Berlawanan dan Lengan Terangkat

- Angkat kaki kiri dan lengan kanan dari lantai dan tahan selama 15 detik
- Kembalikan kaki kiri dan lengan kanan ke lantai
- Angkat kaki kanan dan lengan kiri dari lantai, tahan selama 15 detik
- Kembalikan posisi latihan plank
- Tahan posisi ini selama 30 detik

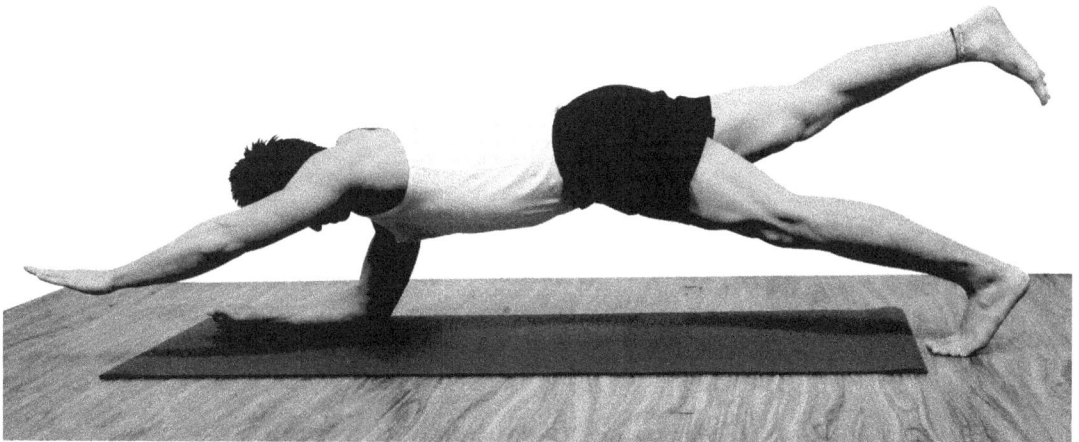

Gambar 36: Level 4 – Plank dengan Kaki Berlawanan dan lengan Terangkat

Kartu Laporan Anda

☐ **Kekuatan Poros "Baik"**

Bila Anda bisa menyelesaikan tes tersebut sepenuhnya, selamat! Anda benar-benar memiliki stabilitas poros yang cukup dan siap untuk lanjut ke latihan satbilitas poros.

☐ **Kekuatan Poros "Buruk"**

Bila Anda tidak bisa menyelesaikan tes tersebut sepenuhnya, kekuatan poros Anda membutuhkan perbaikan. Kekuatan poros yang buruk berakibat pada gerakan batang tubuh yang tidak perlu dan bergoyang selama gerakan kuat apa pun. Ini menyebabkan energi terbuang dan biomekanik yang buruk. Kekuatan poros yang baik mengindikasikan bahwa Anda bisa bergerak dengan efisiensi tinggi, dengan gerakan halus dan tanpa getaran otot.

Rencana Aksi Berikutnya

Bila Anda tidak bisa menyelesaikan tes tersebut, berlatihlah secara rutin tiga atau empat kali setiap minggu sampai Anda semakin baik sebelum berpindah ke level berikutnya. Kuasai setiap level plank sampai Anda bisa menyelesaikannya dengan nyaman. Dengan membandingkan hasil dari waktu ke waktu, Anda akan mencatat perbaikan atau penurunan dalam kekuatan poros.

Sekali Anda bisa menyelesaikan tes stabilitas poros, saya merekomendasikan untuk melanjutkannya ke latihan stabilitas poros awal dan lanjutan yang diarahkan pada area lainnya pada poros Anda.

**Sebelum Anda
Memulai**

Yang akan Anda butuhkan:

- Matras latihan
- Bola Swiss (bola latihan)

Latihan Stabilitas Poros Pemula

**Pengondisian
Perut Bagian
Bawah**

- Berbaringlah dengan punggung di lantai, pertahankan lutut Anda menekuk dan kaki datar di lantai
- Tempatkan tangan di bawah punggung bagian bawah, langsung di bawah pusar Anda
- Hembuskan napas, tarik pusar ke arah tulang belakang dan pelan-pelan naikkan tekanan pada tangan dengan cara mendatarkan punggung bawah di lantai
- Tahan posisi ini selama Anda merasa nyaman, sampai 10 detik, kemudian istirahat selama 10 detik
- Ulangi lagi 10 kali
- Sambil melakukan latihan ini, coba rileks-kan seluruh tubuh sambil menahan tekanan pada tangan, yang berfokus pada relaksasi rahang, leher, bahu, batang tubuh dan kaki

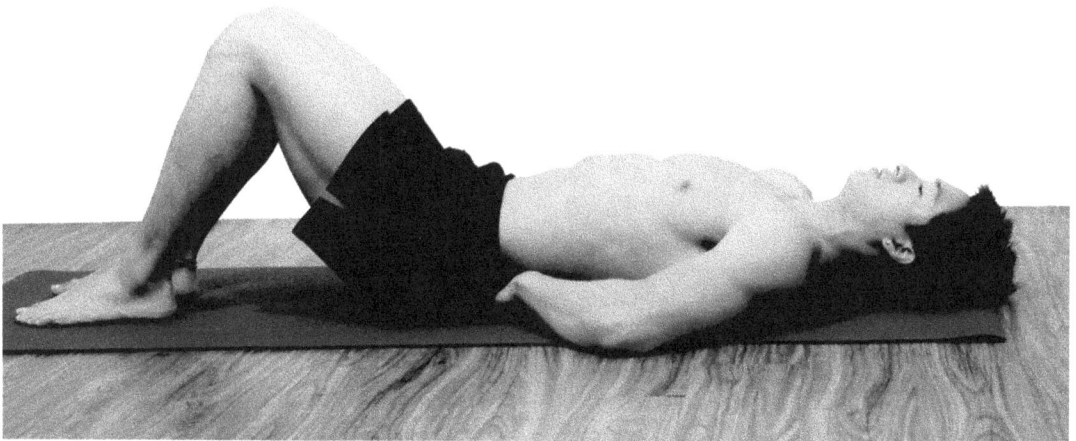

Gambar 37: Pengondisian Perut Bagian Bawah

Pengondisian Perut Bagian Bawah dengan Kaki Terangkat

- Berbaringlah dengan punggung di lantai, jaga lutut menekuk dan kaki datar di lantai
- Tempatkan tangan di bawah punggung bawah, langsung di bawah pusar Anda
- Hembuskan napas, tarik pusar menuju tulang belakang dan pelan-pelan naikkan tekanan pada tangan Anda dengan mendatarkan punggung bagian bawah ke lantai
- Angkat satu kaki dari lantai sampai paha membentuk 90 derajat terhadap lantai sambil menjaga tekanan pada tangan
- Tempatkan kaki kembali ke lantai dan lakukan gerakan yang sama dengan kaki yang lainnya
- Ganti kaki Anda, lakukan 10-20 kali asalkan tekanan pada tangan dipertahankan
- Untuk meningkatkan kesulitan, luruskan kaki yang terangkat

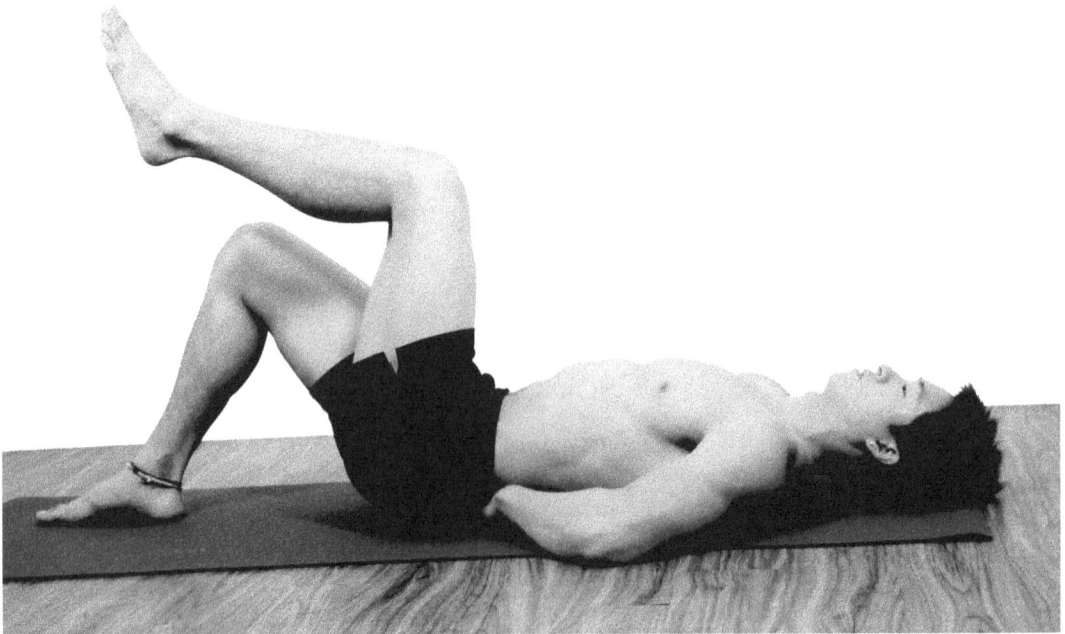

Gambar 38: Pengondisian Perut Bagian Bawah
dengan Kaki Terangkat

Vakum Perut Empat Titik

- Berlututlah dengan pinggul di atas lutut dan bahu Anda di atas telapak tangan
- Dengan tulang belakang berada pada posisi nyaman tanpa tekanan pada keselarasan netral, ambil napas dalam dan biarkan perut Anda turun ke arah lantai
- Hembuskan napas dan tarik pusar menuju tulang belakang, sembari menjaga punggung Anda seperti pada posisi awal
- Tahan selama sepanjang Anda merasa nyaman
- Saat Anda perlu mengambil napas, rileks-kan dinding perut sambil menarik napas dan ulangi latihan 10 kali

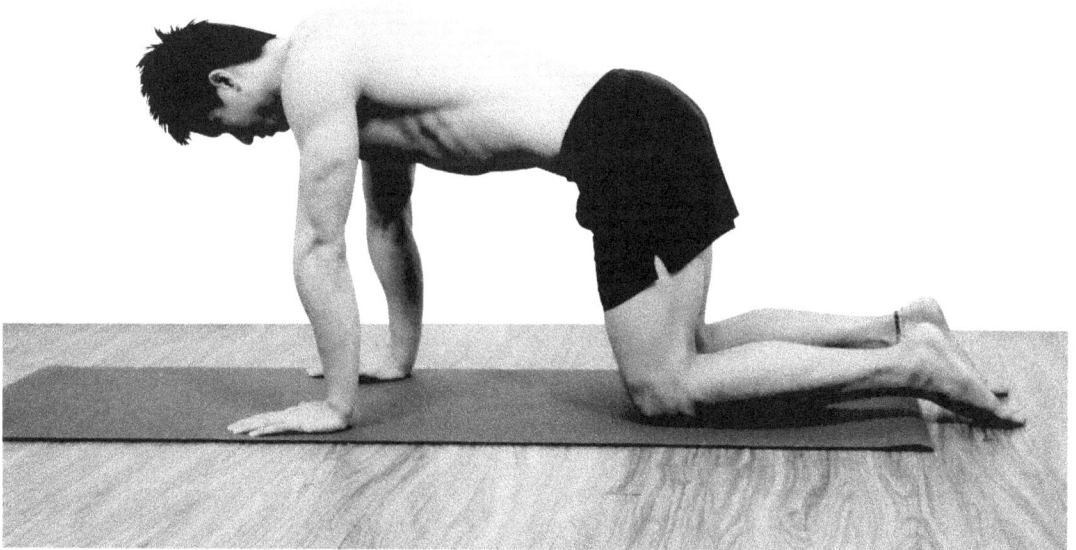

Gambar 39: Vakum Perut Empat Titik

Latihan Poros Lanjutan

**Pengondisian
Perut Bagian
Bawah dengan
Dua Kaki
Terangkat**

- Berbaringlah dengan punggung di lantai, jaga lutut Anda menekuk dan kaki datar di lantai
- Tempatkan tangan di bawah punggung bagian bawah, langsung di bawah pusar Anda
- Hembuskan napas, tarik pusar menuju ke tulang belakang dan perlahan-lahan naikkan tekanan pada tangan Anda dengan mendatarkan punggung bagian bawah ke lantai
- Angkat kedua kaki dari lantai sampai paha membentuk 90 derajat dengan lantai sambil mempertahankan tekanan pada tangan Anda
- Hembuskan napas dan tarik pusar Anda ke arah lantai sambil menurunkan kedua kaki ke lantai
- Saat melakukan latihan menjadi mudah, luruskan kaki untuk meningkatkan kesulitan

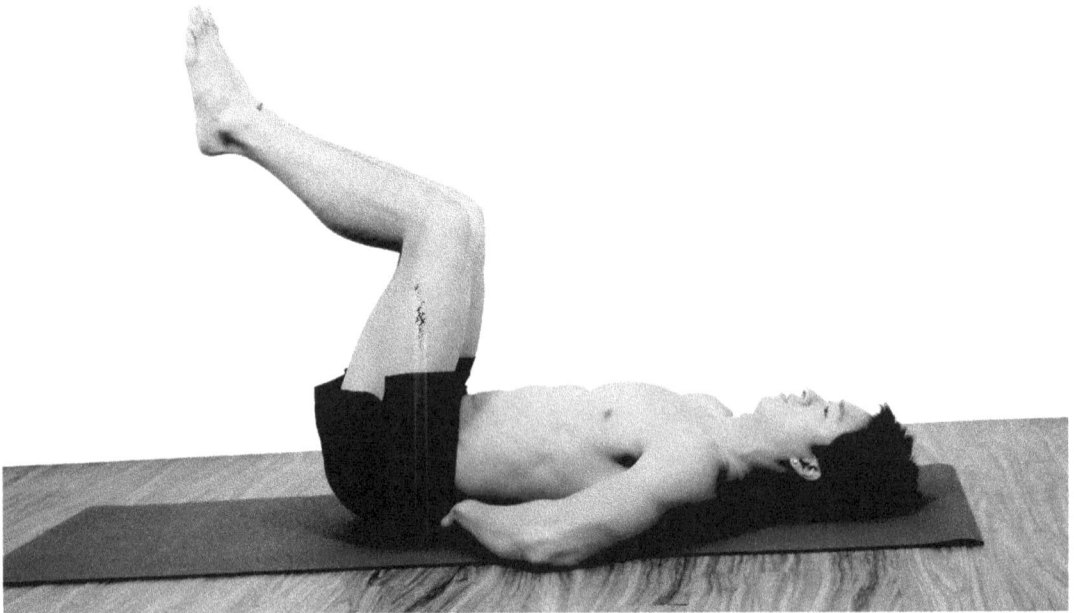

Gambar 40: Pengondisian Perut Bagian Bawah dengan
Dua Kaki Terangkat

Menggulung Bola ke Depan

Berlututlah di depan bola Swiss dengan lengan Anda tepat di belakang titik tertinggi bola. Sudut di pinggul dan bahu Anda harus sama. Bayangkan bahwa sebuah kotak bisa diletakkan di antara belakang lengan dan paha Anda.

- Pelan-pelan tarik pusar ke dalam dan tahan posisi nyaman punggung dan kepala Anda
- Gulung ke depan, pindahkan kaki dan lengan dalam ukuran yang setara sehingga sudut-sudut pada bahu dan pinggul tetap setara, seiring Anda bergulung semakin jauh. Terus tingkatkan usaha yang digunakan untuk menarik pusar Anda ke dalam.
- Hentikan pada titik tepat sebelum Anda kehilangan bentuk. Anda akan merasa punggung bagian bawah menurun ketika bentuk Anda buyar. Anda harus berhenti sebelum titik ini.
- Untuk para pemula, masuk ke posisi akhir dan tahan selama tiga detik, lalu kembali ke posisi awal. Tempo Anda harus tiga detik, tiga detik tahan, tiga detik kembali.

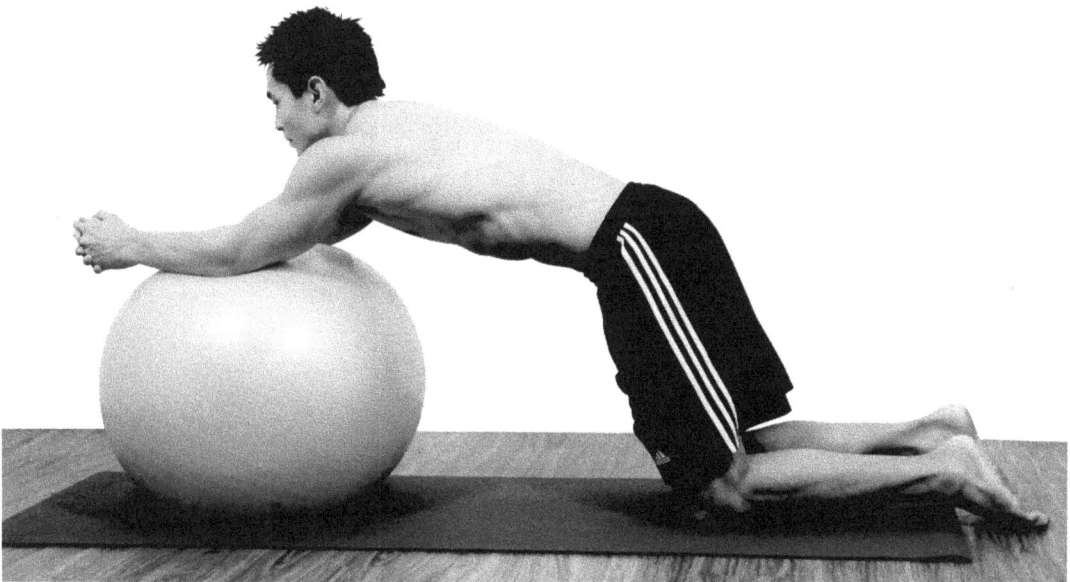

Gambar 41: Menggulung Bola ke Depan

Pisau-Jack
dengan Bola

- Ambil posisi *push up* dengan kaki pada bola Swiss dan tangan di lantai. Jaga tulang belakang tetap datar dan lutut lurus

- Tahan tulang belakang agar lurus sempurna, tarik pusar pelan-pelan ke arah tulang belakang Anda. Bola Swiss akan berguling ke depan dan lutut Anda akan mendekat menyentuh lantai

- Sambil mempertahankan tulang belakang lurus sempurna pada seluruh gerakan, tarik lutut menuju dada Anda, tahan dan kemudian kembalikan ke posisi awal

- Angkat pinggul setinggi yang dibutuhkan untuk menekuk lutut di bawah Anda, jaga (maaf) pantat serendah mungkin

- Latihan ini bisa dibuat lebih mudah dengan menempatkan bola lebih dekat ke tubuh; contohnya, pada tulang kering Anda

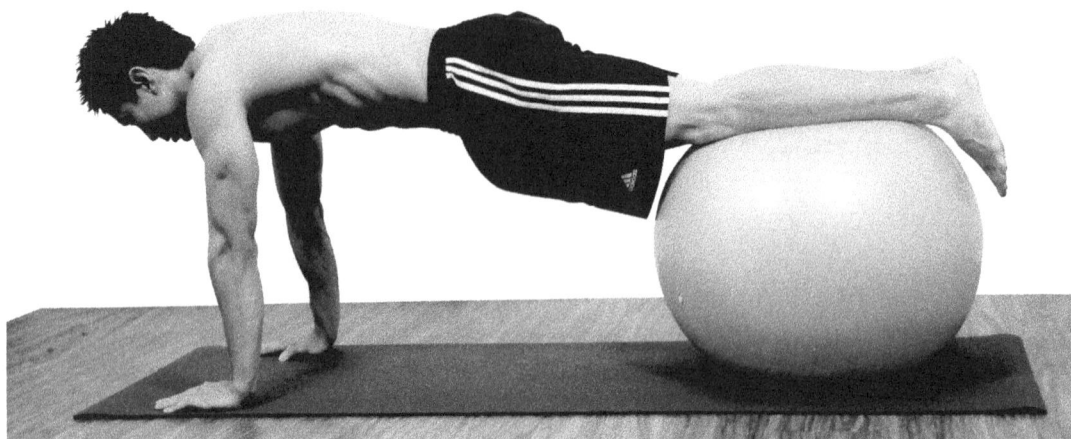

Gambar 42: Pisau-Jack dengan Bola

Menggilas Bola Swiss

Perhatian: Bila merasa pusing saat melakukan latihan ini, Anda bisa bersandar sedikit ke depan pada bola. Dalam kasus apa pun, hentikan latihan ini segera bila Anda terus merasa pusing.

- Berbaringlah di atas bola Swiss sehingga punggung Anda beristirahat dengan nyaman pada bola. Kepala harus lurus dan menyentuh bola
- Jaga agar lidah tetap menempel pada langit-langit mulut Anda
- Sambil menggilas bola dengan punggung, bayangkan bahwa Anda menggulirkan tulang belakang Anda dari kepala ke panggul
- Saat kembali, bersantailah mulai dari punggung bawah sampai kepala, satu ruas pada satu waktu
- Hembuskan napas saat naik dan tarik napas saat kembali
- Posisi lengan

  Pemula – lengan meregang dan menjangkau ke depan

  Menengah – lengan tetap bersilang di dada

  Lanjutan – ujung jari di balik telinga (jangan menyokong kepala dan leher Anda dengan tangan)
- **Tempo** – lambat, laju bernafas
- **Pengulangan** – sampai 20 kali

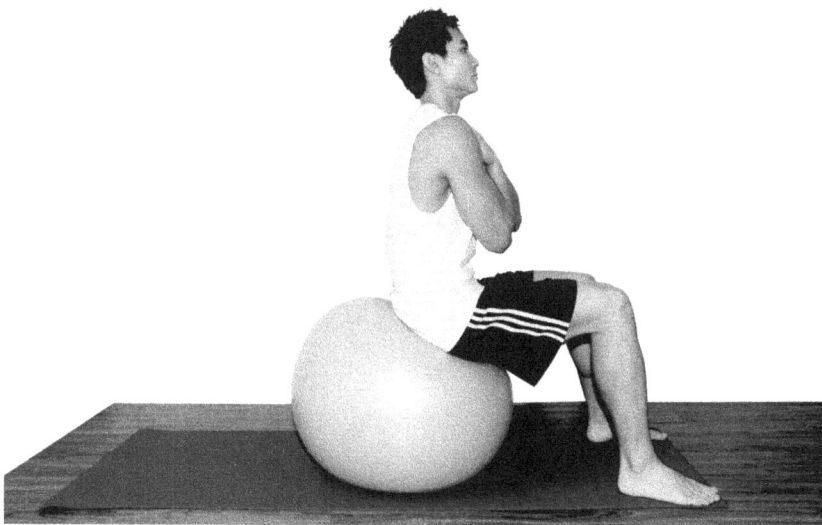

Gambar 43: Menggilas Bola Swiss

Sikap Kuda Dinamis

- Letakkan tangan dengan pergelangan tangan tepat di bawah bahu dan lutut tepat di bawah pinggul
- Kontraksikan perut dan perlahan-lahan luruskan kaki ke belakang, gerakkan kaki Anda sedikit ke luar sambil merentang lengan kiri ke depan Anda, jempol ke atas
- Ulangi di sisi yang lain untuk satu set 10
- Lepaskan dan ulangi dengan kaki kiri dan lengan kanan

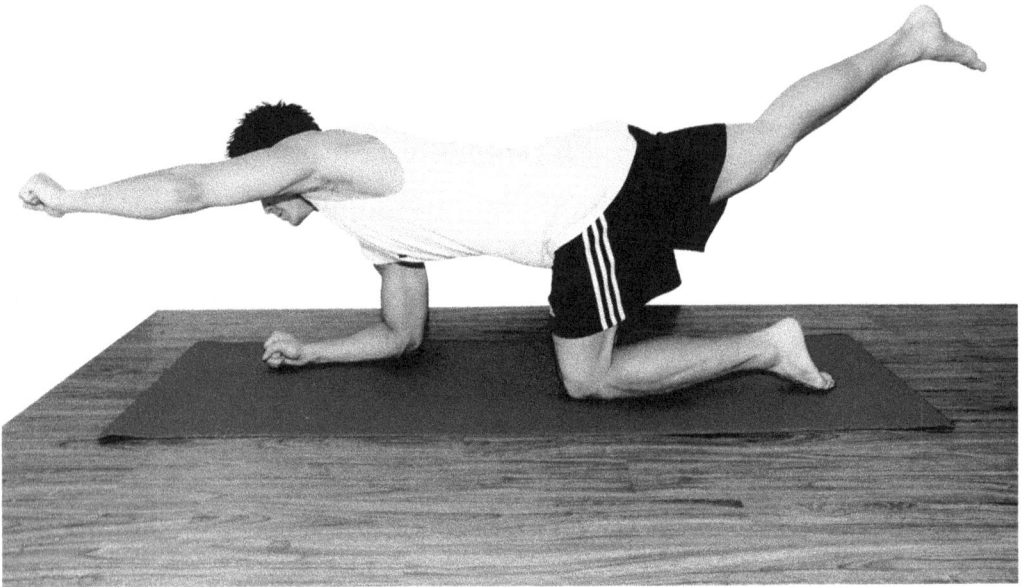

Gambar 44: Sikap Kuda Dinamis

Pada akhirnya, melatih poros merupakan usaha yang berharga. Ini mungkin aktivitas yang paling signifikan yang bisa Anda lakukan untuk menstabilkan, setidaknya mengurangi, rasa sakit skoliosis. Tidak bisa lari dari kenyataan bahwa setiap penyebab rasa sakit yang berhubungan dengan otot harus berhadapan dengan level otot. Melakukan latihan-latihan ini setiap hari akan membantu menstabilkan poros Anda untuk memberikan sokongan terbaik kepada tulang belakang Anda, karena tidak pembedahan tidak pula rungkup dapat melakukannya.

Studi Kasus: Membenahi Skoliosis

Dilahirkan dengan skoliosis, kini Andrea seorang ibu dua anak dan berusia 44 tahun. Kelainan bentuk tulang belakangnya (misalnya lengkungan bentuk S pada tulang belakang) terlihat saat usianya 13 tahun. Skoliosisnya perlahan-lahan membesar seiring pertambahan usianya. Bernapas menjadi sulit terutama setelah aktivitas berat, yang menyebabkan otot-ototnya menarik bahu dan pinggul kanannya. Akibat dari lengkungan skoliosis itu, tubuhnya miring terutama ke sisi kiri dan ia mengalami leher berderit saat mencoba untuk menolehkan lehernya. Hidupnya agak sulit untuk diatur dan masalah pun bertambah seiring bertambahnya usia. Kira-kira 20 tahun lalu, Andrea pergi ke dokter medis untuk mengevaluasi nyeri leher yang dialaminya. Pada evaluasi ini, ia mempelajari bahwa lengkungan tulang belakang bagian bawah semakin memburuk hingga 45 derajat. Ia pun mencari masukan kedua dari konsultan lain, dan diberitahu untuk menunggu sampai lengkungannya mencapai 50 derajat untuk dioperasi. Pada waktu itu, ada beberapa pilihan pengobatan baginya.

Akhir-akhir ini, Andrea datang menemui saya dan kami pun memeriksa lengkungannya. Foto ronsen menunjukkan bahwa lengkungannya menjadi 55 derajat pada tulang belakang bawah dan kira-kira 34 derajat pada tulang belakang atas. Lengkungannya benar-benar telah meningkat seiring pertambahan usia meskipun ia menjalani kiropraktek, fisioterapi dan sesi yoga standar selama periode itu. Setelah beberapa bulan memulai pembenahan skoliosis tanpa-bedah menggunakan metode yang diuraikan dalam buku ini, ada pengurangan 10 derajat yang sangat mengesankan pada punggung atas dan bawah; secara keseluruhan terjadi perbaikan 20 derajat.

Setelah terapi tanpa bedah, Andrea terlihat lebih baik, dan ia sangat senang dengan hasilnya. Masalah pernapasan sangat berkurang dan deritan pada leher, yang sering dialaminya, juga telah berkurang. Yang terpenting, tubuhnya terlihat lebih lurus, sehingga penampilan fisiknya terlihat semakin baik. Kini ia merasa lebih percaya diri dan lebih sehat. Pada foto ronsen dan Gambar tulang belakang, Anda benar-benar bisa melihat perbedaannya.

— Andrea F. (44 tahun)

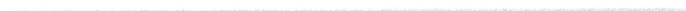

Latihan Penyelarasan Tubuh

" Satu ons praktek lebih berharga daripada berton-ton khotbah. "

— **Mahatma Gandhi**

Dalam bukunya, *Backache Relief*, Arthur C. Kelin dan Dana Sobel[89] mengkaji pasien dengan jenis masalah punggung yang berbeda, termasuk skoliosis. Pada akhir kajian ini, mereka menemukan bahwa yang paling efektif untuk pasien skoliosis bukanlah operasi atau perungkupan – tetapi mempersiapkan diri Anda untuk kenyataan ini –panduan latihan rutin! Beberapa ahli lebih menyebutnya sebagai "pendekatan fungsional"[90] untuk pengobatan skoliosis; saya lebih memilih menyebutnya pendekatan tradisional untuk pengobatan skoliosis.

Ketika ligamen melemah dan ada degenerasi dan kelainan bentuk pada cakram dan ruas tulang belakang, sering kali menjadi lebih buruk karena pola makan yang salah, keseimbangan biokimia yang buruk atau gaya hidup kurang gerak, tulang belakang yang melengkung bahkan bisa menjadi semakin buruk. Di dalam skenario seperti itu, kiropraktisi tidak punya pilihan kecuali:

- Mendeteksi kelainan bentuk pada tahap paling awal dan segera memulai proses pembenahan tulang belakang, sehingga tulang belakangnya tidak menjadi lebih buruk lagi
- Membantu Anda meminimalkan tekanan mekanis utama yang bertanggung jawab atas kondisi kelainan tulang belakang Anda

- Merekomendasikan cara-cara alami; untuk menguatkan tulang yang melemah, ligamen, dan otot-otot disekitarnya program latihan yang telah disesuaikan unik untuk kondisi tulang belakang Anda; dan yang tak ketinggalan …
- Secara rutin memantau kemajuan yang terjadi melalui program latihan ini dan merekomendasikan perubahan, jika perlu

Percayakah Anda bahwa di Kroasia[91] para dokter terus menyarankan kegiatan latihan aktif untuk pengobatan skoliosis?

Di wilayah ini, seperti di tempat-tempat lainnya di dunia, skoliosis paling umum ditemukan pada anak-anak yang melakukan kegiatan fisik sedikit atau tidak sama sekali.

Dalam konteks ini, Departemen Patologi dan Pengobatan Molekuler di sekolah kedokteran Wellington dan Ilmu Kesehatan di Selandia Baru melaporkan kasus seorang anak kecil dengan skoliosis idiopatik remaja progresif, yang menunjukkan peningkatan luar biasa pada lengkungan tulang belakangnya setelah menjalani program latihan dan traksi fisiologis yang dirancang secara spesifik.

Demikian pula, para dokter di Rumah Sakit Pusat Universitas Helsinki di Finlandia, menemukan bahwa asimetri panggul menjadi faktor yang terabaikan.[92] Mereka menyimpulkan bahwa perbedaan panjang kaki dan beberapa gejala neurologis mengekalkan skoliosis. Pengobatan yang biasa mereka rekomendasikan juga cukup sederhana, konservatif, tanpa-bedah dan aman – latihan rutin!

Seperti yang ditulis oleh Martha C.Haves, PhD. dalam bukunya, Skoliosis dan Tulang Belakang Manusia (*Scoliosis and the Human Spine*), "Laporan-laporan yang menyatakan bahwa skoliosis tidak bisa distabilkan atau dibenahi tanpa perungkupan atau operasi, tidak dan tidak akan pernah, didukung oleh data ilmiah.

Sebaliknya, penelitian yang bersifat klinis dengan basis jangka panjang, konsisten dengan hipotesis bahwa skoliosis bisa dikurangi, bila tidak dihilangkan dengan munggunakan pendekatan tanpa- bedah."[93]

Bila lebih banyak bukti dibutuhkan bahwa latihan bisa dan memang bermanfaat untuk pasien skoliosis, berikut ini adalah beberapa studi yang saya temukan:

- Klinik tulang belakang di San Diego menemukan bahwa dari 12 pasien yang menderita skoliosis idiopatik remaja, 4 orang dapat mengurangi lengkungan mereka sampai 20-28 derajat setelah menerima latihan penguatan selama jangka waktu tertentu.[94]

- Hasil yang hampir sama dilaporkan dari Jerman,[95] bahwa perungkupan dengan latihan terbukti tidak efektif dalam pengobatan skoliosis konservatif.[96]

- Studi lainnya, oleh tim kiropraktisi dengan kelompok 19 pasien, menemukan bahwa penggunaan gabungan dari manipulasi tulang belakang dan terapi postur secara signifikan mengurangi keparahan sudut Cobb pada seluruh 19 pasien tersebut. Salah satu metode yang digunakan dalam studi ini adalah traksi.[97]

- Sementara itu, dalam sebuah studi yang dilakukan di Universitas Athena, ditemukan bahwa kemampuan untuk melakukan kegiatan aerobik meningkat 48,1% pada pasien skoliosis idiopatik setelah mereka menerima beberapa latihan, sementara penurunan terjadi 9,2% pada kelompok kontrol.[98]

- Demikian pula, sebuah makalah yang diterbitkan di Jurnal Medis Saudi (*Saudi Medical Journal*) tentang kemanjuran terapi latihan 3-dimensi Schroth untuk pasien skoliosis menemukan bahwa setelah 6 minggu, 6 bulan dan 1 tahun terapi, semua pasien mengalami peningkatan kekuatan otot dan pemulihan cacat postur. Hal ini membuat para peneliti menyimpulkan bahwa teknik Schroth secara positif mempengaruhi sudut Cobb, kapasitas vital, kelainan kekuatan dan postur pada remaja rawat jalan.[99]

- Akhirnya, pada awal 1979, sebuah studi di Polandia menemukan bahwa pelatihan postur dan terapi latihan memiliki peranan pasti dalam pencegahan dan pengobatan skoliosis. Makalah lain dari Polandia melaporkan hasil positif dari latihan untuk menghilangkan kontraktur pada lengkungan tulang belakang. [100]

Mengapa Latihan Membuat Kita Bahagia!

Penelitian menunjukkan bahwa orang yang bugar secara fisik lebih tahan terhadap cedera dan rasa sakit tulang belakang, dan pulih lebih cepat saat mereka memang mengalami cedera, daripada mereka yang kurang bugar secara fisik.

Memang, dari apa yang saya ketahui yaitu bentuk latihan apapun, khususnya latihan yang berdampak pada peregangan dan penguatan berulang pada otot-otot punggung dan leher, bermanfaat terutama pada pengobatan terhadap gangguan yang berhubungan dengan tulang belakang dan bisa bertindak sebagai reklasan dan pereda rasa nyeri yang sangat kuat. Kadang-kadang sakit yang berkepanjangan tidak hanya menyebabkan ketidaknyaman secara fisik melainkan juga penurunan motivasi, namum bila Anda bisa bertekad untuk terus melakukan latihan, Anda bisa mengatasi masalah-masalah ini dengan sukses.

Akhirnya, rutinitas latihan yang bagus akan membuat otot-otot punggung, leher, perut dan anggota tubuh Anda kuat dan lentur. Setelah itu, merupakan tanggung jawab Anda secara keseluruhan untuk melanjutkan latihan secara rutin untuk mempertahankan level kebugaran Anda saat ini. Dengan sendirinya, metabolisme pemulihan akan meningkat dan rasa sakit dan stress berkurang dengan cepat.

Hanya berhati-hatilah supaya tidak melakukan latihan berat seperti joging, melonjak-lonjak, melompat, lompat tali, baris-berbaris, berderap, atau mengangkat beban. Penggunaan bantalan karet busa saat berkendara atau melakukan perjalanan seringkali dianjurkan oleh para ahli ortopedi untuk pasien skoliosis.

Sebelum Anda Mulai

Yang akan Anda perlukan:

- Matras latihan
- Bola Swiss
- Beban 2-4 kg
- Pengikat resistensi: ringan, sedang dan berat (tergantung level kebugaran Anda)

Akan butuh beberapa waktu sebelum bisa melakukan latihan-latihan ini dengan benar, dan sebuah cermin atau seseorang harus ada untuk mengamati bagaimana Anda melakukan latihan-latihan ini.

Latihan Leher Dengan Bola Swiss

Fleksi Leher dengan Bola Swiss

- Berdirilah menghadap dinding dengan bola diletakkan di dahi
- Tempelkan lidah Anda pada langit-langit mulut
- Tekan kepala ke depan ke arah bola sambil menghembuskan napas
- Ulangi 10 kali

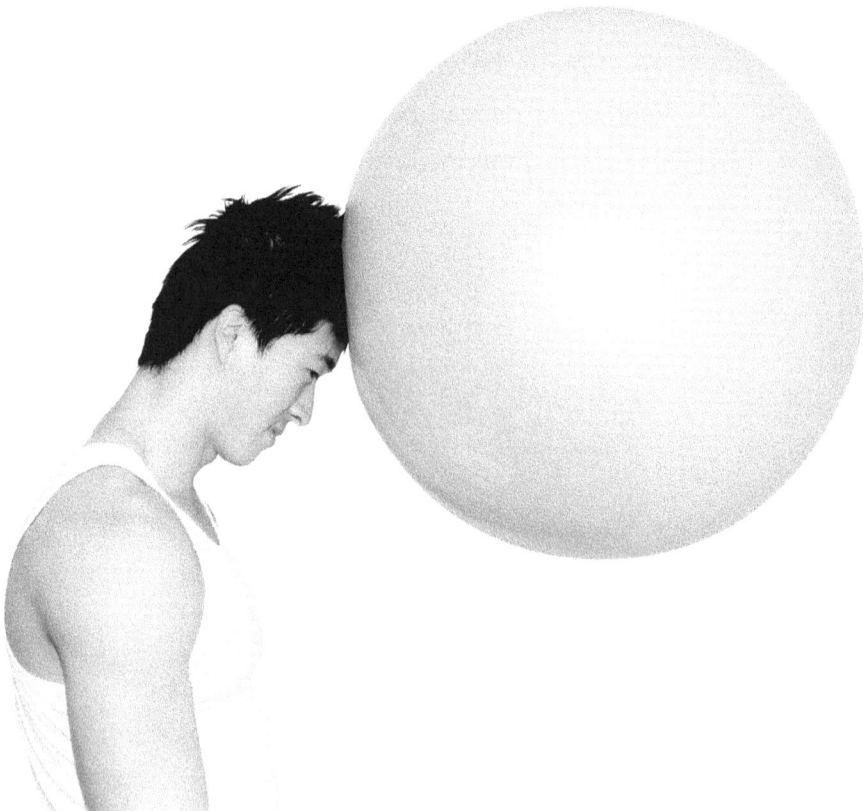

Gambar 45: Fleksi Leher

Ekstensi Leher dengan Bola

- Berdirilah dengan kepala bagian belakang berada di posisi yang berlawanan dengan bola
- Anda bisa berpegangan pada bingkai pintu atau meja untuk bantuan
- Tekan kepala ke dalam bola seiring Anda menghembuskan napas
- Ulangi 10 kali

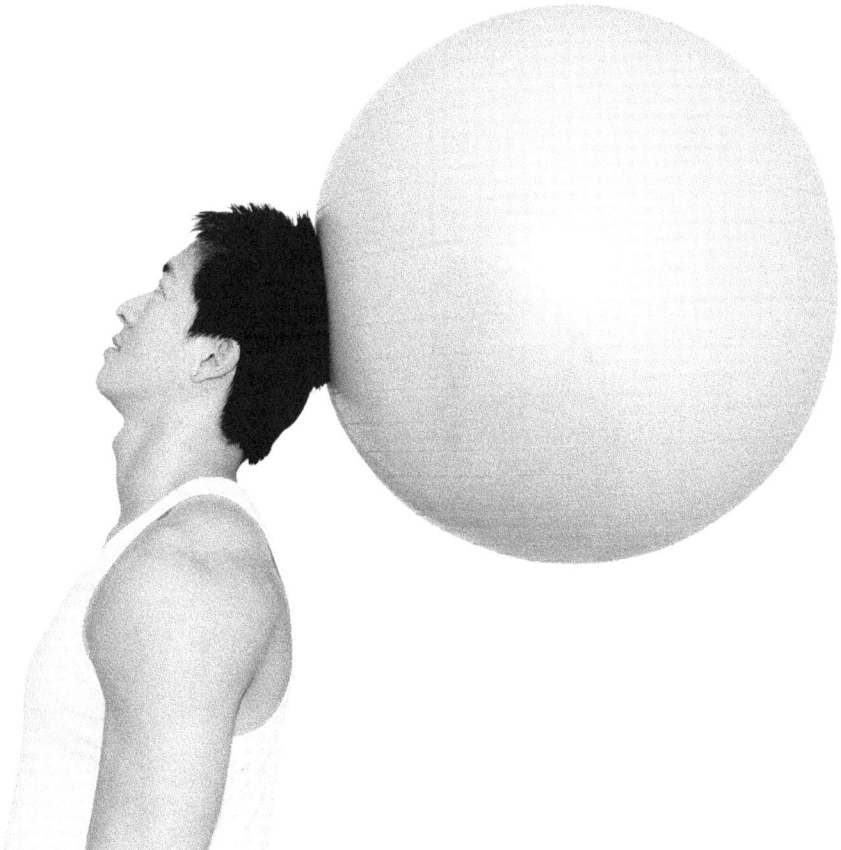

Gambar 46: Ekstensi Leher

Leher Menekuk Ke Samping dengan Bola

☐ **Kiri** ☐ **Kanan**

- Letakkan samping kepala Anda sedikit ke bola
- Tekuk leher, tekankan kepala ke bola sambil menghembuskan napas
- Ulangi 10 kali pada kedua sisi. Bila Anda memiliki lengkungan pada leher, lakukan latihan pada sisi cekung

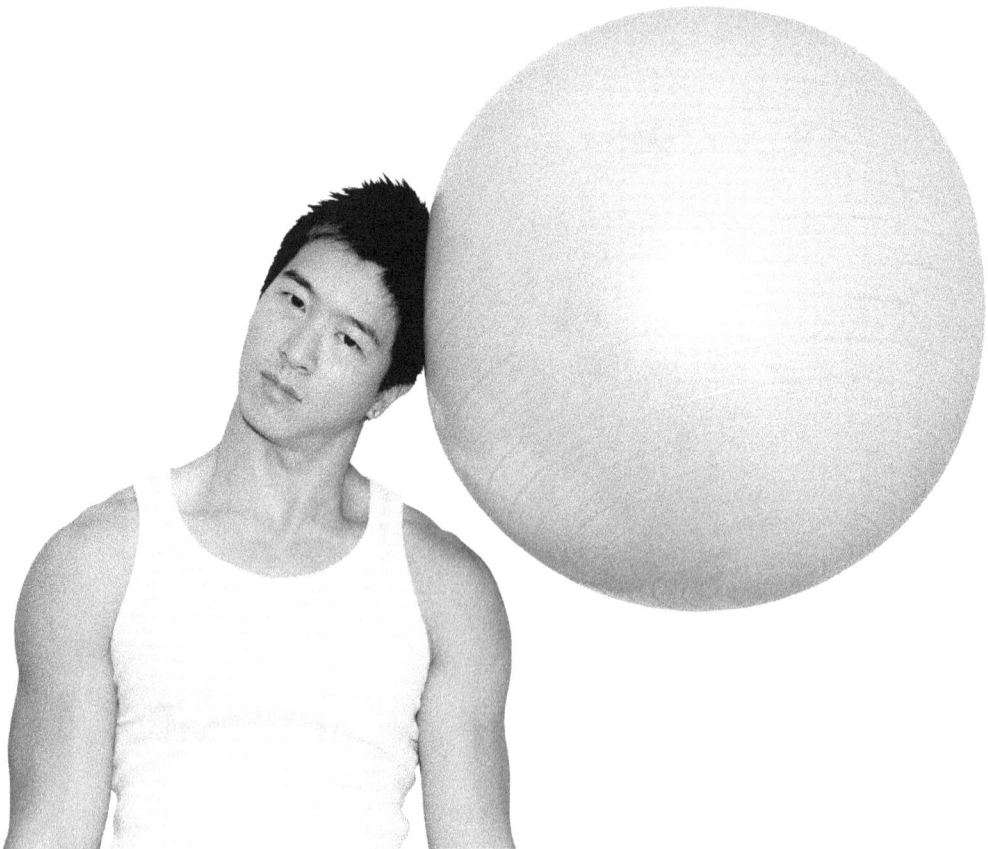

Gambar 47: Leher Menekuk Ke Samping

Latihan Menggoyang Panggul

**Goyang Panggul
– Depan ke
Belakang**

- Berdirilah dengan lutut atau duduk tegak pada bola Swiss
- Tarik napas dan gerakkan panggul Anda ke depan (bayangkan bahwa Anda memiliki lampu sorot pada bagian (maaf) pantat dan Anda ingin menyorot ke atas)
- Jaga agar batang tubuh tidak berubah seiring Anda menggerakkan panggul
- Hembuskan napas dan gerakkan panggul ke belakang (menyorotkan lampu ke bawah)
- **Tempo:** Kecepatan bernapas
- **Pengulangan:** 20 pada masing-masing sisi

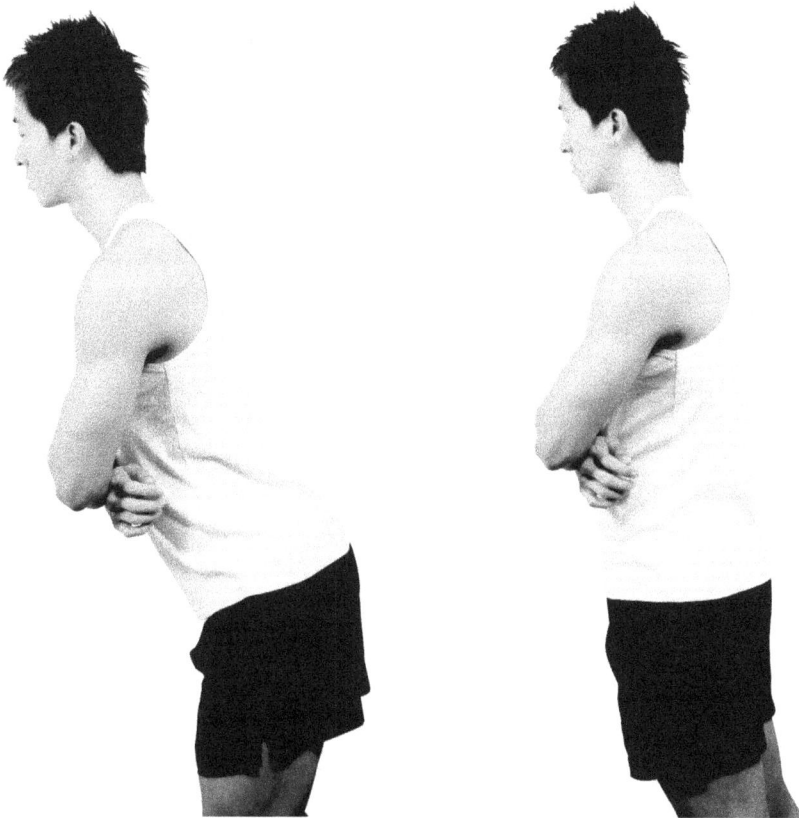

Gambar 48: Goyang Panggul – Depan ke Belakang

Goyang panggul – Sisi ke Sisi

- Duduk tegak pada bola Swiss pada posisi yang nyaman
- Tarik napas dan angkat satu pinggul ke atas sambil menghembuskan napas, lalu kembalikan ke posisi semula Tarif napas dan angkat pinggul yang lain ke atas sambil menghembuskan napas
- Ulangi dari satu sisi ke sisi lain
- **Tempo:** kecepatan bernapas
- **Pengulangan:** 20 kali masing-masing sisi

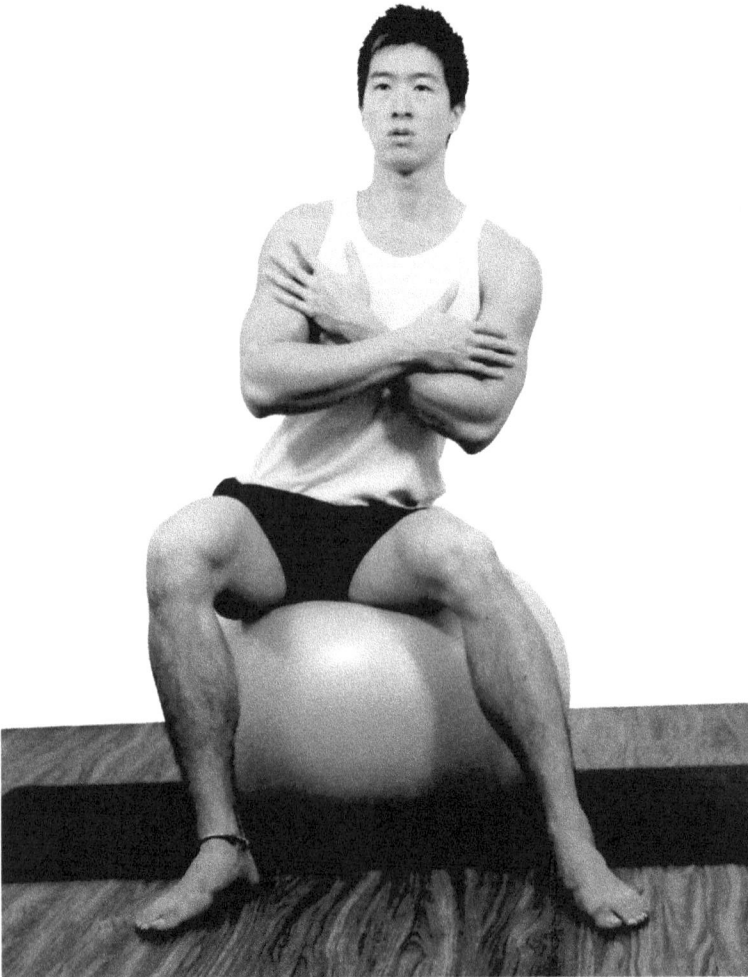

Gambar 49: Goyang panggul – Sisi ke Sisi

Goyang Panggul – Angka Delapan

- Gerakkan pinggul Anda membentuk angka delapan, gerakkan dari depan ke belakang dan kemudian dari satu sisi ke sisi lain
- **Tempo:** Kecepatan bernapas
- **Pengulangan:** 20 untuk setiap sisi

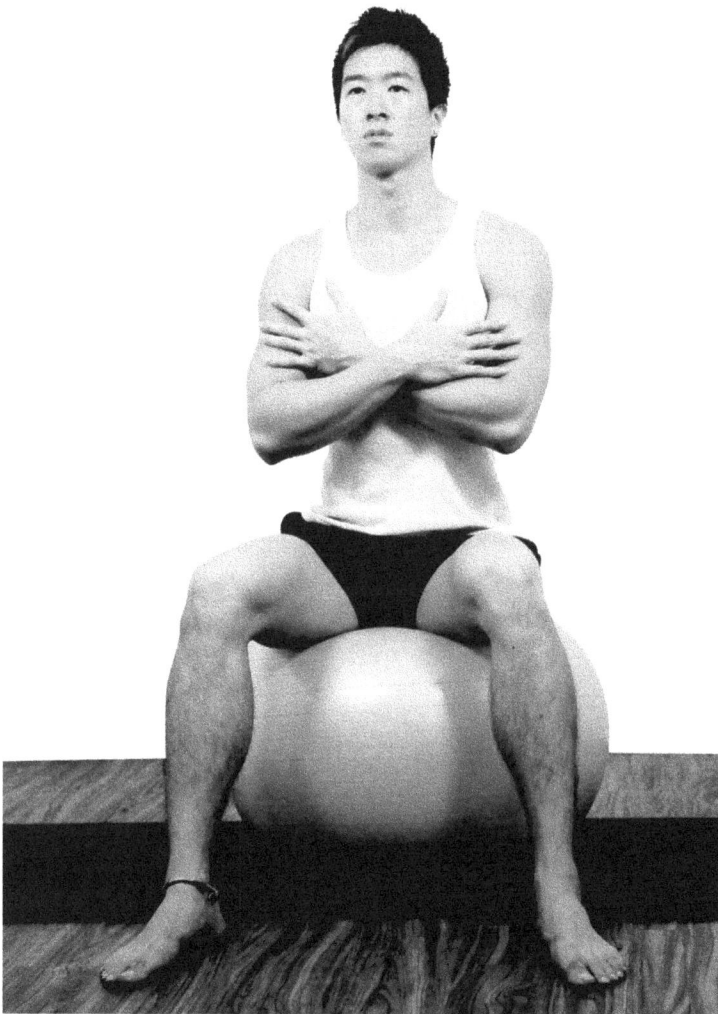

Gambar 50: Goyang Panggul – Angka Delapan

Jongkok Bernapas

Bila Anda menderita nyeri punggung bagian bawah atau mengalami ketidaknyaman dalam melakukan jongkok bernapas, maka lakukan jongkok bola Swiss (Gambar 53) sebagai pilihan lain.

- Ambil sikap yang cukup nyaman dan lapang sehingga Anda memiliki cukup ruang untuk berjongkok di antara kaki Anda
- Tempatkan lengan pada sisi atau depan Anda untuk versi lanjutan
- Tarif napas dan rendahkan tubuh sambil menghembuskan napas. Rendahkan sebisa Anda, lalu tarik napas sambil kembali berdiri
- Pertahankan batang tubuh tetap tegak dan berat Anda antara bola-bola kaki dan tumit
- Kecepatan ketika menurunkan tubuh harus sangat sesuai dengan angka bernapas Anda. Ritme bernapas harus tetap sama selama latihan. Bila napas semakin cepat, kurangi kedalaman pernapasan
- **Tempo:** lambat
- **Pengulangan:** 10

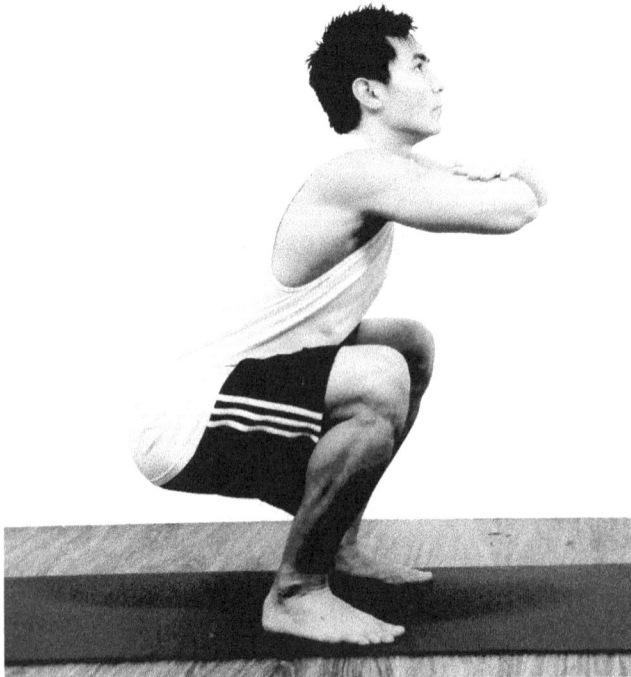

Gambar 51: Jongkok Bernapas

Jongkok Lengan Tunggal Atas

- Ambil sikap yang nyaman untuk menjongkok di antara kaki Anda. Peganglah satu dambel lurus di atas kepala Anda
- Tarif napas dan tarik pusar Anda ke dalam
- Turunlah dengan posisi jongkok yang nyaman. Pertahankan agar batang tubuh Anda tetap vertikal. Jangan bersandar ke satu sisi
- Hembuskan napas sambil kembali berdiri
- Jaga berat di atas kepala Anda selama keseluruhan rangkaian latihan, ganti lengan untuk setiap rangkaian latihan
- **Tempo:** Lambat
- **Pengulangan:** 10

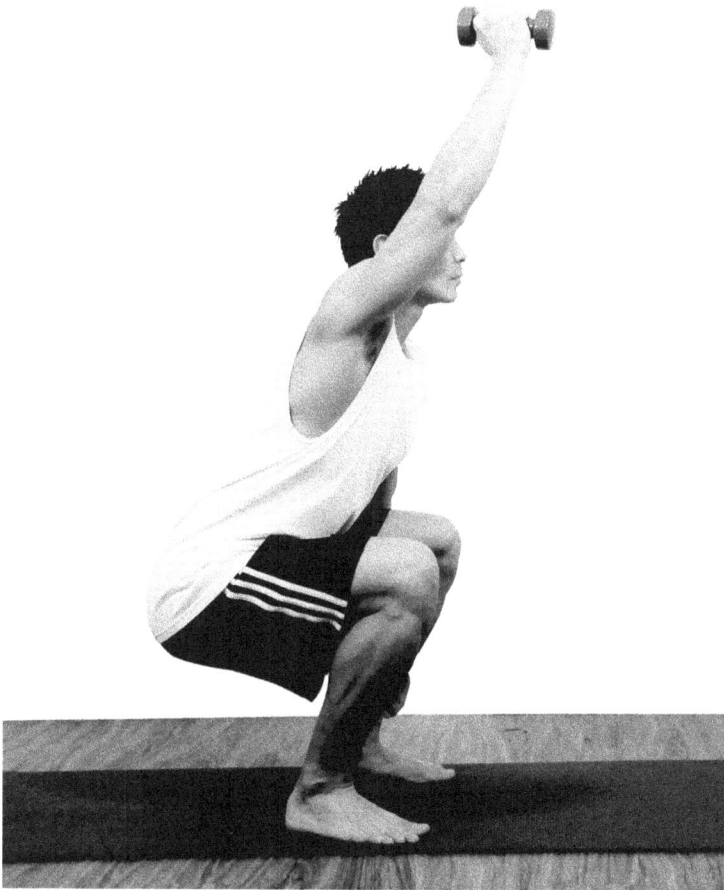

Gambar 52: Jongkok Lengan Tunggal Atas

Jongkok
Bola Swiss

- Letakkan bola Swiss di antara punggung bawah dan dinding
- Ambil sikap nyaman, lengan di samping. Jaga kaki Anda selebar bahu dan sedikit keluar, sehingga lutut sejajar dengan jari kaki kedua Anda
- Tarif napas dan kemudian turunkan tubuh Anda ke posisi jongkok sambil menghembuskan napas. Lakukan selama Anda merasa nyaman, lalu tarik napas saat kembali berdiri
- Bernapaslah melalui hidung kalau bisa. Bila ingin bernapas melalui mulut, rapatkan bibir Anda untuk menjaga sedikit ketegangan
- **Tempo:** lambat
- **Pengulangan:** 10

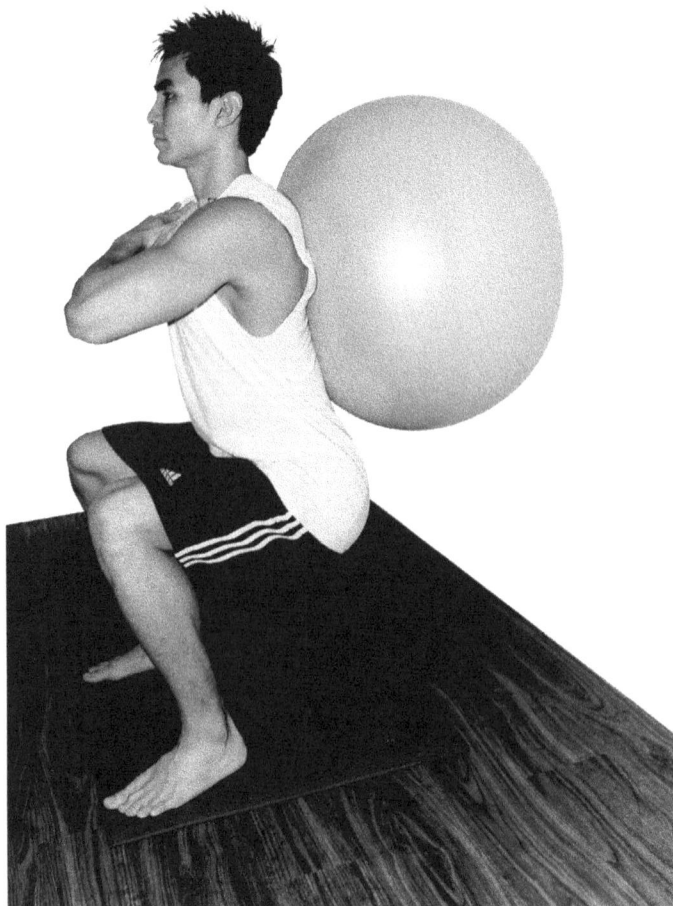

Gambar 53: Jongkok Bola

Stabilisasi Lumborum Kuadratus

☐ **Kiri** ☐ **Kanan**

Lumborum Kuadratus merupakan penstabil penting pada tulang belakang bagian bawah

- Mulailah dengan posisi berbaring ke samping
- Topang dengan siku lalu angkat panggul Anda dari matras, tubuh bagian bawah dengan sisi lutut terdekat dengan matras
- Pertahankan posisi ini selama mungkin (selama paling sedikit 20 detik)
- Lanjutkan menyokong tubuh bagian atas dengan tangan (lengan lurus) dan samping kaki pada matras

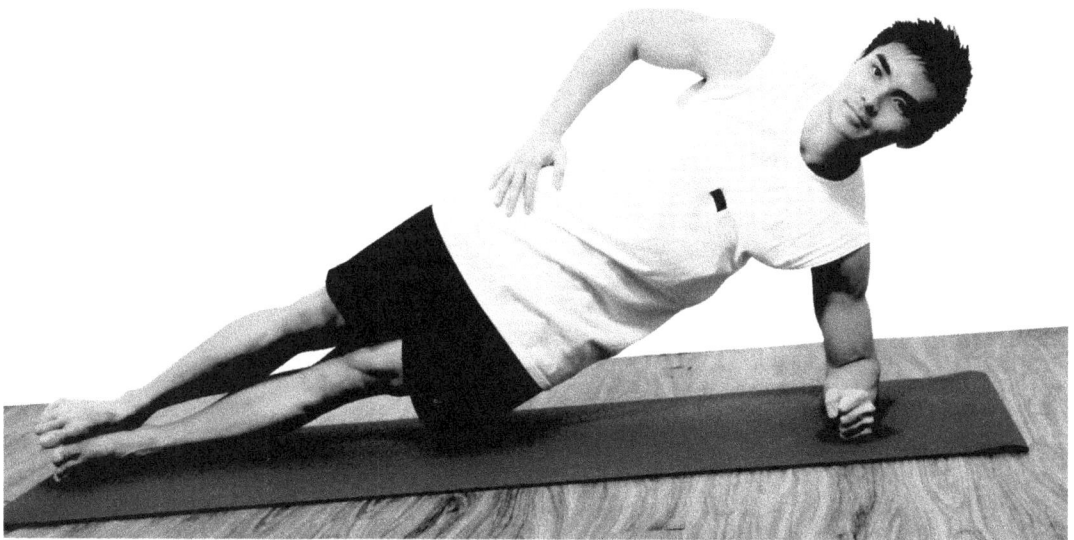

Gambar 54: Stabilisasi Lumborum Kuadratus

Fleksi Bola Swiss Samping

☐ **Kiri** ☐ **Kanan**

Latihan menekuk ke samping juga digunakan bila ada skoliosis. Ketika terjadi lengkungan pada pinggang, otot-otot sisi cembung biasanya meregang dan melemah. Itulah sebabnya, berbaring pada bola swiss di bagian sisi cekung akan membantu menguatkan otot-otot yang lemah pada sisi cembung. Bila tidak yakin, ujilah masing-masing sisi tubuh dan kemudian berkonsentrasi pada bagian yang lebih lemah.

- Duduklah pada bola Swiss dengan kaki diletakkan pada sambungan dinding dan lantai
- Perlahan-lahan berputarlah di atas bola sehingga salah satu pinggang dengan tepat berada di atas bola dan kaki Anda berlabuh pada dinding; paha atas dari kaki atas harus sejajar dengan tubuh Anda
- Sambil berbaring menyamping di atas bola dengan lengan di samping, pelan-pelan angkat tubuh menyamping sampai tubuh Anda tegak lurus terhadap lantai; baliklah gerakan tersebut sampai Anda berada di posisi awal lagi. Visualisasikan bahwa Anda sedang menekuk seluruh ruas tulang punggung ke samping sekaligus, yang dimulai dengan kepala Anda

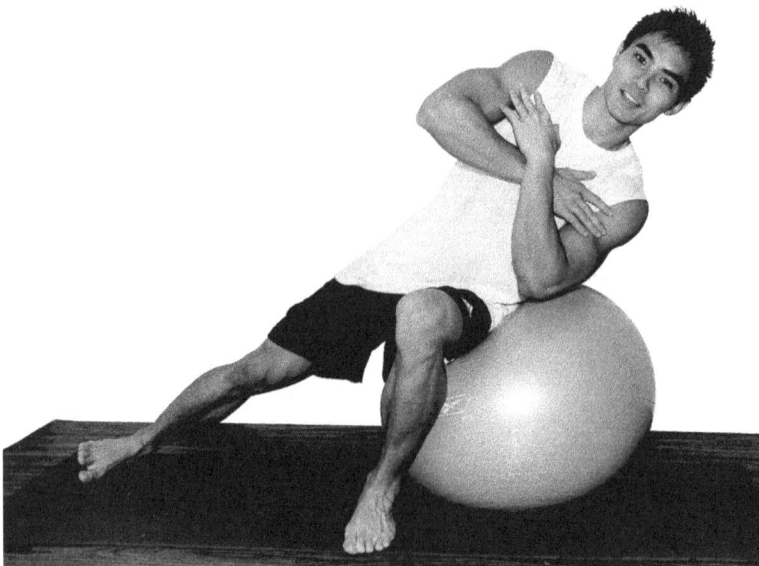

Gambar 55: Fleksi Bola Swiss Samping

Push Up Dinding

- Berdirilah sejauh kira-kira dua kaki dari dinding
- Tempatkan kaki Anda pada dinding kira-kira seluas dada pada ketinggian bahu
- Tarik pusar ke dalam, jaga tubuh tetap tegak dan turunkan berat ke arah dinding
- Tekan ke dinding untuk kembali ke posisi awal lagi, jaga tubuh Anda dalam posisi tegak sempurna
- Saat Anda bisa melakukan lebih dari 20 pengulangan dengan bentuk sempurna, pindahkah kaki Anda lebih jauh dari dinding

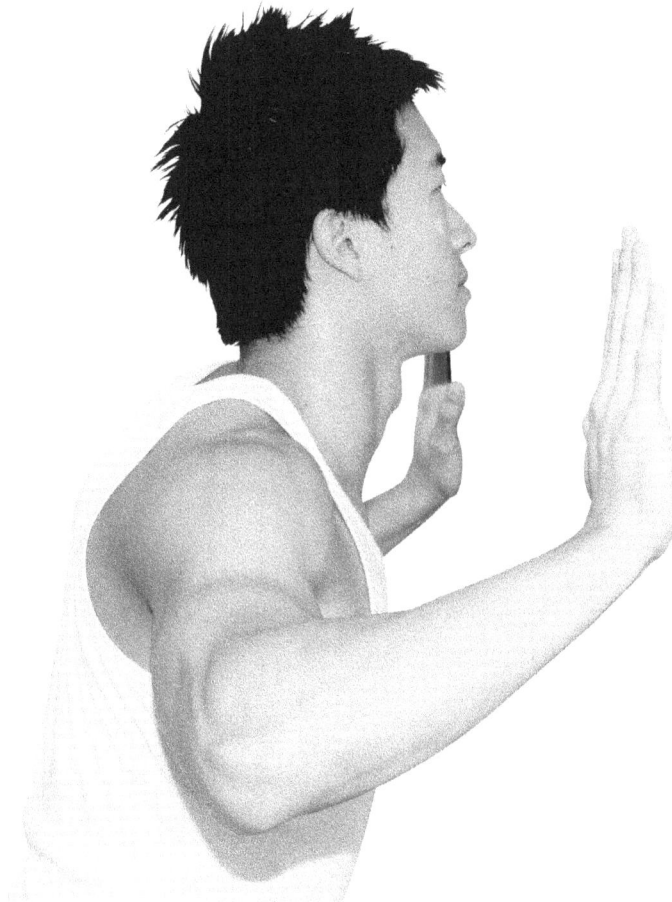

Gambar 56: Push Up Dinding

Tarikan Menekuk Duduk

- Duduklah di atas bola Swiss dan pegang kabel atau tali elastis di depan Anda
- Hembuskan napas dan menekuk ke depan, jaga lengkungan alami pada punggung bagian bawah; jangan biarkan punggung membulat saat Anda menekuk ke depan
- Sambil menarik napas, kembalilah ke posisi awal dan tarik lengan menuju ke dada dalam gerakan mendayung. Jangan angkat bahu Anda

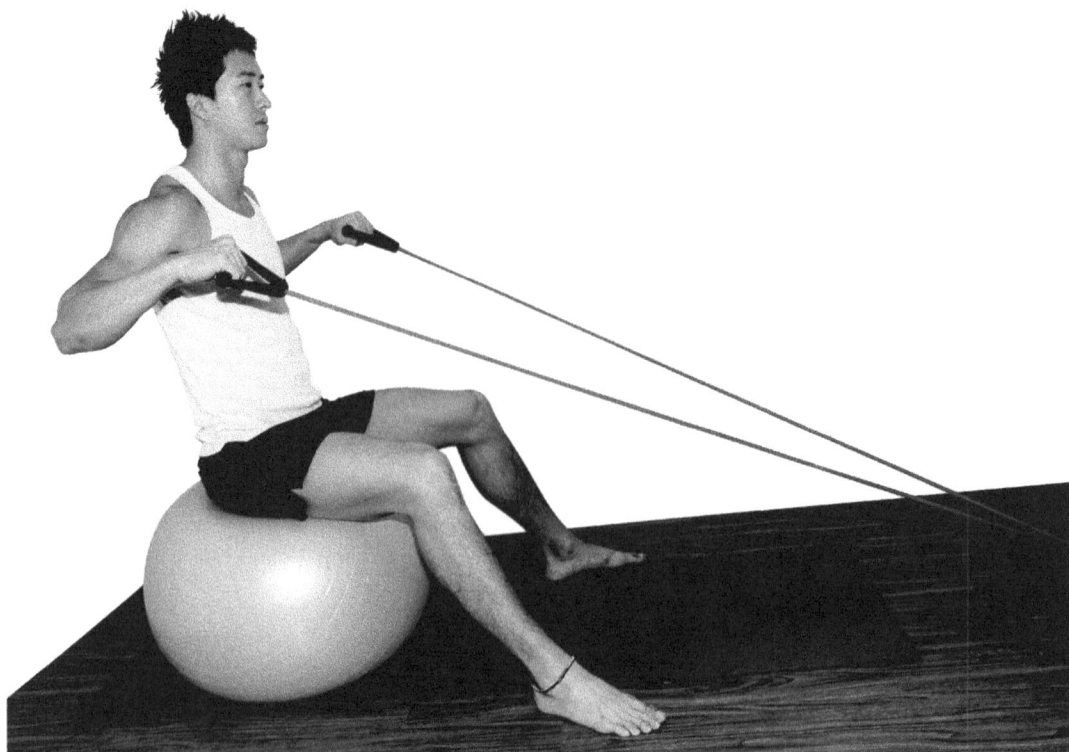

Gambar 57: Tarikan Menekuk Duduk

Cara Membangun Program Latihan Skoliosis Anda Sendiri

Program latihan skoliosis untuk Anda bisa seluwes keinginan Anda. Tujuan utamanya haruslah untuk meningkatkan kesehatan dan memulihkan keseimbangan pada tulang belakang dan otot Anda.

Telah diamati bahwa pada beberapa pasien pria, skoliosis mengalami penurunan secara spontan. Karena fenomena ini lebih sering diamati pada pasien pria daripada wanita, bisa jadi salah satu alasannya adalah bahwa pria memiliki lebih banyak kesempatan untuk melakukan latihan fisik daripada wanita di dalam masyarakat kita. Itulah sebabnya, sedikit latihan lebih baik daripada tidak sama sekali.

Tidak diragukan lagi, program latihan seperti itu perlu disesuaikan dengan profil usia, kesehatan dan kebutuhan, suatu bidang yang tentu saja bisa dibantu dan dibimbing oleh kiropraktisi atau terapis fisik Anda. Namun, persyaratan dasar dari program serbaguna ini adalah bahwa Anda harus bisa melakukannya secara rutin, entah dua atau tiga kali dalam seminggu untuk hasil optimal.

Memilih Rencana Program Latihan yang Tepat

Kita telah membahas bagian ini secara mendalam. Kembalilah ke sumber daya pembaca yang diberikan di akhir buku ini untuk bantuan lebih lanjut.

Mulailah dengan memetakan area paha Anda dengan bantuan diagram yang diberikan di bab 12 (Gambar 13). Kiropraktisi Anda bisa merekomendasikan penyesuaian terhadap program dasar berdasarkan pada dua lengkungan yang secara umum terlihat: skoliosis bentuk S dan C. Setelah 6 sampai 8 minggu latihan dan perubahan makanan, lihatlah kembali kemajuan yang terjadi dan bila semuanya berjalan sesuai dengan rencana, Anda bisa melanjutkan ke level berikutnya. Terlepas dari apakah Anda memiliki skoliosis bentuk S atau C, latihan yang diuraikan dalam buku ini bisa dilakukan oleh siapa pun. Namun, benar-benar kembalilah pada bab 15 lagi untuk rencana tindakan yang bisa membimbing Anda dalam membangun pola makan dan program latihan yang aman untuk Anda.

Mudahkan Ini

Kesalahan terbesar dari sebagian besar kita ketika kembali menjalankan latihan adalah melakukanya secara berlebihan… atau apa yang sebut sebagai respon rasa bersalah. Saat kita keluar jalur, respon pertama kita adalah seringkali melompat kembali dan melakukannya sebanyak dua kali untuk menggantikan apa yang kita lewatkan. Namun ada sejumlah masalah dengan respon ini:

Kehilangan Kekuatan dan Ketahanan

Bila telah meninggalkan latihan lebih dari satu bulan, Anda akan kehilangan kekuatan dan ketahanan yang pernah dimiliki. Akibatnya, tubuh Anda tidak akan bisa melakukan level latihan yang sama seperti yang pernah dilakukan sebelumnya.

Cedera dan Rasa Nyeri Otot yang Tertunda

Melakukan latihan dengan kecepatan penuh dari awal berarti Anda akan mengalami nyeri otot, dan jika tetap melakukan latihan ketika sangat kesakitan, Anda mengambil resiko cedera bagi diri sendiri.

Takut pada Latihan Anda

Bila melakukan terlalu banyak terlalu cepat dan tubuh Anda sakit, lelah, dan lesu, Anda mungkin menjadi takut pada latihan dan itu bukanlah sikap yang Anda inginkan saat berusaha kembali ke jalur.

Yoga untuk Skoliosis

Ketika anda menemukan rasa damai dalam diri sendiri, anda menjadi orang yang juga dapat hidup damai dengan orang lain.

— **Peace Pilgrim**

Segala hal besar yang ada di dalam hidup ini selalu memiliki akar mendasar dalam sejarah manusia. Para leluhur dan nenek moyang kita sudah menyediakan lautan pengetahuan dan keterampilan untuk membantu kita untuk mengelola tubuh dan jiwa. Dimulai dari kemampuan luar biasa tanaman dan tumbuhan herbal, hingga ke berbagai olahraga dan latihan fisik yang mudah dilakukan. Semua ilmu dan metode tradisional ini selalu menyumbang banyak dalam perkembangan pengetahuan manusia mengenai tata pengelolaan tubuh yang baik dan benar.

Bahkan sesungguhnya, dari sumber-sumber seperti inilah informasi-informasi berharga ditemukan. Contohnya, gambaran skoliosis sendiri telah ditemukan dalam gua-gua bersejarah sejak ribuan tahun yang lalu menyerupai sosok seseorang berpostur bongkok yang dijadikan cikal bakal dari definisi skoliosis.

Dengan ketiadaan sistem pengobatan yang canggih dan modern, cara penanganan orang terdahulu akan skoliosis dan berbagai kelainan lainnya sangat bergantung pada teknik-teknik tradisional yang autentik dan telah teruji seiring berjalannya waktu seperti contohnya yoga.

Sebelum kami menjabarkan teknik yoga untuk skoliosis, marilah kita pelajari terlebih dahulu mengenai subyeknya itu sendiri.

Yoga – Suatu Seni

Merupakan salah satu dari enam sistem filosofi India, istilah yoga berasal dari kata Sansekerta yaitu 'yuj' yang artinya 'Kesatuan' dan bermula di India sejak 5000 tahun yang lalu. Didefinisikan sebagai kesatuan yang sempurna antara pikiran, tubuh, emosi dan akal, yoga, sebagai suatu subyek ditulis oleh Empu Pantanjali dalam kitabnya yang berjudul *Yoga Sutras of Patanjali.*

Sedangkan menurut Sekolah Iyenger Yoga (Iyenger School of Yoga), subyek ini didefinisikan sebagai penggabungan dari segala aspek yang ada dalam pribadi seseorang untuk mencapai hidup yang lebih bahagia dan seimbang, dengan *kaivalya* atau kebebasan sejati sebagai tujuan akhirnya.

Pelaksanaan Yoga menggunakan dua metode dasar, seperti yang dijelaskan dibawah ini.

a) Asanas (Postur)

Asanas atau postur dimaksudkan untuk menyiapkan tubuh manusia. Tergantung dari fungsi yang ingin dicapai, pose-pose ini dikategorikan sebagai *kriyas* (gerakan), *mudras* (segel) dan *bandhas* (kunci). Sementara kriya berfokus untuk menyebarkan energi pada tulang belakang, *mudra* berguna untuk menahan energi sementara *bandha* memungkinkan seorang individu untuk mempertahankan kontraksi otot agar kesadaran diri terfokus dan meningkat.

b) Pranayama (Breathing techniques)

Pranayama atau teknik bernafas dilakukan untuk mengintegrasikan atau menyatukan tubuh dengan pikiran dan jiwa. Sementara *prana* memiliki arti energi dari daya hidup, yama menyiratkan etika-etika sosial. Para ahli yoga menyampaikan bahwa teknik pernafasan *pranyamas* yang terkontrol akan mengendalikan aliran energi pada tubuh.

Berbagai tipe yoga dilakukan berdasarkan pada level penguasaan dan keterampilan dari masing-masing individu. Berbagai yoga yang terdaftar di bawah ini memiliki jenis teknik yang berbeda dan hanya sesuai untuk dilakukan para praktisi dengan level penguasaan yang berbeda pula. Bentuk yoga yang paling dikenal di antaranya ialah:

- Yoga Hatha

- Yoga Iyengar

- Yoga Kundalini

- Yoga Bikram

- Yoga Asthanga

Yoga dan Skoliosis – 5 Aspek Kunci

Sebagai suatu pembelajaran, yoga dikenal mampu meningkatkan fleksibilitas otot, konsentrasi dan secara keseluruhan mampu menguatkan akal dan tubuh manusia. Seni ini memiliki pengaruh khusus pada pengelolaan dan perawatan skoliosis, kelainan pada tulang belakang. Menariknya ialah, lebih dari hanya sekedar kelainannya, ada berbagai efek skoliosis yang lebih jauh bagi tubuh anda termasuk:

- Sakit kepala

- Sakit punggung

- Kelelahan berlebih

- Pernafasan pendek

- Sakit pada lutut dan kaki

- Sakit pinggang

Yoga telah sejak dahulu dimanfaatkan sebagai pengobatan alternatif untuk skoliosis oleh sosok seperti Elise Miller, ahli yoga Palo Alto dan tokoh yoga ternama dalam menganani skoliosis.

Seiring berjalannya penelitian dalam usaha untuk menemukan penanganan skoliosis yang lebih efektif, para ilmuwan seringkali bertanya-tanya, selain dari efek relaksasi dan penguatan, adakah korelasi lain antara pelaksanaan yoga dengan pengelolaan skoliosis?

Marilah lihat beberapa aspek penting ini.

1) Untuk mengembalikan keseimbangan

Kita semua tahu bagaimana skoliosis berbicara tentang kondisi tulang belakang yang tidak sejajar, menyebabkan struktur tulang yang tidak seimbang. Asanas dan pranayama (pernafasan) dalam pelaksanaan yoga menimbukan suatu kesadaran akan diri sendiri. Hal ini dapat memicu terjadinya perkembangan dalam penyusunan struktural yang semakin simetris.

Terlebih lagi, skoliosis dapat menyebabkan tubuh kehilangan pusat gravitasinya sehingga gangguan pada tinggi badan pun dapat terjadi. Yoga dengan posisi tubuh terbalik dapat menormalkan daya gravitasi dan dalam prosesnya, selain memperpanjang tulang belakang dan memperlambat perkembangan bengkokan, juga dapat membantu merelaksasikan tegangan yang ada pada otot anda serta memperkuatnya.

Pasien-pasien skoliosis yang telah rutin melaksanakan yoga seringkali menyampaikan bahwa mereka dapat merasakan berbagai perubahan terjadi. Contohnya – sisi pinggul yang satu menjadi lebih seimbang dengan sebelahnya atau kaki yang satu tidak lagi terasa lebih berat dari yang sebelahnya dan lain-lain.

2) Pengobatan alternatif yang benar

Yoga pada dasarnya merupakan suatu proses pengobatan yang perlahan dan konsisten. Olahraga ini mempengaruhi tubuh anda secara bertahap tanpa menyebabkan rasa tegang yang berlebihan ataupun efek samping. Namun yang paling penting, yoga akan membebaskan anda dari ketergantungan akan pengobatan. Melalui ini, anda tidak perlu mengandalkan orang lain untuk menangani bengkokan anda.

3) Penyusunan kembali postur tubuh

Ketika seseorang memiliki skoliosis, di dalam tubuhnya telah berkembang suatu titik yang memungkinkan suatu bengkokan untuk menjadi tumpuan gravitasi. Melalui yoga, titik ini dapat ditemukan dan keseimbangan alami pun dapat tercapai, sehingga sakit pada tubuh akan berkurang dan postur dapat menjadi lebih baik. Jika dilakukan terus menerus, suatu postur alamiah yang baik dalam menyokong struktur tulang dan membantu mengatasi bengkokan lambat laun akan terbentuk.

4) Hilangnya sakit dan rasa tidak nyaman

Seperti yang telah kita ketahui, skoliosis dapat menyebabkan rasa sakit dan ketidaknyamanan pada otot, yang disebabkan karena tubuh tidak dapat menopang beratnya dengan simetris sehingga otot pun menjadi tegang. Yoga dapat membantu meringankan pegal-pegal pada otot yang telah dipaksa bekerja berlebih. Dengan melakukan gerakan yoga secara rutin, anda dapat melatih sistem otot pada tubuh anda agar dapat menopang tulang belakang dengan lebih kuat.

Selain itu, yoga juga dapat mencegah kelainan yang dapat dipicu oleh skoliosis, seperti herniasi, pegal linu (sciatica) atau kondisi lainnya yang dapat menyebabkan rasa sakit.

5) Untuk pemulihan spiritualitas diri

Skoliosis berpotensi mengubah total bagaimana anda melihat sesuatu. Bukan hanya penampilan fisik anda yang akan terpengaruh, namun kepercayaan diri dan cara bagaimana anda memandang diri anda pun cenderung akan berubah. Dengan melakukan yoga secara teratur, anda dapat membangun kembali kepercayaan diri dan semangat anda. Sesungguhnya, yoga mengajarkan anda untuk bekerja sama dengan segala ketidaksempurnaan yang ada pada tubuh dan bukan menolaknya.

Hal-Hal yang Perlu Diingat

Disaat anda memilih yoga sebagai salah satu alternatif untuk menyembuhkan skoliosis, ada beberapa poin yang perlu anda ingat. Berikut ialah panduan penting yang dapat anda ikuti:

1. Lakukanlah yoga hanya di bawah pengawasan praktisi yoga yang terpercaya untuk menangani skoliosis.

2. Pastikan anda telah mendiskusikan semua keluhan dan kondisi anda, termasuk hasil x-ray dan catatan medis anda kepada pelatih yoga anda.

3. Untuk menyembuhkan skoliosis, yoga harus dilakukan dengan teratur, setiap hari dan bukan satu atau dua kali seminggu.

4. Fokus pada pernafasan anda ketika anda melakukan *pranayama*. Pernafasan yang benar ialah kuncinya.

5. Berkonsentrasilah untuk memperbaiki gerakan anda seberapa mudahnya pose itu dibanding mencoba asanas yang lebih rumit.

10 Olahraga Yoga Terbaik yang Dapat Anda Ikuti

Olahraga yoga diperuntukkan dan dianjurkan sesuai dengan tipe bengkokan yang dimiliki dan berbagai aspek lainnya. Pelatih yoga anda akan meninjau kondisi anda dan menyusun sekumpulan *asanas* yoga untuk menangani bengkokan tersebut. Seperti contohnya, untuk mengurangi bengkokan lateral, maka asanas dilakukan dengan memperpanjang tulang belakang terlebih dahulu dan memposisikannya kembali ke titik tengah. Setelah itu, fokus akan berpindah untuk memperkuat kaki, otot perut dan juga otot-otot lain yang satu jalur dengan tulang belakang. Sedangkan, untuk mengurangi rotasi posterior, asanas akan dilakukan untuk memutarbalikkan rotasi bengkokan.

Pada bagian berikutnya, kami telah membuat daftar 10 *asanas* atau pose yoga yang paling efektif dalam menghentikan atau mengurangi bengkokan skoliosis anda, bergantung pada kondisi.

Postur Gunung (Di Lantai)
Nama Tradisional: Supta Tadasana

Tujuan

Asana ini membantu anda mengerti gerakan mendasar pada sendi-sendi anda. *Supta tadasana* memvariasikan orientasi gravitasi pada tubuh. Contoh dari fenomena ini ialah bagaimana dengan menegangkan sendi bahu dan ketiak, rusuk depan akan menyembul, menyebabkan kerangka rusuk bergerak menuju tulang selangka.

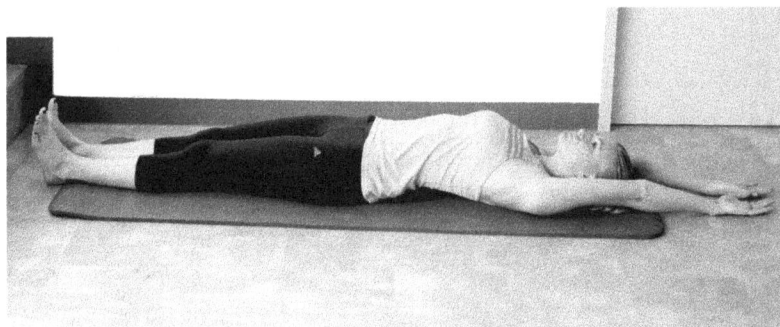

Postur Gunung (Di Lantai)

Langkah-Langkah

- Berdirilah pada posisi tegak dengan kedua posisi kaki sejajar namun tidak bersentuhan satu kaki dengan kaki lainnya
- Tekan seluruh jari kaki anda pada tikar atau alas, dan rasakan bagaimana berat tubuh anda tersalurkan ke kaki
- Kencangkan otot paha anda
- Perbesar volume pada tulang rusuk anda dengan menarik nafas perlahan sambil memposisikan kedua bahu ke belakang
- Arahkan mata anda lurus ke depan
- Tarik dan hembuskanlah nafas perlahan selama 10-15 kali dalam posisi ini

Versi Terlentang Pose Tangan dan Kaki Terbuka
Nama Tradisional:
Supine Utthita
Hasta Padasana

Tujuan

Postur ini memiliki orientasi yang sangat luas dan bertujuan untuk mengembalikan postur normal tubuh. Melalui gerakan ini, otot pada punggung, lengan, kaki dan perut anda akan semakin kuat dan terbentuk.

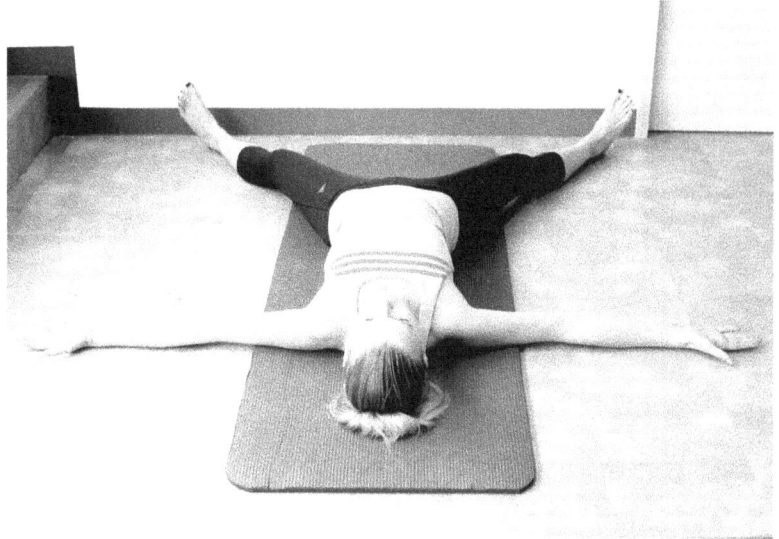

Versi Terlentang Pose Tangan dan Kaki Terbuka

Langkah-Langkah

- Berbaringlah dengan punggung rata dengan alas, posisi telapak kaki pada tembok
- Rentangkan lebar-lebar lengan anda, dengan kedua kaki lurus dan menutup
- Menggunakan tangan, tariklah kedua paha dalam anda menuju pinggul dan stabilkanlah perut anda
- Hembuskan nafas dalam-dalam dan rentangkan kembali kedua kaki
- Buka lebar kedua kaki membentuk huruf 'v' dan posisikan tangan anda lurus di kedua sisi, dengan telapak tangan menghadap ke atas
- Tekan kedua kaki pada tembok dengan kencang dan juga tekan kedua paha anda ke sisi bawah

- Sementara pinggul bagian luar akan terarah masuk, tulang ekor akan turun dan tulang kemaluan sebaliknya
- Posisikan kedua bahu ke belakang
- Rentangkan kedua tangan ke luar, kempiskan perut
- Perlahan kembalikan perut ke kondisi semula dan lakukan postur Supta Tadasana (Latihan 1).

Pose Pohon Terlentang
Nama Tradisional: Supine Vrkshasana

Tujuan

Dua tujuan terpenting dari pose ini ialah untuk memperkuat kaki dan tulang belakang serta untuk memperbaiki keseimbangan fisik.

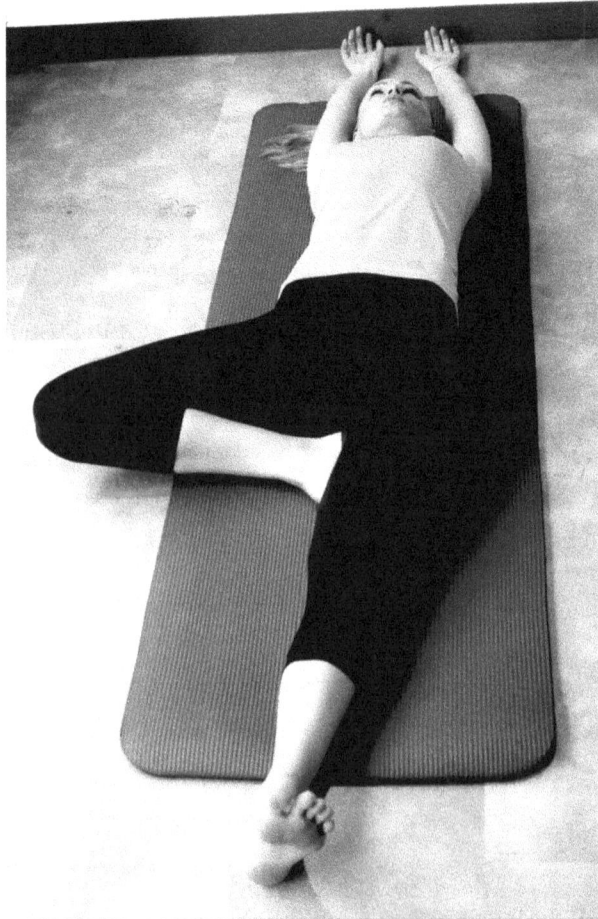

Pose Pohon Terlentang

Langkah-Langkah

- Pada posisi berbaring, jinjitkanlah kaki kiri anda dengan kaki kanan diluruskan seperti biasa
- Angkat dan tekuk kaki kiri hingga hampir menyentuh perut menggunakan kedua tangan
- Rotasikan kaki kiri keluar, dengan tumit kaki kiri menempel rata pada bagian dalam paha kaki kanan
- Angkat dan tempelkan kedua tangan kira-kira sejajar dengan tinggi dada membentuk pose berdoa
- Tahan posisi ini, pandangan lurus kedepan, ambil dan hembuskan nafas dalam-dalam sebanyak tiga kali
- Ulangi langkah-langkah di atas dengan kaki yang lain

Pose Intens atau Kursi Terlentang
Nama Tradisional:
Supine Utkatasana

Tujuan

Alasan utama dilakukannya pose ini ialah untuk memperkuat kaki. Pose ini juga mendukung terjadinya penyusunan kembali posisi tulang belakang dan punggung.

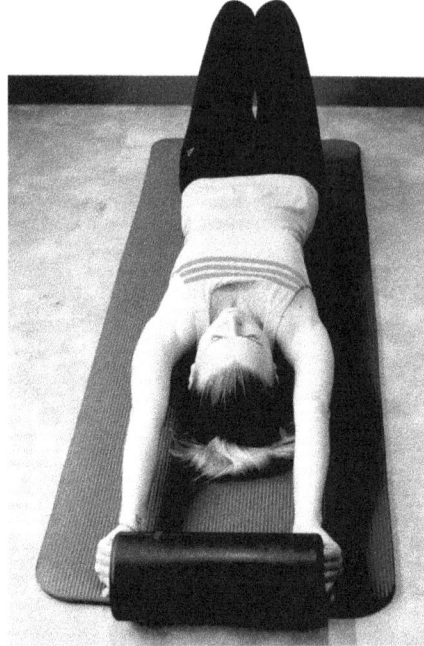

Pose Intens atau Kursi Terlentang

Langkah-Langkah

- Berbaringlah di atas matras yoga dalam pose Supta Tadasana
- Lipat selimut atau kain untuk dijadikan bantalan bagi punggung anda, untuk menyokong posisi tulang belakang
- Tekuk kedua kaki hingga alas kaki hampir menyentuh bokong. Kedua sisi lutut saling bersentuhan
- Letakkan satu balok kayu di lantai, di atas kepala anda berada. Letakkan kedua tangan lurus pada sisi kiri dan kanan balok.
- Dengan demikian, bahu akan memutar kebelakang dan tulang belakang akan memanjang
- Tegangkan sedikit tulang rusuk anda sambil mengangkat dada.

Pose Wajah Pahlawan Tertelungkup
Nama Tradisional:
Adho Mukha
Virasana

Tujuan

Pose ini bekerja pada bengkokan dengan menarik tulang belakang dan mendorong terjadinya penyusunan tulang yang benar.

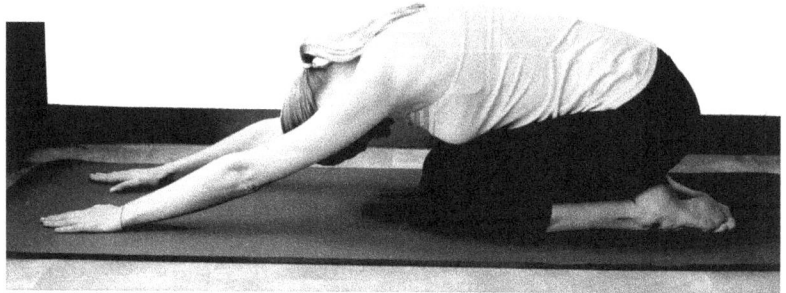

Pose Wajah Pahlawan Tertelungkup

Langkah-Langkah

- Tumpukan kedua lutut pada tikar dengan telapak tangan di depan untuk menahan tubuh
- Miringkan kedua betis kearah luar, lalu duduklah dengan posisi bokong di antara kedua betis tersebut
- Lalu, angkat lebar kedua tangan ke atas. Tarik tangan kearah atas dengan demikian tubuh akan memanjang.
- Posisikan kedua tangan yang terangkat tadi lurus ke depan anda hingga menyentuh lantai
- Angkat kepala anda sembil menarik nafas, lalu hembuskan sambil menekuk masuk kepala kebawah
- Tarik dan hembuskan nafas beberapa kali pada posisi ini

Bentangan Tangan dan Kaki

Nama Tradisional: Utthita Hasta Padasana

Tujuan

Pose ini berperan penting dalam membuka dada dan memperbaiki posisi tulang belakang. Pose ini juga akan memperkuat kaki anda dan memungkinkan anda untuk memiliki postur berdiri yang lebih baik.

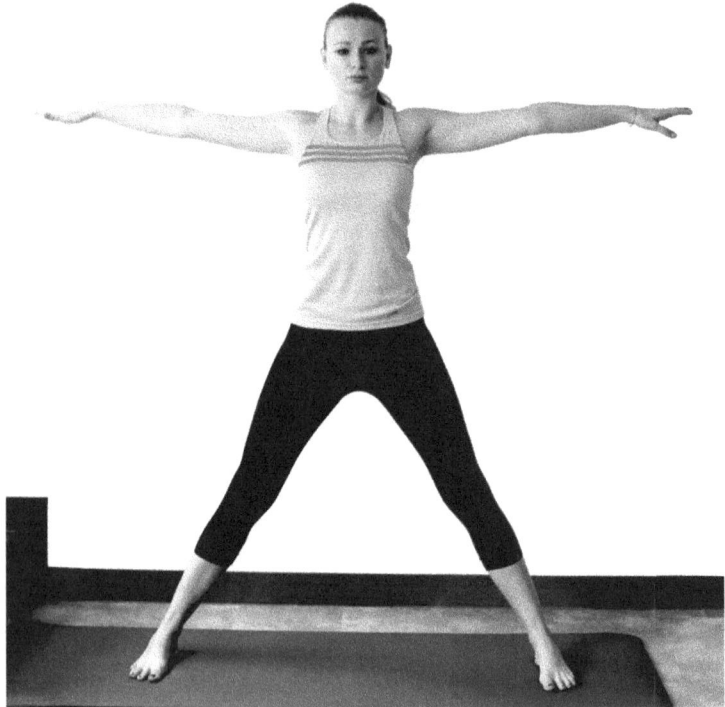

Bentangan Tangan dan Kaki

Langkah-Langkah

- Bentangkan kedua kaki anda lebar, dengan posisi tangan juga terbentang lurus di sisi kiri dan kanan
- Kencangkan lutut dan otot paha anda
- Salurkan berat tubuh anda pada tumit kaki
- Tegakkan tulang dada anda ke depan
- Tarik jari tangan anda di sisi kiri dan kanan jauh-jauh
- Pertahankan posisi ini. Tarik dan hembuskan nafas sebanyak 10-15 kali

Segitiga Memutar
Nama Tradisional:
Parivrtta
Trikonasana

Tujuan

Pose ini membantu memperkuat punggung dan meningkatkan keseimbangan dan koordinasi pada tubuh.

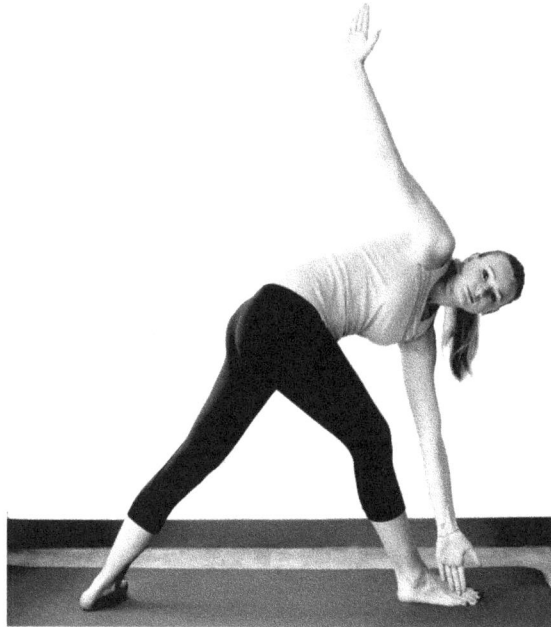

Segitiga Memutar

Langkah-Langkah

- Dalam posisi berdiri, angkat kaki kanan ke depan dan putar tubuh anda 180°ke belakang. Letakkan kaki kanan sehingga sekarang kaki kanan berada di depan anda.
- Tekan jari kaki anda pada lantai dengan otot paha dikencangkan
- Bungkukkan tubuh kedepan dengan kedua tangan pada lantai sebagai penopang.
- Angkat dada anda dan rasakan tubuh tertarik memanjang
- Letakkan tangan kiri anda ke sisi luar kaki kanan
- Dengan kaki kanan dan tangan kiri anda sebagai fondasinya, angkat tangan kanan ke atas diikuti dengan putaran tubuh anda seperti pada gambar di atas
- Kempiskan perut anda pada posisi ini
- Tetaplah di posisi ini selama beberapa detik dan ulangi langkah-langkah di atas dengan kaki kiri

Pose Wajah Anjing Tertelungkup
Nama Tradisional: Adho Mukha Svanasana

Tujuan

Pose ini membantu pasien skoliosis untuk meringankan tekanan pada tulang belakang sekaligus memperpanjangnya. Selain bermanfaat untuk menambah kekuatan pada punggung, lengan dan bahu, pose ini juga akan meregangkan betis, urat lutut dan tangan sehingga perbaikan posisi antara tulang belakang dan tubuh dapat tercapai.

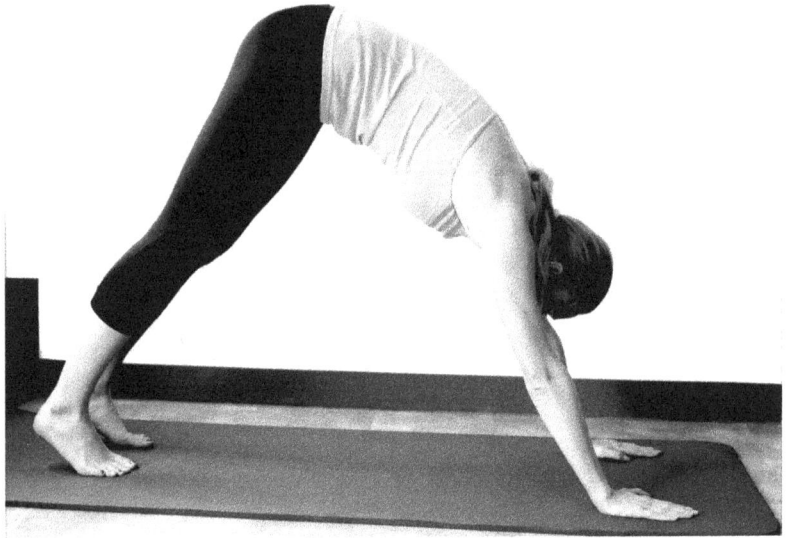

Pose Wajah Anjing Tertelungkup

Langkah-Langkah

- Pada matras yoga, berbaringlah lurus dengan punggung di sisi atas dan wajah menghadap ke bawah
- Letakkan kedua tangan sejajar pada sisi kiri dan kanan dada anda
- Angkat tubuh anda ke atas menggunakan kedua tangan membentuk postur seperti meja. Letak lutut dan tumit tetap.
- Sekarang, tekuk masuk tumit anda sehingga tumpuan kaki beralih pada jari.

- Angkat panggul anda tinggi-tinggi dengan meluruskan kedua kaki sehingga sekarang anda akan membentuk huruf 'v' terbalik
- Regangkan tubuh anda dan ratakan tumit anda pada matras untuk menyempurnakan pose.
- Fokuskan perhatian dengan menyalurkan tekanan pada kesepuluh jari tangan anda
- Usahakanlah untuk meregangkan tulang belikat dan bernafaslah dalam-dalam secara perlahan sebanyak kurang lebih 15 kali.

Pose Tongkat
Nama Tradisional: Dandasana

Tujuan

Asana ini memerankan fungsi penting untuk meregangkan dan membuka dada dan bahu anda. Pose ini juga membantu memperbaiki bengkokan pada tubuh.

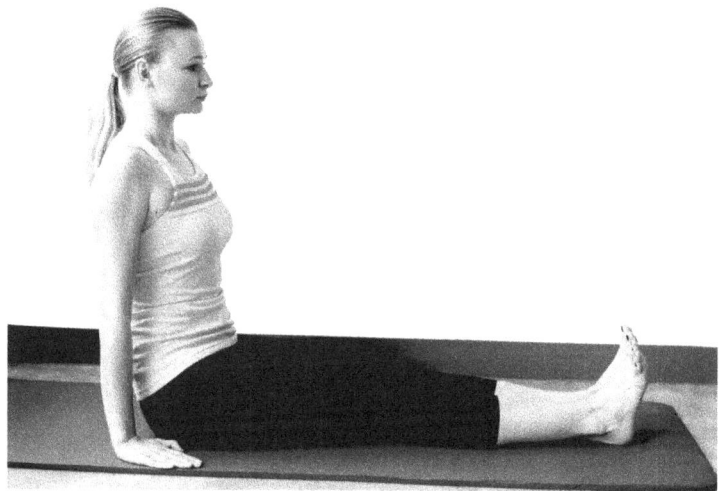

Pose Tongkat

Langkah-Langkah

- Mulailah dengan posisi duduk dengan tubuh tegak dan kaki lurus
- Tekan telapak tangan anda ke bawah pada sebelah kiri dan kanan panggul
- Putar bahu ke belakang menjauhi telinga
- Rasakan bagaimana tulang ekor anda bertumpu pada lantai

- Regangkan tulang belakang anda dengan dagu sedikit naik
- Pertahankanlah posisi selama sekitar 1 menit.

Pose Duduk Condong ke Depan
Nama tradisional: Upavistha Konasana

Tujuan

Pose ini membantu mengaktifkan urat lutut, betis dan punggung bagian bawah. Pose ini juga efektif untuk menguatkan tulang belakang dalam upaya untuk mengatasi bengkokan skoliosis.

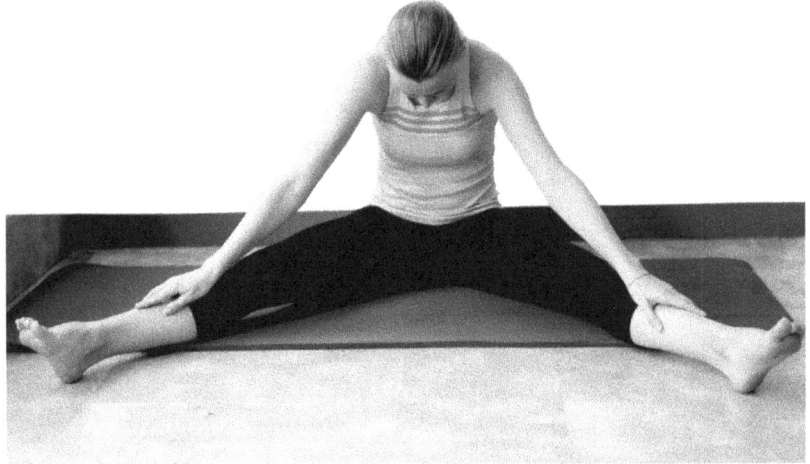

Pose Duduk Condong ke Depan

Langkah-Langkah

- Duduk tegak dengan kedua kaki lurus dan terbuka lebar-lebar
- Tarik nafas dan angkat kedua tangan lurus ke atas
- Turunkan tangan ke depan diikuti dengan membungkuknya tubuh dan usahakanlah untuk menyentuh ujung jari kaki kiri dan kanan anda
- Tetaplah berada di posisi ini selama 10 hingga 60 detik
- Hembuskan nafas, angkat tangan anda kembali ke posisi semula

Pilates untuk Skoliosis

Tidak salah lagi. Saya tidak pernah mengkonsumsi aspirin, tidak pernah terluka sekalipun dalam hidup. Segenap bangsa, seluruh negara, seharusnya melakukan olahraga saya. Mereka akan merasa lebih bahagia.

— **Joseph Hubertus Pilates (Founder)**

Pilates ialah suatu bentuk olahraga komprehensif yang memperkuat intisari tubuh, meningkatkan fleksibilitas dan postur melalui pemanfaatan seperangkat peralatan khusus. Dikembangkan oleh Joseph Pilates pada awal abad 20, sistem fitness ini bekerja pada keseimbangan dan koordinasi tubuh secara menyeluruh.

Kunci pada program Pilates terdapat pada pergerakan otot internal pada punggung dan perut. Olahraga jenis ini membantu anda untuk meningkatkan stabilitas pada daerah perut, berfokus pada penyusunan kembali tulang belakang.

Program Pilates memiliki enam prinsip dasar dalam menjalankannya, yaitu:

1. **Konsentrasi:** Untuk membuahkan hasil yang baik, Pilates perlu dilaksanakan dengan perhatian penuh pada pergerakan seluruh badan.

2. **Kontrol:** Bagaimana anda mengendalikan tubuh anda membentuk dasar program Pilates yang ideal.

3. **Pemusatan:** Olahraga Pilates berfokus untuk menguatkan otot inti pada perut, punggung, pinggul, bokong dan paha

bagian dalam, dimana semuanya ini membentuk pusat tenaga pada tubuh manusia.

4. **Ketepatan:** Pilates menekankan pada gerakan yang tepat dan akurat, bukan pada berapa banyak atau berapa lama anda melakukan gerakan.

5. **Aliran:** Agar program Pilates dapat berhasil, transisi satu gerakan ke gerakan yang lain harus mengalir dengan lancar.

6. **Pernapasan:** Menarik nafas seperti biasa dan menghembuskannya dalam-dalam merupakan bagian penting dalam program Pilates yang efektif.

Pilates dan Skoliosis

Untuk mengerti bagaimana Pilates dapat membantu kondisi skoliosis seseorang, simaklah terlebih dahulu sifat dari kelainan skoliosis sendiri.

Skoliosis ialah suatu kondisi yang menyebabkan bengkokan abnormal berkembang pada tulang belakang. Susunan dan keseimbangan seluruh otot yang berhubungan dengan struktur tulang belakang jadi menyimpang dan tidak seperti yang seharusnya. Kebanyakan ahli medis pada umumnya melihat skoliosis sebagai suatu bentuk kelainan menyimpang dan bukan merupakan suatu penyakit. Maka itu, kondisi ini paling baik ditangani dengan perawatan alamiah yang ringan namun berkelanjutan untuk mengembalikan tubuh pada keseimbangan dan susunan semulanya.

Fakta utama lainnya yang menyebabkan pemanfaatan Pilates pada skoliosis dianggap sangat relevan ialah bahwa pada umumnya, skoliosis dipandang sebagai bengkokan yang miring ke sisi kiri atau kanan. Namun, tidak dapat disangkali bahwa bengkokan pada skoliosis bersifat tiga dimensional, menyebabkan terjadinya berbagai distorsi pada struktur otot, tulang belakang dan juga tulang-tulang lainnya yang memiliki relasi dengan tulang belakang. Kondisi ini biasanya disebut sebagai kondisi tulang belakang yang tidak netral dan membutuhkan penanganan konservatif yang dapat dilakukan dengan menyangga struktur tulang tersebut. Dalam konteks ini, Pilates bekerja berangsur-angsur untuk membangun kembali susunan dan postur alamiah tubuh si pasien dan untuk mengurangi rotasi yang ada melalui manipulasi manual, terapi dan olahraga. Ditambah lagi, penelitian menunjukkan bahwa olahraga khusus pada Pilates dapat sangat membantu kondisi bengkokan-bengkokan yang ada.

Di bawah ini, kami telah menjabarkan 6 cara bagaimana olahraga Pilates yang teratur dapat membantu pasien skoliosis:

1. Membantu pasien untuk mengerti dasar dari tipe tubuh dan posturnya yang sesungguhnya

2. Membantu pasien untuk dapat mengenali tipe dan sejauh mana skoliosisnya telah berkembang

3. Mengajarkan pasien tentang pengendalian internal tubuhnya

4. Meningkatkan gerak sendi dan otot yang mengalami penyimpangan melalui terapi manual awal

5. Sangat membantu pasien berusia muda seperti remaja dan anak-anak karena pengobatan medis dapat menjadi terlalu ekstrim bagi sistem tulang mereka yang belum dewasa

6. Mengurangi rasa sakit dan rasa tidak nyaman melalui terapi dan manipulasi manual

Pada bagian berikutnya, kami telah mencantumkan beberapa gerakan Pilates yang paling efektif untuk pasien skoliosis.

Pembentuk Punggung Bawah dan Kaki

Tujuan

Olahraga ini pada dasarnya berperan sebagai langkah pemanasan sebelum memasuki program Pilates dengan membentuk punggung bagian bawah bersamaan dengan otot paha dan betis.

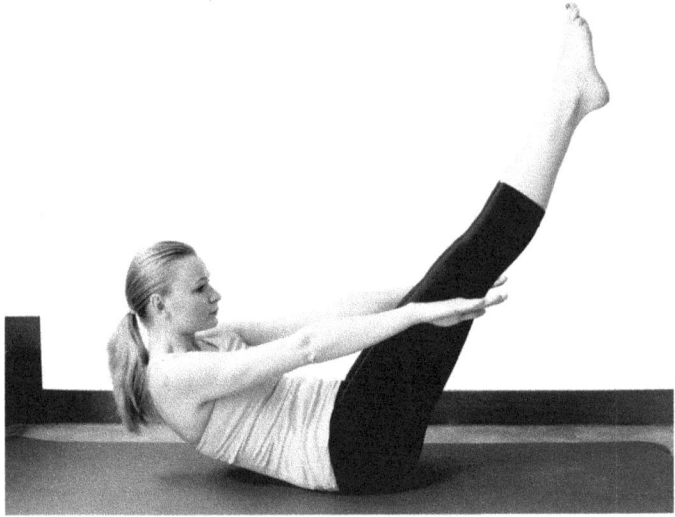

Pembentuk Punggung Bawah dan Kaki

Langkah-Langkah

- Berbaringlah dengan punggung rata dengan lantai, posisikan kedua kaki yang telah dirapatkan dan tulang kering anda pada posisi meja (lutut ditekuk, paha bertegak lurus dengan lantai dan kedua tulang kering sejajar dengan lantai)
- Tindih tulang belakang anda ke lantai
- Angkat otot pangkal paha menuju kepala dan kencangkan tulang tumpuan duduk anda
- Hembuskan nafas dalam-dalam dan luruskan kedua kaki
- Gerakkan kaki kea rah atas dan tahanlah posisi ini selama 5 hitungan
- Jangan luruskan kaki dulu
- Secara perlahan, kembalikan kedua kaki ke posisi meja yang sebelumnya dan tahan selama 4 hitungan
- Ulangi sebanyak dua kali

Penguatan Dasar Panggul

Tujuan

Gerakan ini bekerja terutama pada otot dasar panggul dalam upaya untuk memperbaiki koordinasi antara otot panggul bagian dalam dengan otot-otot yang lebih besar.

Langkah-Langkah

- Berbaringlah lurus pada lantai atau tikar. Tekan tulang belakang ke lantai.
- Angkat satu persatu kaki anda ke posisi meja dan buka kedua paha selebar panggul. Jaga agar kedua kaki tetap di posisi parallel
- Tempatkan tangan anda di daerah lutut dalam
- Secara perlahan, angkat otot dubur mengarah ke kepala
- Kencangkan tulang duduk anda
- Tekan kedua tangan dan kaki mengapit satu sama lain
- Pisahkan kedua kaki sajauh 4 inci
- Rileks, goyang-goyangkan kaki dan ulangilah langkah-langkah di atas sebanyak dua kali

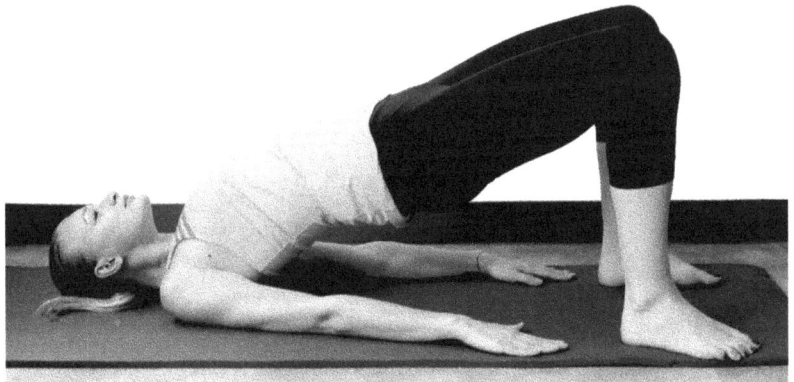

Penguatan Dasar Panggul

Rotasi Dasar dalam Posisi Duduk

☐ **Kiri** ☐ **Kanan**

Tujuan

Merupakan salah satu gerakan rotasi yang paling mudah, olahraga Pilates ini bertujuan untuk mengembalikan susunan normal pada tulang belakang anda.

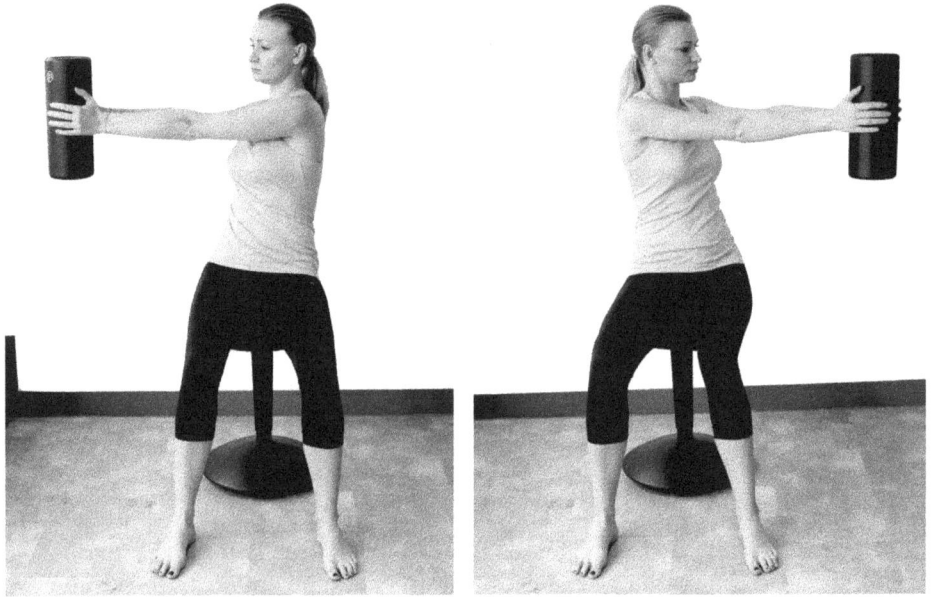

Rotasi Dasar dalam Posisi Duduk

Langkah-Langkah

- Duduk tegak di kursi yang memiliki sandaran untuk menopang punggung anda
- Peganglah suatu bola kedepan, dengan posisi bola selevel dengan dada anda
- Dengan torso atau batang tubuh anda, rotasikanlah bola ke kanan, sejauh yang dapat anda capai
- Kembalilah ke posisi semula
- Ulangi langkah-langkah di atas sebanyak 8 kali
- Rileks
- Ulangi lagi 8 kali dengan arah putaran ke kiri

Rotasi Batang Tubuh Menggunakan Pita Karet

☐ Kiri ☐ Kanan

Tujuan

Gerakan rotasi kali ini menggunakan tekanan yang ada pada pita elastis untuk mengurangi efek rotasi pada skoliosis.

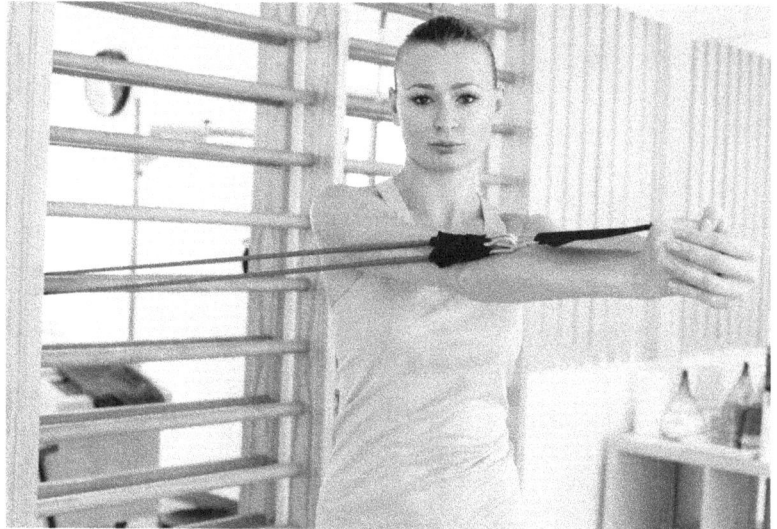

Trunk Rotation with Band

Langkah-Langkah

- Ikatkan pita karet pada gagang pintu atau pada kaki meja yang kuat
- Genggamlah ujung pita karet tersebut dengan kedua tangan anda, seperti yang terlihat pada gambar di atas
- Secara perlahan, tariklah pita tersebut ke arah yang berlawanan dengan gagang pintu atau kaki meja
- Regangkan tubuh sejauh yang anda bisa, namun jangan terlalu memaksa melampaui kemampuan
- Kembalikan kedua lengan di posisi awal
- Ulangi sebanyak 10 kali
- Rileks

Keseimbangan pada Bola

Tujuan

Gerakan ini mengajarkan dasar-dasar keseimbangan dan, selain memperkuat, juga ikut mengembalikan struktur susunan tulang belakang yang normal.

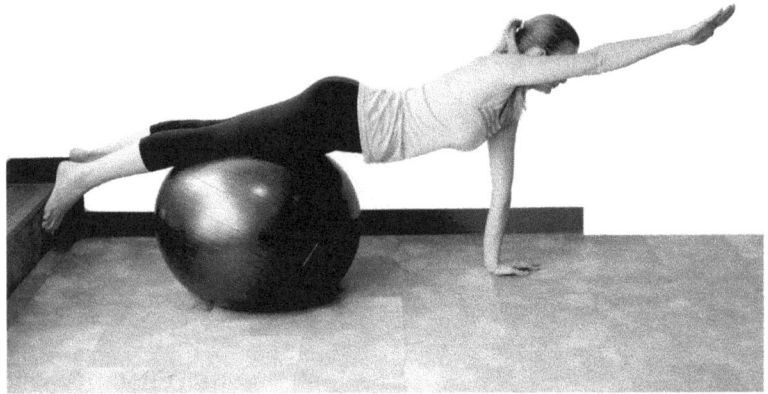

Keseimbangan pada Bola

Langkah-Langkah

- Letakkan bola Pilates berukuran standar yang cukup padat di tengah lantai
- Membungkuklah ke arah bola dengan posisi dada anda menindih bola
- Letakkan kedua tangan di lantai dan seimbangkan tubuh anda
- Perlahan, berjalanlah dengan menggunakan tangan anda sambil menjaga keseimbangan, hingga bola berada di bawah paha anda
- Setelah 5 langkah, berhentilah. Angkat satu tangan lurus ke depan, sejajar dengan tubuh selama 5 detik.
- Turunkan tangan, lalu ganti angkat tangan yang lain selama 5 detik.
- Ulangi lagi dan berlatihlah terus hingga anda mencapai keseimbangan anda yang sempurna

Penguat Punggung Menggunakan Bola

Tujuan

Latihan Pilates ini merupakan cara tepat untuk meringankan rasa sakit dan rasa tidak nyaman yang disebabkan oleh skoliosis. Gerakan ini berangsur-angsur bekerja pada bengkokan anda dan membantu memperkuat punggung anda.

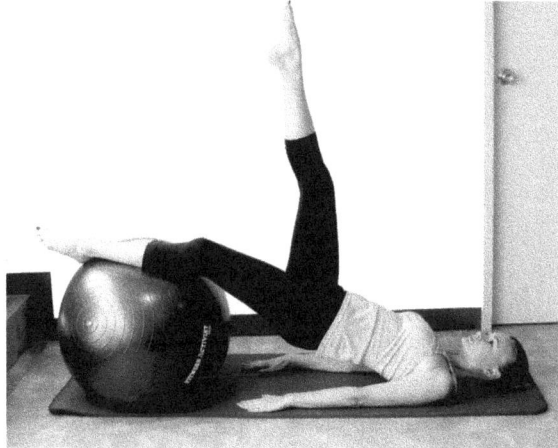

Penguat Punggung Menggunakan Bola

Langkah-Langkah

- Letakkan bola Pilates berukuran standar di sebelah kaki anda dan berbaringlah lurus di tikar atau alas olahraga
- Letakkan kedua tangan lurus di sisi kiri dan kanan anda, tarik nafas yang dalam
- Pastikan punggung anda lurus dan rata dengan alas
- Perlahan, angkat kaki kiri anda setinggi bola
- Letakkan kaki anda di atas bola sebisa anda
- Angkat kaki kanan selurus mungkin
- Ketika melakukan langkah di atas, panggul anda akan otomatis ikut terangkat naik
- Angkat setinggi 6-8 inci, atau setinggi kemampuan anda saja
- Tahan posisi ini selama 5 detik
- Kembalikan kaki satu per satu ke posisi semula, berbaringlah lurus
- Istirahatkan tubuh
- Ulangi dengan sisi kaki yang lainnya

Gerakan Rotasi Kabel Terbalik

☐ **Kiri** ☐ **Kanan**

Tujuan

Merupakan suatu bentuk lanjutan dari olahraga rotasi dengan menggunakan kabel, gerakan Pilates ini juga sangat bermanfaat dalam membantu mengurangi efek rotasi pada skoliosis.

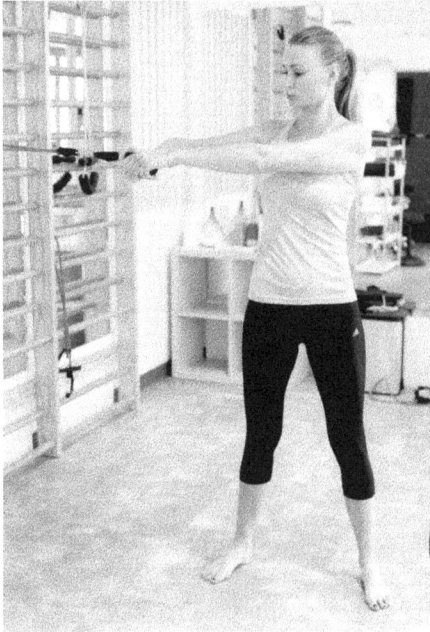

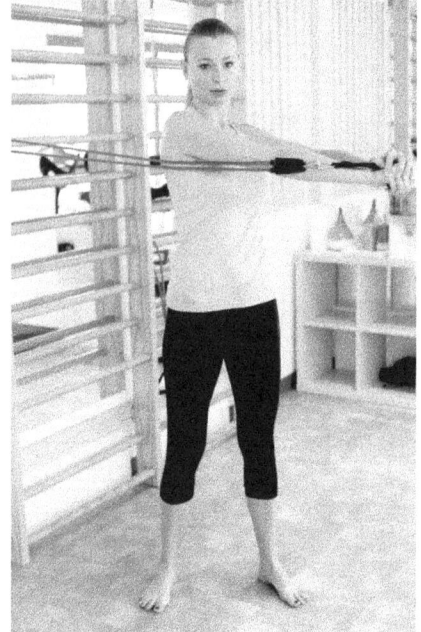

Gerakan Rotasi Kabel Terbalik

Langkah-Langkah

- Berdirilah tegak, dengan posisi kedua kaki sedikit lebih lebar dari lebar bahu
- Genggam pegangan kabel dengan kuat di depan anda, dengan ketinggian sedikit di bawah dada
- Tarik kabel memutar ke arah kanan, sambil meregangkan tubuh semaksimal mungkin, namun jangan sampai menyebabkan rasa sakit atau rasa tidak nyaman
- Tahan selama 5 detik pada titik ujung
- Kembalilah ke posisi awal dengan perlahan
- Ulangi sebanyak 5 kali
- Lakukan langkah-langkah di atas dengan sisi yang lain dan ulangi sebanyak 5 kali lagi

Hidup Dengan Skoliosis

> *Motivasi memicu Anda. Kebiasaanlah yang dapat terus memacu Anda.*
>
> — **Jim Ryun**

Perawatan untuk Punggung Anda

Lebih dari 50 persen penduduk Amerika berpotensi menderita berbagai macam masalah punggung dalam rentang hidup mereka. Beberapa masalah bisa berupa kelainan bawaan, seperti skoliosis, dan bisa juga berupa efek dari kecelakaan mobil, terjatuh atau cedera olahraga (yakni rasa sakit mereda, lalu tiba-tiba muncul kembali beberapa tahun kemudian). Sebagian besar masalah punggung disebabkan oleh ketegangan dan kekakuan otot, yang berasal dari sikap tubuh yang buruk, kelebihan berat badan, kurangnya aktivitas dan lemahnya pusat keseimbangan.

Peregangan dan latihan perut dapat membantu punggung jika dilaksanakan dengan cara yang tepat. Jika punggung Anda bermasalah, berkonsultasilah dengan dokter ahli yang akan melakukan tes untuk menentukan secara tepat letak masalahnya. Mintalah saran pada dokter tentang peregangan dan latihan mana di dalam buku ini yang akan sangat membantu Anda.

Siapa pun yang memiliki riwayat masalah punggung bagian bawah harus menghindari peregangan yang disebut *hyperextensions* yakni pelengkungan punggung. Latihan ini akan menimbulkan terlalu banyak tekanan pada punggung bagian bawah.

British Chiropractic Association (Asosiasi Kiropraktek Inggris) menyatakan bahwa 32% orang menghabiskan lebih dari 10 jam sehari dalam posisi duduk, dan sebagiannya tidak pernah meninggalkan meja kerja mereka, bahkan pada jam istirahat siang. Banyak pula yang meneruskan kebiasaan duduk mereka sepulang kerja, kebiasaan yang akan semakin berkontribusi terhadap ketegangan punggung bagian bawah.

Cara terbaik untuk merawat punggung adalah dengan menggunakan metode peregangan, penguatan, berdiri dan duduk dengan tepat. Apa yang dilakukan dari hari ke harilah yang akan menentukan kesehatan Anda. Pada halaman berikut terdapat beberapa saran untuk perawatan punggung.

Mengangkat

Jangan pernah mengangkat sesuatu (berat atau ringan) dengan posisi kaki tegak lurus, dan hanya membungkukkan punggung Anda. Selalu tekuk lutut Anda sehingga beban tertumpu pada otot-otot besar kaki dan bukan otot-otot kecil punggung bagian bawah. Aturlah beban berat mendekati tubuh dan jagalah punggung Anda selurus mungkin.

Duduk

Satu abad terakhir ini, bangku-bangku di hampir semua sekolah, pabrik dan kantor telah dirancang untuk posisi duduk tegak lurus, dengan keseluruhan pinggul, lutut dan pergelangan kaki pada sudut yang tepat. Hingga saat ini, orang meyakini bahwa duduk dengan 90-derajat kelengkungan sendi pinggul menjaga lordosis (kelengkungan) punggung. Akan tetapi hal ini terbukti tidak benar.

Penelitian baru yang dilakukan oleh para peneliti Skotlandia dan Kanada menunjukkan bahwa duduk dengan punggung membentuk sudut 90 derajat terhadap pinggul dapat menimbulkan ketegangan pada ruas-ruas tulang belakang yang akan memicu sakit pada punggung Anda. Penelitian yang dilaksanakan di Skotlandia ini meneliti 22 relawan sehat dengan menggunakan mesin MRI posisional. Mesin MRI posisional berbeda dari MRI tradisional karena posisi pasien dapat diatur selain berbaring pada punggung mereka saja. Dengan posisi pasien yang berbeda-beda para peneliti dapat menentukan sudut pergeseran ruas-ruas tulang belakang mana yang paling besar. Pergeseran ruas yang paling besar adalah ketika tulang belakang membentuk sudut 90 derajat (yaitu ketika relawan duduk tegak lurus). Pergeseran ruas yang paling kecil adalah ketika para sukarelawan bersandar di kursi sehingga tulang belakangnya membentuk sudut 135 derajat. Oleh karena itu, para peneliti menyimpulkan bahwa posisi duduk dengan punggung membentuk sudut 135 derajat adalah posisi terbaik untuk kesehatan punggung. Karena sudut ini sulit dipertahankan tanpa bersandar sepenuhnya pada kursi, dr. Bashir dari Rumah Sakit Universitas Alberta di Kanada, yang memimpin penelitian tersebut, menyatakan bahwa sudut yang tidak lebih dari 120 derajat lebih mudah dipraktekkan.

Posisi duduk

Kurang dari 70°   90°   135°

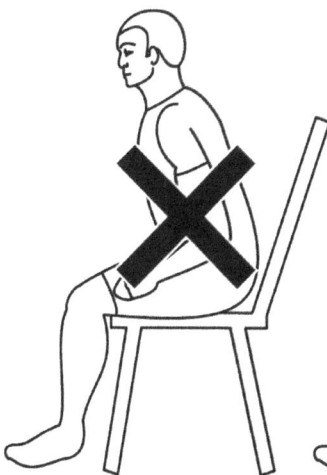 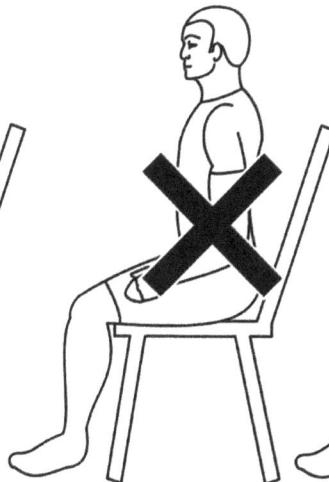 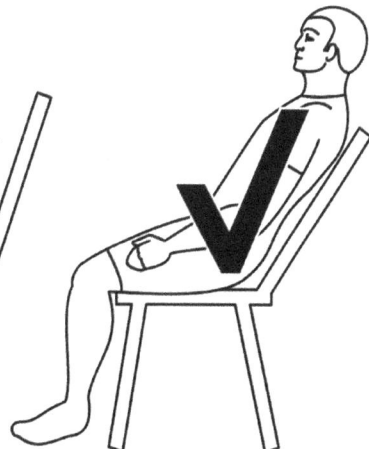

Gambar 58: Posisi duduk yang benar

Berdiri

Janganlah berdiri dengan kedua lutut terkunci ke posisi lurus. Posisi ini memiringkan tulang panggul ke depan dan menempatkan tekanan berdiri langsung pada punggung bagian bawah, bagian tubuh yang rentan. Biarkan otot-otot kaki Anda mengendalikan postur ketika berdiri dengan sedikit menekuk lutut dan kaki mengarah lurus ke depan.

Kunci Pencegahan untuk Tulang Belakang yang Sehat

Saran terbaik yang dapat saya tawarkan kepada siapa pun yang menderita sakit punggung adalah untuk tidak mengabaikannya! Rasa sakit diperlukan untuk mencegah kerusakan sendi lebih lanjut dan memperingatkan kita bahwa ada sesuatu yang tidak beres. Seperti dalam kebanyakan kasus, pencegahan adalah kunci untuk mempertahankan tulang belakang yang sehat seiring menuanya tubuh. Ketepatan waktu sangatlah penting untuk cedera otot, jaringan ikat sendi, dan sendi karena proses penyembuhan dimulai segera setelah terjadi kerusakan. Jika aktivitas ini tidak segera dimulai, biasanya antara 2 dan 6 minggu, kemungkinan kelenturan, kekuatan, dan kemampuan jaringan yang terluka untuk bekerja tidak dapat pulih (untuk menjalankan fungsinya). Setelah kehilangan kelenturan dan kemampuan, jaringan yang disembuhkan menjadi lemah. Bahkan gerakan sekecil apa pun dapat menyebabkan cedera kembali dan masalah punggung kronis, dan pada akhirnya degenerasi. Sama halnya dengan gigi yang harus disikat setiap hari untuk mempertahankan kondisi maksimalnya, tulang belakang juga membutuhkan perawatan. Banyaknya masalah tulang belakang yang saya temui dalam praktek saya dapat dicegah dengan penanganan yang tepat segera setelah cedera awal.

Lindungi diri Anda dari cedera dan cacat tulang belakang dengan mengikuti kiat-kiat sederhana ini.

1. **Perhatikan Punggung Anda**

   Rasa sakit merupakan tanda peringatan. Tubuh sedang memberitahu bahwa Anda telah atau akan menyebabkan kerusakan. Jika apa yang Anda lakukan menimbulkan rasa sakit, BERHENTILAH. Jangan mengabaikan rasa sakit tersebut.

2. **Olahraga**

   Olahraga teratur sangatlah penting untuk membantu mempertahankan mobilitas dan kekuatan. Kegiatan ini harus dilakukan tanpa rasa sakit dan secara teratur. Memang benar bahwa jalan cepat, berenang dan bersepeda adalah latihan yang sangat baik, tetapi Anda tetap harus melakukan apa yang disenangi. Anda akan lebih cenderung berlatih jika Anda menikmatinya.

3. **Pemanasan**

   Anda perlu melakukan pemanasan sebelum melakukan aktivitas fisik apa pun, baik menyusui, olahraga maupun berkebun. Hal ini mempersiapkan tubuh sebelum melakukan kegiatan dan membantu mencegah cedera.

4. **Pendinginan**

   Pendinginan dan peregangan setelah olahraga atau aktivitas fisik lainnya bersifat sama pentingnya dengan pemanasan. Jangan pernah melakukan peregangan dengan kasar, lakukan dengan lembut tanpa menimbulkan rasa sakit.

5. **Bergeraklah Sekarang dan Nanti**

   Baik di rumah, di tempat kerja maupun di dalam kendaraan, duduk berkepanjangan dapat menyebabkan tekanan pada ruas-ruas tulang punggung dan kelemahan otot Anda. Bangun dan mulailah bergerak secara teratur, meskipun hanya satu menit. Sesungguhnya tubuh dirancang untuk bergerak, bukan untuk bermalas-malasan di depan TV atau mengemudi selama berjam-jam.

6. Tidurlah yang Nyenyak

Tidurlah dalam posisi yang nyaman. Posisi meringkuk seperti 'janin' biasanya paling sedikit memberi tekanan pada punggung Anda. Terlalu banyak penyandang skoliosis yang merasa bingung berbaring pada sisi kurva mana yang tepat untuk mencegah kondisi mereka semakin parah. Berbaring di sisi mana pun sepanjang dalam posisi "janin" jarang mempengaruhi kurva Anda, akan tetapi tidak mendapatkan istirahat malam yang cukup pasti akan mempengaruhi kesehatan dan tulang punggung Anda. Tidur tengkuraplah yang perlu diwaspadai karena paling memberi tekanan pada punggung dan leher Anda dan dapat menimbulkan masalah. Menggunakan bantal dengan tinggi yang tepat yang dapat menyangga leher dengan baik juga tidak kalah penting.

7. Gunakan Obat Secara Bijak

Semua obat mempunyai efek samping sehingga harus digunakan secara bijaksana dan efektif. Penggunaan penghilang rasa sakit (*paracetamol, Co-codamol,* dll.) dan obat-obatan anti-radang non-steroid (*nurofen, brufen, diclofenac*, dll.) hanya membantu menutupi gejala dan tidak mengatasi penyebab masalah. Gunakan sesedikit mungkin dan jangan dalam jangka panjang.

8. Berkonsultasilah pada Kiropraktisi atau Ahli Tulang Belakang Kepercayaan Anda

Jika Anda memiliki masalah jangka panjang, entah berupa cedera atau cacat, atau masalah kambuhan, pengobatan kiropraktek mungkin dapat membantu. Para kiropraktisi biasanya dapat menghilangkan rasa sakit dan ketidaknyamanan dan meningkatkan kualitas hidup, serta mengurangi kemungkinan kambuh. Cobalah mencari kiropraktisi yang telah berpengalaman dalam menangani skoliosis.

Rasa sakit yang berlangsung lama dapat melelahkan, baik secara fisik maupun mental. Dua tanggapan umum terhadap rasa sakit dapat memperparah situasi yang ada:

Jangan Biarkan Rasa Sakit Menghalangi Anda

Yang pertama adalah mengabaikan rasa sakit dengan menutupinya dengan obat-obatan. Baru-baru ini sejak diketahui bahwa penghambat COX-2 (*Vioxx, Bextra, Celebrex*) telah ditarik dari pasaran karena menimbulkan resiko yang lebih tinggi yaitu serangan jantung, banyak orang yang menderita sakit kronis harus beralih menggunakan analgesik narkotika untuk mengatasi rasa sakit mereka. Obat-obatan seperti *Oxycontin, Morfin* dan *Oxycodone* ini sangat menyebabkan ketergantungan dan mempunyai banyak efek samping seperti sembelit, kantuk, dan ketidakmampuan untuk melakukan aktivitas normal.

Yang kedua adalah membatasi aktivitas agar tidak memperparah rasa sakit. Sayangnya, membatasi aktivitas juga membatasi kenikmatan hidup dan dapat menjadi kebiasaan buruk seiring waktu. Orang yang memilih cara ini membiarkan rasa sakit menentukan hidupnya, seringkali secara bertahap membuatnya menarik diri dari segala aktivitas yang dirasa dapat memperparah rasa sakit.

Ketika membatasi diri Anda, entah dengan menggunakan obat-obatan berbahaya atau dengan sangat membatasi gaya hidup, Anda sedang merampas kemampuan untuk menikmati hidup Anda sendiri. Juga Anda menyakiti kesehatan sendiri, karena pada akhirnya gaya hidup yang tidak sehat ini akan mulai mempengaruhi aspek-aspek lain dari kesehatan Anda. Sebagai contoh, jika tidak sempat berolahraga, maka berat badan akan bertambah dan membahayakan jantung Anda.

Sesungguhnya, satu-satunya pilihan Anda adalah menindaklanjuti penyebab atau akar dari rasa sakit. Meskipun terlihat berat sekali, ini adalah pilihan terbaik satu-satunya dalam menjaga kesehatan dan meningkatkan kebahagiaan dalam hidup Anda. Namun, Anda harus memutuskannya sendiri. Jalani hidup dengan rasa sakit, atau sembuh — pilihan ada pada Anda.

Menghindari Nyeri Otot

Pernahkah Anda mendengar *trigger points* (TrP) — simpul-simpul otot yang menyebabkan kram?

Penelitian yang dilakukan oleh Drs. Janet Travell dan David Simons, penulis *"The Trigger Point Manual"*, Buku Petunjuk tentang Simpul Otot, mengungkapkan bahwa simpul otot adalah penyebab utama rasa sakit pada setidaknya 75% kasus sakit, yang jika boleh saya tambahkan, juga termasuk rasa sakit yang disebabkan oleh skoliosis.

Kram simpul otot, pada dasarnya, adalah sejenis kekakuan otot yang dapat berupa simpul-simpul kontraksi kecil yang berkembang pada otot dan jaringan sekitarnya, pada bagian tubuh yang terluka atau terlalu banyak bekerja. Hal ini tidak boleh diabaikan karena kram simpul otot biasanya mengalihkan rasa sakit ke bagian tubuh lainnya, yang menjadi alasan mengapa pengobatan konvensional seringkali gagal. Hal ini membawa kita ke pertanyaan berikutnya…

Apa yang Memicu Kram Simpul Otot?

Kram simpul otot dapat disebabkan oleh trauma otot (dari kecelakaan mobil, terjatuh, cedera ketika berolahraga atau bekerja, dll.), otot meregang yang disebabkan oleh gerakan berulang di tempat kerja atau bermain, postur tubuh yang salah dikarenakan posisi berdiri atau duduk yang tidak benar dalam jangka waktu lama di depan komputer, beban pikiran, kecemasan, alergi, kekurangan nutrisi, radang, dan faktor-faktor polutan di sekitar kita. Satu insiden saja dapat menciptakan kram simpul otot, dan Anda dapat menderita karenanya seumur hidup jika kram tersebut tidak dikenali dan ditangani dengan cepat.

Bagaimana Cara Mengetahui Bahwa Anda Mengalami Kram Simpul Otot?

Jika merasa ada bagian tubuh Anda yang kebas, nyeri terus-menerus, kaku, atau gerakan terbatas, kemungkinan itu adalah indikasi kram simpul otot. Berbagai macam gejala dapat ditimbulkannya seperti pusing, sakit telinga, radang selaput lendir, mual, mulas, nyeri jantung semu, denyut jantung tidak teratur, sakit pada alat kelamin, dan mati rasa pada tangan dan kaki.

Travell dan Simons berpendapat dalam buku mereka, dan saya merasa yakin dengan pemikiran mereka, bahwa simpul otot dapat menyebabkan sakit kepala, sakit pada leher dan rahang, sakit pada punggung bagian bawah, pegal pada pinggang, *tennis elbow* (siku kaku), dan sindrom *carpal tunnel*—sendi pergelangan tangan. Simpul otot dapat juga menjadi sumber nyeri sendi pada bahu, pergelangan tangan, pinggul, lutut, dan pergelangan kaki yang sering disalahartikan sebagai radang sendi, radang otot, radang kandung lendir, atau cedera ikat sendi. Seluruh gejala ini dicatat dengan baik oleh dr. Greg Fors dalam *"Why We Hurt: A Complete Physical & Spiritual Guide to Healing Your Chronic Pain"* (Mengapa Kita Merasa Sakit: Sebuah Panduan Fisik & Spiritual Lengkap untuk Menyembuhkan Rasa Sakit Kronis Anda), yang menjelaskan dengan tepat mengapa ada begitu banyak kondisi berbeda yang berakar dari kram simpul otot.

Bagaimana Cara Menangani Kram Simpul Otot Anda

Solusinya terletak pada *Trigger Point Therapy* (Terapi Simpul Otot) yang dapat Anda terapkan pada tubuh Anda, atau Anda bisa meminta bantuan dari terapis yang berpengalaman.

Terapi dalam bentuk pijatan ini akan segera melegakan jaringan lunak tubuh, meningkatkan aliran darah, mengurangi kejang otot, dan mempercepat penyembuhan pada jaringan bekas luka Anda. Dalam prosesnya, terapi juga akan membuang penumpukan limbah metabolisme beracun dari aliran darah Anda. Dengan cara ini, tubuh Anda akan mengalami pengenduran syaraf, mengurangi pengiriman sinyal rasa sakit ke otak dan menata ulang system syaraf otot Anda untuk kesembuhan yang maksimal.

Ingatlah bahwa tulang belakang dan otot-otot di sekitarnya adalah salah satu bagian terpenting dari tubuh Anda. Jika Anda mengalami cedera tulang belakang, hindarilah aktivitas berat agar tidak memperparah rasa sakit. Tetaplah aktif secara fisik agar tulang belakang Anda terus bergerak sehingga tetap terawat dan tidak kering. Kegiatan ini akan mempercepat proses pemulihan Anda.

Memetakan Simpul-simpul Otot Anda

Kram simpul otot myofascial (fascia jaringan otot) adalah kram otot yang sangat akut berupa jaringan-jaringan kaku di seluruh tubuh. Jaringan-jaringan ini dapat berupa benjolan atau nodul (benjolan-benjolan kecil seperti anggur) menyakitkan, yang membatasi gerak tubuh. Karena ditemukan di begitu banyak bagian tubuh, myofascia kaku dapat menyebabkan satuan gejala yang luas. Kram simpul otot tunggal (TrP) dapat muncul pada siapa saja. Jika terdapat satu atau lebih faktor yang mempertahankan TrP, TrP dapat menyebar. Faktor-faktor yang mempertahankan TrP mencakup segala sesuatu yang terus menerus dapat menyebabkan tekanan pada otot, termasuk trauma, asimetri tubuh, atau kondisi serupa lainnya.

Jika merasakan kram simpul otot pada bagian tertentu otot Anda, akan terasa semakin sakit jika Anda meregangkannya, dan otot ini akan melemah bahkan sebelum Anda merasakan sakit. Pergelangan kaki, lutut atau pinggul Anda mungkin akan melengkung, atau kekuatan otot Anda akan melemah, bergantung pada otot mana yang terlibat (gejala-gejala ini bukanlah bagian dari Fibromyalgia—rasa sakit pada otot dan jaringan ikat). Anda kemungkinan besar akan menghindari meregangkan otot ini karena terasa sakit, padahal otot-otot dirancang untuk bergerak. Jika Anda tidak meregangkan otot, otot akan menjadi kurang sehat dan jangkauan bergerak Anda akan menyempit. Sirkulasi dalam pembuluh kapiler Anda, *microcirculation* (sirkulasi mikro) menjadi terganggu di sekitar TrP. Nutrisi dan oksigen tidak dapat disalurkan dengan mudah, hasil pembuangan pun tidak akan bergerak keluar. Sistem getah bening Anda bergantung pada pergerakan otot untuk mengeluarkan racun dari tubuh, jadi sistem tersebut akan berhenti. Kemudian otot-otot lainnya akan menggantikan kerja otot yang dilemahkan oleh TrP.

Perawatan Mandiri Kram Simpul Otot

1. Carilah dengan seksama lokasi simpul otot sehingga Anda dapat mengetahui lokasi pijatan yang tepat. Biasanya, simpul otot dapat dirasakan dengan hanya menggerakkan jari di sepanjang otot hingga Anda merasakan area yang lebih tegang dari sekitarnya. Terus rabalah area ini hingga menemukan area yang lebih lunak. Jika Anda menyentuh simpul otot yang baru terbentuk, otot tersebut akan berkedut, namun jika simpul otot sudah kronis, maka hanya akan terasa keras. Dengan menggunakan diagram tubuh pada Gambar 59, tandailah simpul otot yang Anda temukan.

2. Pusatkan perhatian pada satu titik tekanan di sekali pijatan ketika Anda melakukan pijatan sendiri. Hal ini akan

membantu meringankan tekanan pada simpul otot yang dipijat, menjadikannya lebih mudah untuk disembuhkan.

3. Rasakan otot Anda untuk menentukan alur serat. Jika dapat menentukan alur, tekan otot searah alurnya dengan menggunakan ujung jari Anda. Tekanlah sedikit-sedikit di sepanjang otot tersebut, dan hanya sekali saja Anda dapat menekan sekaligus. Jika tidak dapat menentukan alurnya, bergantilah ke langkah berikutnya.

4. Hilangkan rasa kram dengan gerakan pijatan meremas dan melingkar. Gunakan tekanan secukupnya sehingga Anda akan merasa sedikit ketidaknyamanan pada otot, namun jangan sampai berlebihan atau Anda akan kesakitan.

5. Tinggalkan titik tekanan setelah Anda memijatnya sekitar 20 remasan. Lalu ulangi lagi dengan menggunakan proses pemijatan yang sama. Simpul otot akan semakin membaik jika dilakukan secara teratur pada satu tempat yang sama daripada secara meluas.

6. Beralihlah ke simpul otot lainnya jika terdapat banyak area yang ingin Anda pijat.

Sebagai aturan praktis, ingatlah untuk hanya melakukan olahraga rendah-benturan bagi yang memiliki kurva lebih dari 20 derajat. Jenis olahraga tinggi-benturan seperti lari santai atau tenis dapat dilakukan sesekali oleh mereka yang memiliki kurva kurang dari 20 derajat, tetapi hanya jika Anda tidak merasa sakit. Jika Anda merasa sakit, maka segera hentikan.

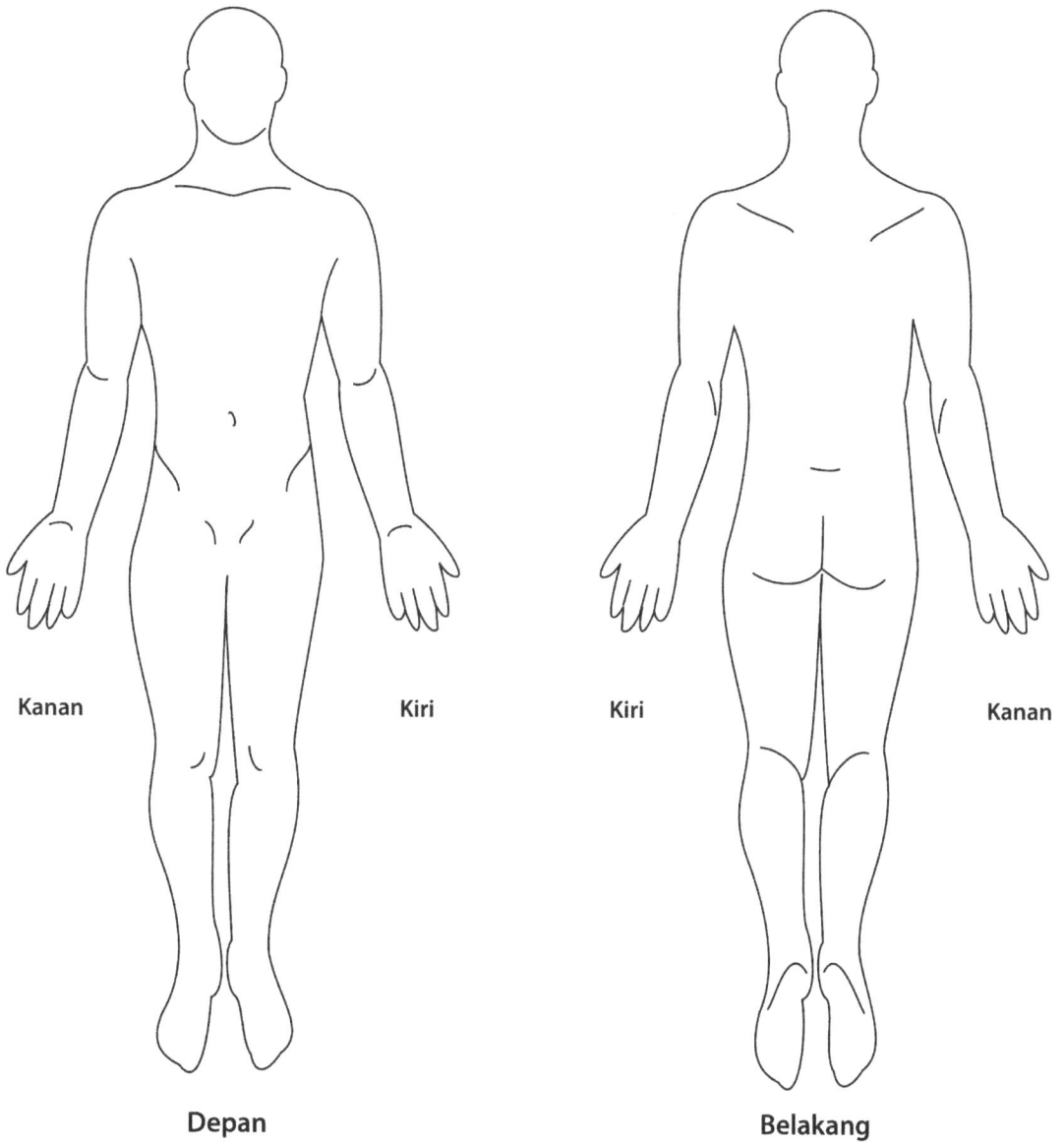

Kanan   Kiri   Kiri   Kanan

Depan   Belakang

Gambar 59: Tandailah simpul-simpul otot Anda (✖

Latihan yang Perlu Dihindari dalam Proses Perbaikan

Latihan tinggi-benturan mengharuskan kedua kaki diangkat secara bersamaan. Beberapa latihan semacam ini antara lain berlari, melompat, dan lompat tali. Aktivitas tinggi benturan memang menguatkan tulang dan meningkatkan daya tahan, kekuatan, ketangkasan dan koordinasi daripada latihan rendah-benturan, akan tetapi tundalah latihan ini hingga kurva Anda telah berkurang di bawah 20 derajat, dan setelah Anda terbiasa dengan program latihan.

Saat melakukan latihan-latihan di atas, jika kelainan bentuk tulang belakang terlihat semakin parah (seperti peningkatan ketidakseimbangan lengkungan, panggul atau bahu), maka latihan-latihan ini harus dihindari. Pastikan terdapat cermin di sekitar Anda sehingga Anda dapat memonitor tubuh Anda sendiri dari dekat atau carilah orang lain untuk memantau latihan Anda.

Secara umum, ingatlah untuk:

Menghindari segala bentuk latihan yang menekuk tulang belakang seperti pose "Prone Cobra — Kobra Lentur" dalam yoga. Pose ini dapat memberi tekanan pada kurva tulang belakang sehingga semakin melengkung dan memperburuk masalah.

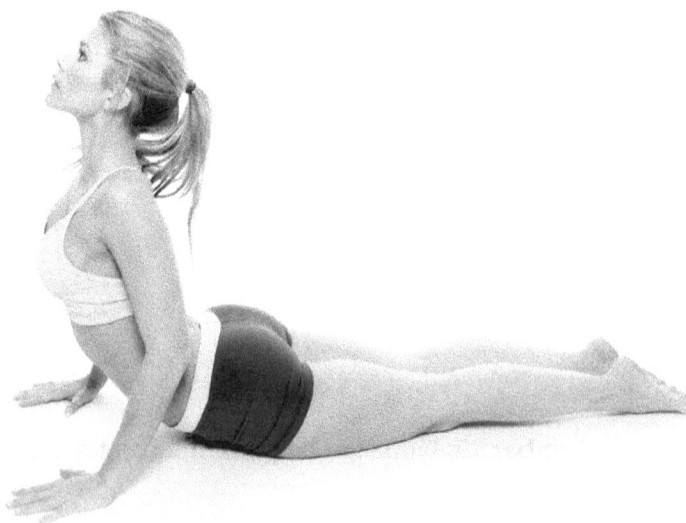

Gambar 60: Prone Cobra – Latihan yang harus dihindari

Latihan-latihan Berdampak Rendah untuk Skoliosis

Latihan-latihan ini cocok untuk:

- Orang dengan cedera pada sendi, tulang atau jaringan ikat seperti skoliosis
- Wanita hamil
- Penderita penyakit kronis seperti radang sendi, pengeroposan atau retak tulang
- Pasien obesitas
- Siapa saja yang tidak menyukai jenis latihan tinggi benturan
- Perawatan tulang belakang setelah diperbaiki posisinya

Selain latihan yang telah dijelaskan dalam buku ini, berikut adalah beberapa aktivitas rendah-benturan populer yang dapat ditambahkan ke dalam rutinitas latihan Anda.

Berenang di Air Segar

Berenang sangat dianjurkan untuk penderita skoliosis dari segala usia. Selain bermanfaat, berenang juga meningkatkan fungsi paru-paru yang mungkin tertekan oleh lengkungan tulang belakang. Jika Anda menjalani perawatan yang menggunakan alat penyokong, bebasnya gerakan tubuh ketika berenang dapat menjadi keuntungan psikologis, setelah terkurung di dalam jaket kaku selama berjam-jam tiap harinya.

Berenang adalah salah satu dari olahraga terbaik yang pernah ada, bekerja pada seluruh otot utama, tetapi menimbulkan ancaman lain yaitu mengekspos Anda ke sejumlah besar klorin yang ada di sebagian besar kolam renang. Namun demikian, Anda masih memiliki pilihan untuk berenang di air tawar atau laut, tergantung suhu airnya.

Jalan Cepat

Berikut adalah beberapa kiat tentang cara untuk mendapatkan hasil maksimal dari rutinitas berjalan Anda:

Tingkatkan kecepatan

Berjalan cepat membantu meningkatkan denyut jantung, dan membantu memaksimalkan potensi kardiovaskuler (sirkulasi darah) dan pembakaran kalori Anda.

Cobalah Latihan Menggunakan Interval

Dengan meningkatkan kecepatan secara tiba-tiba atau sesekali mendaki bukit di dalam latihan jalan, Anda dapat meningkatkan intensitas latihan serta pembakaran kalori. Cobalah mode mendaki pada *treadmill*, atau salah satu dari mode interval pemula jika Anda masih awam.

Gunakan Lengan Anda

Pastikan Anda tidak bergantung pada *treadmill*, dan ketika Anda di luar, ayunkan lengan untuk mempertahankan intensitas tinggi latihan. Membawa beban ketika bergerak adalah tindakan yang sangat tidak dianjurkan (dapat menyebabkan cedera), namun Anda dapat menggunakan tongkat berjalan sebagai alternatif yang lebih aman.

Lakukan Kombinasi

Jika berjalan adalah sumber kardio Anda satu-satunya, latihan-silang dengan aktivitas-aktivitas lainnya dapat dilakukan untuk terus memotivasi tubuh Anda.

Menaiki Tangga

Percaya atau tidak, menaiki tangga dapat menjadi latihan intens yang menakjubkan. Jika Anda seorang pemula, cobalah menambahkan beberapa menit menaiki tangga ke dalam rutinitas latihan Anda, atau menaiki *step mill* (simulasi tangga berjalan) di gym selama lima menit saja di akhir latihan Anda.

Tambahkan Intensitas Latihan Anda

Jika Anda telah terbiasa dengan rutinitas harian latihan-latihan rendah-benturan, kini saatnya bagi Anda untuk naik ke tingkat selanjutnya. Cobalah beberapa ide ini agar latihan rendah-benturan semakin intens:

Tambahkan Gerakan Tubuh Bagian Atas

Pilihlah aerobik atau alat gym dengan sasaran tubuh bagian atas seperti mesin ski atau alat *elliptical* trainer — latihan elips.

Tingkatkan Kecepatan

Cobalah untuk meningkatkan kecepatan, baik ketika berjalan, bersepeda atau paralayang.

Tambahkan Gerakan Rumit

Cara lain untuk menambahkan intesitas adalah dengan mengayunkan lengan Anda sebebas-bebasnya ketika berjalan; atau tiba-tiba bergoyanglah sesuka Anda, terutama jika Anda menggunakan *walkman*.

Jangan Lupa untuk Mengikutsertakan Tubuh Bagian Bawah

Tingkatkan hentakan ketika berjalan atau selingilah dengan berjongkok dalam rutinitas berjalan Anda.

Peralatan Latihan

Tiga buah peralatan yang telah saya buktikan kegunaannya bagi pasien skoliosis saya adalah *vibration machine* (alat getar), *inversion table* (meja inversi), dan sebuah perangkat traksi portabel yang disebut *Dynamic Brace System* — Sistem Rungkup Dinamis. Seluruh alat ini sangat baik untuk mengenalkan tekanan pada tulang belakang Anda guna merangsang pembentukan tulang baru atau merekonstuksi ruas-ruas tulang belakang. Meskipun tidak seefektif Sistem Rungkup Dinamis yang saya manfaatkan dalam praktek, meja inversi dapat ditemukan dengan mudah di toko-toko olahraga dan dapat digunakan di rumah. Berikut adalah penjelasan singkat tentang alat-alat ini.

Meja Inversi

Jika kurva Anda kurang dari 20 derajat, meja inversi dapat Anda pilih karena harganya terjangkau. Meskipun tidak dapat memperbaiki kurva yang lebih dari 20 derajat, meja inversi dapat membantu mencegah memburuknya skoliosis yang disebabkan oleh gravitasi dan kerusakan akibat kecelakaan. Berikut adalah beberapa manfaat dari alat ini:

- **Mempertahankan tinggi** — Secara teratur posisi terbalik akan membantu Anda dalam mencegah "penyusutan" yang secara alami terjadi sebagai akibat dari gravitasi yang dialami selama ini.
- **Meningkatkan sirkulasi** — Ketika posisi Anda terbalik, sirkulasi darah Anda mengikuti arah gravitasi daripada melawannya. Selain itu, melalui inversi, gravitasi membantu sistem getah bening membersihkan lebih cepat, meringankan rasa nyeri dan sakit pada otot-otot kaku.
- **Meredakan stres** — Meja inversi memberikan perasaan relaksasi yang sama seperti di dalam kelas yoga – dengan usaha yang jauh lebih sedikit.
- **Meningkatkan kewaspadaan mental** — Aktivitas apa pun yang membalik posisi tubuh dapat meningkatkan pasokan oksigen ke otak, yang dipercaya oleh banyak ahli membantu meningkatkan ketajaman mental.
- **Meningkatkan kelenturan dan pergerakan** — Dengan inversi, sendi-sendi akan tetap sehat dan lentur, sehingga Anda akan tetap aktif seperti ketika masih muda.
- **Memperbaiki postur** — Peregangan yang dilakukan dengan membalik pusat gravitasi tubuh dapat membantu Anda duduk, berdiri, dan bergerak lebih mudah dan luwes.
- **Menata ulang tulang belakang setelah latihan** — Selama inversi, kesalahan ringan pada posisi tulang belakang

seringkali pulih dengan sendirinya, sesuatu yang tidak dapat dilakukan dengan berlari atau latihan aerobik lainnya.

Berikut adalah lima cara inovatif dalam menggunakan Meja Inversi Anda:

1. **Jongkok terbalik** — Dalam posisi terbalik penuh, Anda dapat menggunakan otot-otot pantat (*glutes*) dan paha belakang untuk menarik tubuh ke atas; gerakannya cukup dengan menekuk lutut Anda.

2. **Membungkuk terbalik** — Dalam posisi terbalik penuh, tempatkan kedua tangan di dada dan gunakan otot perut Anda untuk mengangkat tubuh bagian atas sekitar sepertiga dari posisi berdiri.

3. **Sit-up terbalik** — Dalam posisi terbalik penuh, rentangkan lengan seakan-akan Anda ingin meraih kaki dan cobalah sentuh kaki Anda; beberapa pakar mengatakan bahwa satu sit-up terbalik sama dengan 10 sit-up biasa.

4. **Meningkatkan dekompresi** — Dalam posisi terbalik penuh, raih kaki meja dan tariklah ke bawah; dengan cara ini Anda dapat meningkatkan dan mengendalikan jumlah dekompresi sesuai dengan keinginan atau kebutuhan Anda. Gerakan ini sangat baik untuk orang-orang yang mengalami skoliosis.

5. **Rotasi terbalik** — Dalam posisi terbalik penuh, salah satu tangan meraih kaki meja dan putarlah diri Anda; Anda dapat berganti tangan dan melakukan hal yang sama dari arah sebaliknya.

Mesin Getar

Saya pernah membaca bahwa penelitian pertama terhadap peralatan getar dilakukan pada prajurit militer dan atlet Olimpiade Rusia. Mereka menggunakan sebuah pelat bergetar mekanis khusus yang diatur frekuensinya sehingga ketika seseorang berdiri di atas alat itu, otot-ototnya dibuat berkontraksi sekitar 30 hingga 50 kali per detik.

Ketika tubuh bergerak sedikit ke depan dan belakang, otot-otot harus berkontraksi dan santai. Sehingga hanya dalam 10 menit, tiga kali seminggu berdiri di atas pelat itu, otot-otot Anda akan semakin kuat, stabil, dan berbentuk.

Anda dapat menggunakannya dalam dua cara. Anda dapat melakukannya secara terpisah atau seperti yang saya lakukan, berdiri di atas alat getar dan mengikuti gerakannya sepenuhnya, sementara Anda menyibukkan diri dengan latihan menahan beban — seperti menekuk lutut, mengangkat kaki, dan push up. Latihan-latihan ini perlahan akan menarik tendon yang menghubungkan otot dengan tulang Anda, sementara Anda merangsang osteoblast, yang "menyusun tulang".

Terdapat sebuah penelitian yang menunjukkan bahwa ketika berlatih di atas permukaan bergetar, kekuatan otot Anda akan meningkat 20-30 persen lebih dari latihan kekuatan pada umumnya. Saya telah menerima banyak umpan balik positif dari pasien-pasien saya yang menggunakan mesin ini di dalam praktek saya, dan saya menggabungkannya dengan Sistem Rungkup Dinamis untuk memperbaiki kurva yang lebih besar dari 20 derajat.

Sistem Rungkup Dinamis

Dynamic Brace System (Sistem Rungkup Dinamis), yang lebih dikenal dengan DBS, adalah sebuah perangkat traksi dinamis portabel seperti korset yang dipakai di sekitar punggung Anda. Cara kerjanya adalah dengan menerapkan traksi tiga dimensi dan memungkinkan traksi vertikal dan horizontal maupun traksi simetris dan asimetris. Alat ini dikembangkan untuk membantu penderita *herniated disc* (penonjolan tulang), rasa sakit pada punggung bawah dan *sciatic* (serabut syaraf besar), akan tetapi dikarenakan sifat traksi tiga dimensinya, DBS dapat memperbaiki kembali punggung yang rentan bergeser atau punggung rata akibat skoliosis.

Saya sangat merekomendasikan perangkat ini untuk para pasien yang menderita skoliosis progresif, misalnya remaja yang belum mencapai kematangan tulang atau siapa pun dengan kurva lebih dari 20 derajat. Berita baiknya adalah DBS sangat efektif dalam memperbaiki skoliosis sekaligus mencegah pelengkungan tulang belakang lebih jauh karena perangkat ini mempunyai daya tekan horizontal yang dapat dipindahkan dan menyesuaikan bantalan tekanan horizontal dengan kondisi pasien.

DBS sangat mudah digunakan sehingga pasien yang membutuhkan perawatan jangka-panjang dapat dengan mudah diajari oleh praktisi kesehatan berpengalaman tentang cara menggunakannya sendiri di rumah. Oleh karena itu pengobatan menjadi lebih nyaman dan pasien akan merasa bahwa mereka mempunyai kendali lebih atas hidup mereka. Pastikan menjalani sinar-X sebelum mulai menggunakan

DBS dan 6 bulan kemudian untuk merekam setiap perubahan yang terjadi pada tulang belakang Anda.

Studi klinis telah membuktikan bahwa DBS dapat meningkatkan jangkauan gerak, mengurangi rasa sakit punggung, dan memperbaiki kurva tulang belakang. Saya sendiri telah melihat hasil yang menakjubkan pada pasien-pasien saya yang sering menggunakan DBS yang dikombinasikan dengan perubahan pola makan dan olahraga.

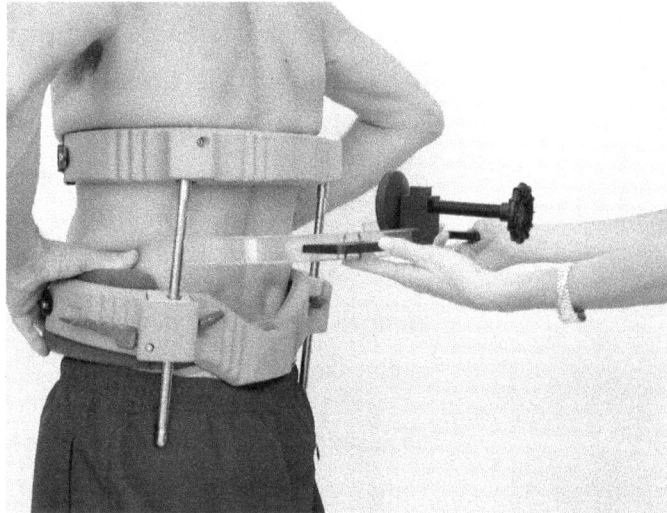

Gambar 61: Tulang Punggung yang Menggunakan *Dynamic Brace System*

Saran Penggunaan:

Bagi pasien dengan kurva lebih dari 20 derajat, ketika skoliosisnya bersifat progresif, disarankan untuk menggunakan DBS selama 30 menit setiap hari hingga tulang belakang mencapai batas tumbuh maksimalnya. Daya traksi yang diaplikasikan harus berkisar di antara 10-20 kg di tiap sisi. Hal ini tentu saja dapat bervariasi sesuai dengan usia dan keadaan fisik masing-masing pasien.

Bagi pasien yang tidak merasa sakit atau keluhan lainnya tetapi memiliki kecenderungan progresif seperti remaja, disarankan untuk menangani skoliosisnya dengan DBS selama 30 menit, 1 atau 2 kali sehari hingga tulang mencapai batas tumbuh maksimal dan kurva tetap stabil selama 2-3 tahun.

Pada pasien dengan kurva lebih dari 30 derajat atau merasakan sakit, penanganan DBS harus segera dimulai selama 30 menit, 3 kali sehari. Setelah tulang mencapai batas tumbuh maksimalnya, perawatan 1 atau 2 kali selama 30 menit harus dilanjutkan setiap hari selama 6 bulan. Sinar-X harus dilakukan setiap 6 bulan dengan ahli kesehatan profesional untuk mencatat perubahan pada kurva. Jika Anda mendapati progresi skoliosis lebih besar dari 5 derajat maka Anda membutuhkan kembali 30 menit perawatan, 3 kali sehari hingga progresi berhenti dan skoliosis stabil, yang dikonfirmasi dengan ronsen tulang belakang.

Akan tetapi ingatlah bahwa meski *Dynamic Brace System* telah terbukti bermanfaat, lebih baik memulai program ini secara perlahan-lahan, sama halnya dengan latihan lainnya yang dijelaskan dalam buku ini, seraya secara bertahap membangun momentum yang tepat untuk olahraga berat lainnya nanti. Langsung beralih ke olahraga tinggi-benturan akan membuat tubuh Anda merasa lebih sakit alih-alih rileks. Jadi, tolong tahan godaan untuk langsung meningkatkan intensitas rutinitas untuk kebaikan Anda sendiri.

Testimoni: DBS untuk Perbaikan Skoliosisr

"Saya telah menggunakan Sistem Rungkup Dinamis selama satu tahun dengan hasil yang meresahkan. Kasus-kasus yang berkisar dari skoliosis 44 derajat hingga yang paling parah berupa ruas tulang belakang retak semuanya berakhir dengan gejala dan perubahan fisiologis yang dramatis. Bagaimanakah saya melakukannya? Saya menggabungkan *Vertetrac* dengan latihan-latihan terisolasi spesifik, peregangan spesifik, USG simpul otot, dan manipulasi paksa. Ketika semuanya digabungkan dalam satu kunjungan, hasilnya mengejutkan, biasanya tidak lebih dari enam bulan. Jika Anda tertarik untuk menangani kasus-kasus yang paling parah dengan hasil luar biasa, maka mulailah meneliti dan membeli penyokong *Vertetrac* hari ini juga."

— dr. Louis Salvagio, DC, CCRD, PT
Asosiasi Profesor, Universitas St. Augustine

Ingatlah untuk bersabar dan konsekuen. Peringatan keras: jangan mengharapkan perubahan dalam waktu semalam dan tubuh Anda akan mulai merespon seiring waktu.

Agar terjadi perubahan, Anda terlebih dahulu harus belajar untuk bertanggung jawab atas kesehatan Anda sendiri. Jangan menyerahkan sepenuhnya kepada ahli kesehatan. Tentu saja Anda dapat mencari pertolongan dari pakarnya, namun yang lebih penting adalah Anda harus memahami tuntutan dan cara kerja tubuh Anda. Sesudah itu, baru Anda akan sanggup mengatasi skoliosis Anda.

Percayalah, tubuh kita adalah mesin yang luar biasa. Jika Anda merawat dan memberi asupan dengan tepat, ia akan bertahan lebih lama, berfungsi lebih efisien dan tidak akan menderita kerusakan akibat penuaan.

Kiat Agar Olahraga Menjadi Gaya Hidup Anda

Sungguh sangat mudah. Untuk memulai, pilihlah rencana olahraga yang:

1. **Anda nikmati**
2. **Anda sukai**
3. **Terjangkau**
4. **Sesuai dengan gaya hidup tertentu Anda**

Sebagai contoh, jika jadwal Anda padat, pilihlah olahraga seperti jalan cepat setengah jam tiap hari, bersepeda dari rumah, atau berenang dalam perjalanan pulang dari sekolah atau kantor. Kalau bisa, buatlah olahraga ini menjadi aktivitas keluarga, sehingga akan lebih menyenangkan.

Ketika sebuah kegiatan menjadi bagian dari gaya hidup, kebiasaan akan mendorong Anda tidak peduli bagaimana *mood* Anda hari itu, seperti halnya menyikat gigi atau mandi. Berolahraga pun prinsipnya sama. Berikut adalah beberapa cara menambahkan olahraga ke dalam rutinitas harian Anda:

- Ganti kebiasaan menaiki lift atau tangga berjalan dengan tangga manual
- Jika bekerja di kantor yang besar, berjalanlah untuk berbicara dengan rekan-rekan kerja Anda, alih-alih menelpon
- Jika menggunakan bis, turunlah di satu atau dua halte sebelum tujuan Anda lalu berjalanlah
- Jangan khawatir jika Anda tidak bisa parkir tepat di samping pasar swalayan atau di depan toko. Parkir semakin jauh biasanya semakin tidak macet!
- Untuk belanja atau pesanan dalam jumlah sedikit gunakan sepeda sebagai ganti mobil; hal ini akan menghemat uang dan waktu Anda dalam menemukan tempat untuk parkir.
- Jika Anda mempunyai telepon nirkabel, berjalanlah ketika bicara.
- Untuk setiap aktivitas di luar ruang, carilah satu aktivitas di dalam ruang pada hari-hari dengan cuaca kurang bersahabat.

Aturlah Waktu Sebaik Mungkin

Putuskan seberapa sering Anda akan berolahraga dalam seminggu, pilihlah hari-hari yang paling nyaman dan waktu olahraga dalam sehari, dan tetapkan waktu tersebut sebagai waktu eksklusif.

Usahakan Teratur

Anda setidaknya membutuhkan olahraga 30 menit sehari agar berat Anda turun. Sebagian besar penelitian menunjukkan bahwa 60 menit sehari adalah yang terbaik. Idealnya, olahraga harus terus-menerus, namun dapat dibagi menjadi interval 30 menit.

Susunlah Momentum Anda Secara Perlahan tetapi Pasti

Jangan mencoba melakukan terlalu banyak hal dalam waktu singkat, atau Anda akan merasa tidak enak badan dan kehilangan motivasi untuk meneruskan olahraga. Kunci keberhasilan olahraga adalah dengan memulai perlahan, terutama jika Anda memiliki gaya hidup duduk terus-menerus. Anda akan menyelesaikan olahraga Anda dengan perasaan bangga, lebih baik dan termotivasi untuk melanjutkannya. Sangat penting sekali untuk memulai dengan perlahan guna menghindari cedera.

Buatlah Catatan Harian

Membuat catatan harian tentang latihan-latihan Anda (misal: kurun, frekuensi dan tingkat kesulitan) dapat terus memotivasi Anda ketika mendapati perkembangan Anda. Sebuah catatan harian dapat juga berguna dalam memutuskan waktu yang tepat untuk meningkatkan latihan Anda dalam hal frekuensi, waktu dan intensitasnya.

Belilah Peralatan yang Tepat

Jika Anda memilih untuk berjalan, sangat penting untuk membeli sepasang sepatu jalan yang tepat yang mendukung tulang belakang, pinggul, tumit, pergelangan kaki dan kaki. Jika meningkat ke kegiatan berlari, lebih penting lagi untuk Anda membeli sepasang sepatu lari yang tepat.

Aturlah Sasaran yang Jelas

Aturlah sasaran jangka-pendek dan buatlah yang masuk akal. Sebagai contoh, Anda dapat meningkatkan waktu berjalan dari 10 menit menjadi 15 menit. Aturlah titik awal Anda kemudian tingkatkan perlahan.

Berolahragalah dengan Orang Lain

Sangat membantu sekali jika berolahraga dengan pasangan atau rekan, yang Anda senang menghabiskan waktu bersama mereka. Anda dan pasangan atau rekan akan tetap termotivasi dan saling memeriksa perkembangan satu sama lainnya.

Pakailah Kostum yang Tepat

Pakailah kostum nyaman yang akan membantu pori-pori kulit Anda bernapas.

Cobalah Terapi Musik

Bawalah pemutar musik portabel dan dengarkan lagu atau buku audio kesukaan Anda, selama berolahraga.

Di Atas Segalanya, Dengarkan Tubuh Anda

Jika olahraga memperburuk gejala, modifikasi program Anda, atau jika dibutuhkan, berhentilah. Ketika energi dan kesehatan Anda meningkat, Anda akan mampu melakukan latihan aerobik dalam jumlah besar, yang akan membuat berat badan Anda turun.

Kiropraktisi atau terapis fisik yang baik dan berpengalaman dalam menangani skoliosis akan dapat membimbing Anda menuju program latihan yang spesifik dan bagus. Jika Anda menggunakan pelatih pribadi, pahamilah bahwa banyak dari mereka yang tidak memahami prinsip-prinsip nutrisi, jadi akan lebih baik jika Anda memeriksa-silang saran mereka dengan kiropraktisi Anda.

Terakhir Namun Tidak Kalah Pentingnya... Terus Jalankan Rencana Anda!

Tidak ada yang dapat memotivasi Anda, jika Anda sendiri tidak memiliki kemauan. Daripada berperilaku sekaligus-atau-tidak sama sekali terhadap olahraga, anggaplah olahraga sebagai proses berkelanjutan. Ada hari tertentu ketika Anda memang harus menghindari olahraga, misalnya ketika Anda sakit. Tidak masalah. Terus lanjutkan ketika Anda bisa.

Ingatlah: Apa pun yang Anda lakukan, jangan berolahraga hingga dua atau tiga jam setelah makan. Penting bagi kita untuk meminum air sebelum, selama dan setelah olahraga guna menjaga kadar air tubuh. Jangan berolahraga berat di dalam cuaca sangat panas atau lembab.

Selama latihan, jika merasa sakit atau nyeri, istirahatlah apabila Anda membutuhkannya. Jika masih tetap merasa sakit, periksakan pada ahli kesehatan Anda.

Kisah Pribadi: Tumbuh dengan Skoliosis

"Ketika saya berumur enam tahun, pemerintah mengirimkan perawat-perawat ke semua sekolah untuk memeriksa kesehatan seluruh murid. Pada saat itu saya adalah satu-satunya anak yang dipanggil ke sebuah ruangan kecil. Seluruh perawat di dalamnya memandangi saya dengan cemas. Saya tidak pernah melupakan hari itu. Mereka meminta saya untuk membungkuk dan menyatakan bahwa saya mengalami skoliosis. Saya dikirim ke Rumah Sakit Umum dan disarankan oleh dokter untuk memakai sebuah alat rungkup untuk menstabilkan kondisi saya.

"Pada awalnya memakai alat rungkup tersebut terasa sangat menyakitkan. Ujung keras plastik dari alat itu selalu menyayat daging saya, terutama di kedua sisi tulang panggul. Sungguh menyakitkan, bahkan ketika sedikit menggerakkan tubuh saya, apalagi ketika saya berjalan. Seiring waktu, daging saya dapat menyesuaikan, kulit tempat alat itu menempel menjadi kendur dan terbentuk pola luka gesek. Karena saya harus menggunakan alat itu selama hampir 23 jam sehari, kulit yang terjebak di dalamnya menjadi lebih rentan dan mudah terluka. Keringat yang terjebak dalam alat itu semakin memperburuk keadaan. Baunya sungguh mengerikan dan saya masih dapat mengingatnya hingga sekarang. Saya selalu merasa gerah dan gatal ketika mulai berkeringat. Pernah saya menggaruknya, dan saya sangat menyesalinya. Karena kulit yang tertutup alat itu telah memburuk dan menjadi begitu rentan dan lemah, sekali garukan ia langsung robek. Bahkan dari luka tersebut merembes cairan kekuningan dan terkadang darah. Baunya menjadi semakin menjijikkan. Saya merasa seperti mayat hidup. Dokter tidak dapat melakukan apa-apa. Bahkan saya sendiri memandang jijik tubuh saya. Tetapi saya tidak dapat kemana-mana tanpa alat rungkup tersebut. Saya masih harus memaksa diri saya sendiri unntuk memakainya. Satu-satunya harapan saya pada saat itu adalah semoga tidak dioperasi.

"Di SMP, kepribadian saya berubah. Saya menjadi pendiam, selalu bersembunyi dalam bayangan. Semua orang, termasuk guru-guru memandangi saya. Pandangan iba aneh mereka kepada saya membuat saya minder. Menjadi terasing, saya segera menjadi sasaran empuk penindasan. Saya hanya orang aneh di mata mereka. Saya menjalani itu semua hingga usia 13, sendirian dan sunyi. Bagian yang paling tersakiti dari penggunaan alat penyokong ini bukanlah tubuh saya, tetapi hati saya.

"Ketika saya berumur 19 tahun, dokter melepas alat rungkup itu. Dia mengatakan kondisi saya telah stabil dan tidak perlu menggunakan alat itu lagi. Hari itu adalah hari terbahagia dalam hidup saya. Setelah itu, kulit saya pulih total dan sekarang sangat mulus. Meski demikian, derita sakit punggung selama menggunakan alat itu kembali menyiksa saya. Saya telah mencoba pijat, terapi panas, dan perban, namun semuanya hanya memberikan keringanan sesaat. Ketika saya berusia 24 tahun, saya kembali ke dokter saya yang telah mendirikan kliniknya sendiri di Rumah Sakit Mount Elizabeth. Namun, dia mengatakan saya mempunyai skoliosis [lagi], dan tidak bisa ditangani. Saya menjalani hidup saya dengan sakit punggung yang akut.

"Suatu malam pada tahun 2009, Tuhan membuat saya terbangun dari tempat tidur untuk memeriksa e-mail saya. Saya tidak begitu paham karena jarang saya memeriksa e-mail. Namun tetap saya ikuti. Dan saya menemukan situs dr. Kevin Lau. Mata saya seketika terbuka dan saya berpikir hal itu terlalu indah untuk menjadi kenyataan. Rasa cemas dan takut muncul. Selama bertahun-tahun saya telah hidup dalam keputusasaan. Dan tiba-tiba harapan muncul entah dari mana. Saya ingin berpegang pada harapan tersebut. Semua orang di sekitar saya bersikap skeptis tentangnya. Setelah beberapa bulan, saya akhirnya memberanikan diri untuk menghubungi Klinik dr. Lau.

"Dokter Kevin memang terlihat ramah, rendah hati dan perhatian. Namun keyakinannya bahwa dia dapat memperbaiki skoliosis sayalah yang membuat saya percaya akan keajaiban. Bagi saya, dia sendiri sudah menjadi sebuah inspirasi. Segera saya mengambil sebuah program perbaikan. Keputusan saya benar-benar bulat. Ia mengajari saya bahwa olahraga dan nutrisi juga sangat berperan. Kepada saya dipinjamkannya buku untuk mengajari saya cara melakukan penyembuhan-diri. Apa pun yang saya tanyakan ia selalu berkenan mengajari saya. Dokter ini selalu rajin dalam menaruh artikel di situs dan blog kesehatannya untuk mengajari pasien-pasiennya untuk kesehatan diri mereka sendiri. Radio, TV dan koran telah mewawancarainya. Bukunya berisi seluruh pengetahuan yang perlu dipahami oleh kita para penderita skoliosis. Bukunya juga berisi fakta-fakta evolusioner yang akan meningkatkan kesehatan kita dengan menakjubkan.

"Selama perawatan, postur saya meningkat pesat dan saya tidak bungkuk lagi. Saya mengikuti sarannya tentang pola makan, dan saya mengalami perubahan besar. Pandangan mata saya membaik dari 500 menjadi 450 derajat selama kurun waktu 6 bulan. Stamina saya meningkat pesat dan saya sudah tidak rentan kelelahan dan gelisah lagi. Saya sudah tidak jatuh sakit, seperti biasanya. Rona kulit saya sangat cerah sehingga saya tidak perlu menggunakan rias wajah lagi. Semua orang juga merasa saya bertambah tinggi. Sakit punggung saya juga menghilang seiring waktu. Yang paling penting, saya mendapatkan kembali rasa percaya diri.

"Setelah enam bulan perawatan, lengkungan atas tulang belakang saya yang berbentuk 'S' berkurang dari 36 menjadi 30 derajat. Lengkungan bawah saya berkurang dari 35 menjadi 26 derajat. Total 15 derajat adalah keajaiban bagi saya. Mimpi saya telah menjadi kenyataan. Harapan saya telah terpenuhi. Saya sungguh-sungguh berterima kasih kepada dr. Kevin.

"Tidak hanya memperbaiki skoliosis saya, ia jua memberikan kepercayaan positif yang sangat kuat yang mengubah total pandangan saya tentang kehidupan. Tidak ada yang tidak mungkin jika Anda berani mempercayainya."

— *Colleen M.(29 tahun)*

Merangkum Segalanya – Cara Menggunakan Buku Ini

" *Rahasia membuat kemajuan adalah memulai.*

— Mark Twain

Menjelang akhir karya cinta saya ini, saya tahu bahwa masih ada banyak hal yang harus dikerjakan.

Juga saya tahu bahwa Anda sangat antusias untuk mulai memperbaiki skoliosis Anda, sekarang juga. Namun, tahan diri Anda untuk tidak langsung melompat ke porsi latihan dalam buku ini, tanpa asimilasi dan memahami aspek nutrisi lebih dahulu.

Wawasan yang diperoleh dari bagian nutrisi di dalam buku ini akan mengatasi ketidakseimbangan biokimia yang berkontribusi pada skoliosis; sementara latihan dan peregangan akan membantu ketidakseimbangan struktural yang telah ada di dalam tulang belakang Anda. Keduanya bersama-sama, diet dan latihan, merupakan duo dinamis yang membawa kekuatan luar biasa dalam bentuk kemitraan alih-alih secara individu.

Selanjutnya, jangan merasa perlu membuat semua perubahan yang telah saya sarankan di dalam buku ini dalam satu malam. Skoliosis tidak terjadi dalam satu malam, sehingga proses penyembuhan tidak bisa terjadi dalam semalam pula. Roma dibangun bata demi bata, sementara tulang belakang Anda juga dibangun kembali, sel demi sel.

Berharaplah bahwa perubahan terjadi perlahan-lahan pada awalnya. Jangan tergesa-gesa saat melakukan program ini. Berpeganglah pada pola makan dan rencana latihan untuk jangka panjang, daripada langsung melakukannya sekaligus dengan keras dan cepat. Percayalah pada saya saat Anda perlahan-lahan beralih ke makanan yang lebih sehat, selera makan Anda akan lebih dewasa dan mulai menghargai serta menikmati makanan sehat daripada makanan-makanan yang mengandung gula atau gorengan seperti pada masa lampau. Dari pengalaman saya bersama pasien selama bertahun-tahun, sebagian besar berubah menjadi pemakan yang sangat cerewet, namun setelah mengikuti program saya, mereka lebih memilih makanan sehat daripada makanan yang mudah dibawa atau makanan sampah. Namun, itu membutuhkan waktu.

Mencari ahli terapi pengobatan alternatif atau ahli nutrisi yang tidak asing dengan tipe metabolik akan membantu Anda membuat transisi ini lancar. Kabar baiknya adalah bahwa semakin banyak perubahan positif yang Anda lakukan dengan kebiasaan makan dan latihan, semakin Anda merasa sehat, dan semakin banyak energi yang akan Anda miliki untuk menempuh sisa perjalanan Anda dari skoliosis menuju sehat.

Setelah melakukan prosedur yang telah dijelaskan sebelumnya untuk menempatkan dan membuat diagram lengkungan Anda dan area yang berhubugan dengan ketegangan dan nyeri otot, saya sarankan untuk membawa buku ini kepada ahli kiropraktek, osteopati atau terapis pengobatan punggung yang tidak asing dengan skoliosis dan diskusikan program latihan tepat secara terperinci untuk tipe skoliosis Anda.

Dengan segala cara, bertanyalah pada ahli pengobatan punggung untuk mendapat bimbingan sebelum Anda memulai latihan. Bila Anda menderita osteoporosis, nyeri saraf atau sendi yang parah, pastikan untuk berkonsultasi dengan terapis Anda sebelum memulai program ini atau program apa pun.

Dalam beberapa halaman berikut ini, saya telah memilah buku ini ke dalam rencana tindakan yang lebih mudah dilakukan untuk pembaca tingkat pemula dan tingkat lanjutan.

Para pemula bisa mulai membangun fondasi yang tepat untuk pola makan sehat dan aturan latihan sekarang juga. Coba ikuti saran-saran yang diuraikan ini dalam 1 sampai 3 bulan (atau mungkin lebih) dengan kecepatan Anda sendiri sebelum beralih ke bagian lanjutan. Tetap waspada terhadap bisikan tubuh Anda, mungkin tubuh Anda berusaha menghasut. Tetap waspada terhadap semua perubahan yang Anda lihat dalam tubuh Anda serta sesuaikan atau pertahankan rencana Anda.

Setelah merasa tidak asing lagi dengan saran-saran pada rencana tindakan pemula, sekarang saatnya untuk menyesuaikan permintaan tubuh Anda untuk kesehatan optimal dalam rencana tindakan lanjutan. Ketika hendak memasuki ke tahap ini, Anda harus memiliki rutinitas latihan dan gagasan secara garis besar tentang makanan apa yang baik dan yang buruk untuk Anda. Bagian dari program ini akan meminta Anda untuk mempelajari cara kerja tubuh Anda. Bahkan mungkin Anda akan terkejut karena kemampuannya yang luar biasa untuk beradaptasi dan menyembuhkan seiring dengan usaha keras Anda untuk kesehatan optimal.

Rencana Nutrisi Pemula

☐ Pertama dan terpenting, lengkapi instruksi langkah demi langkah pada *Cara Mendeteksi Skoliosis di Rumah* pada halaman 38 untuk mengetahui apakah Anda memiliki skoliosis. Lengkapi pertanyaan-pertanyaan berikut dan kemudian gambarlah apa yang Anda dapatkan pada halaman 41 (Gambar 4).

☐ Perlahan-lahan, mulailah menghilangkan semua makanan olahan dan pengganggu metabolik yang tercantum pada tabel 4 halaman 354, bahkan sebelum mempelajari Tipe Metabolik Anda.

☐ Hindari makanan olahan, gula tepung yang diproses dan semua perasa, pewarna dan pemanis buatan, berapa pun mahalnya. Sebaliknya, carilah makanan sehat, makanan lokal musiman.

☐ Mulailah mengurangi asupan gula dan gandum olahan dengan target untuk menghapus semua makanan tersebut secara total. Untuk skoliosis parah lebih dari 40 derajat atau lengkungan progresif lebih dari 20 derajat selama tahap pertumbuhan remaja, saya menyarankan untuk menghilangkan semua biji-bijian.

☐ Putuskan Tipe Metabolik Anda dengan menggunakan kuesioner yang diuraikan dalam buku, **The Metabolic Typing Diet: Customize Your Diet to Your Own Unique Body Chemistry** (Diet Penjenisan Metabolik: Sesuaikan Diet Anda dengan Kimia Tubuh Unik Anda Sendiri), dan makanlah sesuai pedoman yang diberikan. Ini akan memberitahu Anda makanan apa dan dalam porsi apa Anda harus mengkonsumsi biokimia unik. Saya menyarankan Anda untuk mencari penasehat nutrisi yang tidak asing dengan Tipe Metabolik yang bisa melakukan uji komputerisasi yang lebih akurat.

☐ Pastikan Anda mengkonsumsi lemak sehat secukupnya, termasuk lemak hewani, yang meningkatkan asupan lemak Omega-3 dan mengurangi lemak asupan Omega-6 dari minyak sayur dan minyak biji-bijian.

☐ Belajarlah untuk membuat beberapa bentuk makanan fermentasi tradisional dan mulai mengkonsumsinya secara rutin. Ini akan membantu memulihkan kesehatan pencernaan dan kemampuan menyerap makanan yang Anda makan.

☐ Mulai nikmati makanan fermentasi seperti kefir dan sayuran biakan. Kefir dan asinan kubis paling mudah dibuat, sementara *kimchi* dan *natto* memerlukan waktu dan usaha lebih banyak.

☐ Mulailah dengan meregangkan otot-otot tegang dan menguatkan otot-otot lemah pada bab 14, 15, dan 16, sambil memantau perkembangan setiap sesi latihan. Membuat jurnal latihan bisa membantu situasi ini. Dari waktu ke waktu, cobalah mencapai tingkat kelenturan dan kekuatan yang sama pada kedua sisi tubuh.

☐ Bila latihannya terlalu berat pada permulaan, cobalah berenang secara rutin. Berenang merupakan salah satu latihan terbaik untuk skoliosis dan cara yang sangat bagus untuk mendapatkan dosis harian vitamin D dari sinar matahari.

Rencana Latihan Pemula

☐ Petakan ketegangan otot berdasarkan skoliosis Anda pada halaman 217 (Gambar 13). Lalu petakan gejala-gejala Anda dengan menggunakan kunci yang disediakan pada halaman 219 (Gambar 15).

☐ Temukan simpul-simpul tegang melalui kelompok otot tubuh Anda dan mulai melatihnya berdasarkan prosedur pada halaman 310. Gunakan diagram tubuh pada halaman 313 (Gambar 59) untuk mencatat simpul kram yang Anda dapatkan.

☐ Setelah memetakan skoliosis Anda pada halaman 217 (Gambar 13), Anda akan memperoleh ide bagus tentang letak otot-otot Anda yang tegang. Mulailah menjalankan setiap latihan peregangan dan penguatan dalam buku ini yang disesuaikan dengan skoliosis Anda.

☐ Bila tidak yakin latihan mana yang akan dilakukan, Anda disarankan untuk mencoba setiap latihan yang dijelaskan pada kedua sisi tubuh untuk menemukan area mana yang tegang dan perlu lebih diregangkan, atau otot-otot mana yang lemah dan perlu diperkuat.

☐　Mulailah latihan secara rutin dan teratur setidaknya 30 menit setiap harinya, mulailah dengan peregangan dan kemudian beralih ke uji stabilitas poros dan latihan penyeimbangan tubuh.

☐　Mulailah dengan meregangkan otot-otot tegang dan menguatkan otot-otot lemah pada bab 14, 15, dan 16, sambil memantau perkembangan setiap sesi latihan. Membuat jurnal latihan bisa membantu situasi ini. Dari waktu ke waktu, cobalah mencapai tingkat kelenturan dan kekuatan yang sama pada kedua sisi tubuh

☐　Bila latihannya terlalu berat pada permulaan, cobalah berenang secara rutin. Berenang merupakan salah satu latihan terbaik untuk skoliosis dan cara yang sangat bagus untuk mendapatkan dosis harian vitamin D dari sinar matahari

Rencana Nutrisi Lanjutan

☐　Biasakan diri dengan makanan yang tepat untuk Tipe Metabolik Anda. Fotokopi daftar belanja pada halaman 346 dan coret makanan apa pun yang tidak Anda suka atau makanan yang membuat Anda alergi. Buatlah 4 salinan daftar tersebut. Tempelkan satu salinan di lemari es, bawa satu untuk di kantor, dan satu di mobil Anda. Untuk belanja, bawalah satu di dompet atau tas Anda. Lihatlah daftar belanjaan sering-sering dan segera Anda akan menghafalnya.

☐　Isilah lembar catatan makanan pada halaman 355 kira-kira dua sampai tiga jam setelah jam makan Anda. Pada dasarnya, tubuh berkomunikasi dengan Anda dalam tiga cara yang berbeda: 1) melalui selera makan dan mengidam, 2) melalui tingkat energi, dan 3) melalui kesehatan mental dan emosional Anda. Dalam beberapa jam setelah makan makanan yang benar untuk Tipe Metabolik Anda, seharusnya Anda merasa lebih baik daripada sebelum makan makanan itu.

☐ Pertahankan pola makan. Bila Anda secara konsisten mengalami reaksi negatif terhadap makanan yang diberikan, pelan-pelan tingkatkan jumlah protein dan lemak pada makanan tersebut setiap hari. Bila Anda menemukan bahwa ada gejala yang memburuk atau tidak ada peningkatan, kurangi asupan protein dan lemak ke porsi saat Anda memulai, dan sebaliknya cobalah untuk meningkatkan jumlah karbohidrat yang Anda konsumsi.

☐ Pada saat ini, kulit Anda seharusnya lebih terbiasa dengan matahari secara rutin. Sekarang tingkatkan jumlah waktu yang dihabiskan untuk menggelapkan kulit sampai 30 menit. Matahari pagi atau sore adalah yang terbaik untuk menghindari panas terik di siang hari.

Rencana Latihan Lanjutan

☐ Stabilitas poros sangat penting untuk tulang belakang Anda. Kita telah membagi bagian itu ke dalam program latihan tingkat pemula dan lanjutan. Mulailah dengan menilai stabilitas poros Anda pada level pemula dulu. Bila stabilitas poros Anda sangat lemah, terus praktekkan penilaian sampai bisa menyelesaikannya dengan mudah sebelum beralih ke latihan stabilitas poros lanjutan. Ingat, tujuannya bukan untuk membentuk perut berotot, karena perut hanyalah salah satu kelompok otot yang membangun poros. Supaya poros menjadi kuat, semua otot Anda harus diseimbangkan agar memberikan sokongan yang layak bagi tulang belakang.

☐ Idealnya, Anda harus mempraktekkan semua latihan penyelarasan tubuh di depan kaca atau dengan bantuan orang lain, yang memantau dan mencatat kemajuan yang Anda buat.

☐ Tingkatkan taraf kesulitan latihan dengan menambah beban atau pada permukaan tidak stabil, seperti papan imbang atau papan goyang.

☐   Saat merasa bosan dengan latihan, jangan panik. Ini bukan berarti Anda perlu bekerja lebih keras atau menghabiskan waktu lebih banyak untuk latihan. Coba gabungkan dengan rutinitas latihan yang lain. Coba kegiatan kardiovaskular yang baru, atau gunakan beban bebas bila Anda selalu menggunakan mesin untuk latihan kekuatan. Berbagai perubahan pada rutinitas Anda akan membuat tubuh Anda terkejut dan memaksanya untuk beradaptasi, yang membawa Anda ke level kebugaran yang baru.

☐   Penting untuk menggunakan peralatan latihan yang dijelaskan secara terperinci pada bab 17 demi hasil terbaik. Untuk lengkungan ringan di bawah 20 derajat, saya anjurkan Meja Inversi. Untuk lengkungan yang lebih dari 20 derajat, saya rekomendasikan Sistem Rungkup Dinamis dan Mesin Getar yang bisa dibeli melalui praktisi kesehatan atau menghubungi perusahaan yang tercantum dalam daftar pustaka.

☐   Tunggulah paling tidak 6 bulan latihan dan makanlah dengan pola makan yang benar secara metabolis sebelum menilai kemajuan Anda baik dengan mengambil Gambar sebelum maupun sesudahnya atau foto ronsen bila dianjurkan oleh dokter Anda. Kemungkinan perbaikan akan berjalan lamban, namun dengan ketekunan dan tekad, Anda akan mencapainya.

Sumber Daya Pembaca

Buku-buku, situs, organisasi dan peralatan berikut ini mungkin menarik bagi mereka yang memiliki skoliosis. Anda juga diundang untuk mengintip bagian terakhir dari buku ini, yang mencantumkan semua sumber referensi yang saya gunakan untuk menulis buku ini. Di sana Anda akan mendapatkan judul-judul dari lebih banyak artikel yang berhubungan dengan kesehatan tulang.

Pusat Pembenahan Tulang Belakang

Dr. Kevin Lau

302 Orchard Road #10-02A

Singapura 238862

Telepon: (+65) 6635 2550

Email: **drkevinlau@hiyh.info**

Situs web: **www.HIYH.info**

Blog: http://drkevinlau.blogspot.com

Telepon atau kirimkan email pertanyaan Anda ke klinik program perbaikan skoliosis kami atau penilaian tipe metabolik secara profesional dengan dr. Kevin Lau.

Informasi bagi Mereka yang Tinggal di Luar Singapura

Para pasien melakukan perjalanan dari seluruh Asia Tenggara ke Pusat Perbaikan Tulang Belakang di Singapura. Untuk program perbaikan skoliosis, kunjungan pasien pertama harus di lokasi klinik, supaya bisa dilakukan pemeriksaan fisik secara menyeluruh, yang diperlukan untuk semua pasien baru. Ada enam sesi pertemuan tambahan dan juga perlu dilakukan di klinik. Setelah keenam kunjungan di kantor kami, Anda bisa melakukan semua sesi selanjutnya dengan dr. Kevin Lau melalui telepon sambil melakukan perbaikan skoliosis di rumah dengan peralatan yang diperlukan. Namun demikian, dalam kasus tertentu pasien mungkin dianjurkan kembali ke klinik.

Penilaian Tipe Metabolik bisa dilakukan melalui email atau telepon. Pada beberapa sesi pertamuan ini, Anda akan meninjau hasil kuesioner tipe metabolik Anda dengan dr. Lau. Selama proses penemuan ini, Anda akan menerima umpan balik tentang bagaimana makanan bisa berdampak langsung pada kesehatan dan bagaimana menciptakan perubahan-perubahan kecil yang akan membentuk fondasi untuk membangun gaya hidup sehat baru Anda selama beberapa tahun ke depan. Juga, faktor-faktor nutrisi yang mungkin menjadi penyebab skoliosis Anda akan dibahas.

Bila Anda ingin mendapatkan lebih banyak informasi tentang produk-produk Kesehatan di Tangan Anda yang lain, seperti DVD latihan, buku audio dan *ScolioTrack* untuk *iPhone*, kunjungi www. HIYH.info.

Buku-buku

Jurnal Perawatan Skoliosis Natural Anda

Petunjuk per hari selama 12 minggu untuk tulang belakang yang lebih lurus dan kuat!

Dr Kevin Lau

Dalam buku laris di Amazon.com 'Perencanaan Anda terhadap Pencegahan dan Penanganan Skoliosis secara Alami', Dr. Kevin Lau menawarkan pengetahuan praktis yang mendasar bagi keberhasilan perawatan kesehatan Anda selama 12 minggu. Berdasarkan riset dan pengembangan oleh Dr. Kevin Lau, buku ini menghadirkan rencana penanganan skoliosis yang terbukti aman, dapat diterima dan mudah diikuti. Petunjuk langkah demi langkah sederhana yang memandu Anda menuju perbaikan kesehatan tulang belakang.

Buku Masakan untuk Penyembuhan Skoliosis Anda

Jadikan tulang belakang lebih sehat dengan mengatur apa yang anda makan!

Dr Kevin Lau

Mengobati skoliosis memerlukan pendekatan yang komprehensif, salah satu cara yang akan mengembalikan keselarasan alami tubuh anda, selain itu juga untuk mencegah degenerasi tulang belakang yang tak terelakkan seiring bertambahnya usia.

'Buku Masakan untuk Pengobatan Skoliosis Anda' – merupakan salah satu jenis buku yang tidak pernah ada sebelumnya, karena dapat menyesuaikan pola makan anda dengan lebih dari 100 kelezatan resep, resep yang akan membentuk tulang belakang untuk mengobati skoliasis anda! Buku ini akan membawa anda pada rahasia yang menakjubkan dan sudah teruji waktu, rahasia dari nutrisi yang optimal bagi kesehatan tulang belakang yang tersaji dalam bentuk panduan yang mudah untuk diikuti. Anda cukup mengikuti langkah demi langkah petunjuk tentang cara untuk mengetahui makanan yang tepat untuk metabolisme dan gen. Setelah selesai, hal yang perlu anda lakukan adalah mengambil/ membuat resep sesuai dengan selera anda dan memilih bahan yang sesuai dengan hasil dari Jenis Metabolis anda.

Panduan Esensial untuk Skoliosis dan Kesehatan Kehamilan

Segala sesuatu yang perlu diketahui, bulan demi bulan, tentang perawatan tulang belakang dan bayi.

Dr Kevin Lau

"Panduan Esensial untuk Skoliosis dan Kesehatan Kehamilan" merupakan panduan bulan demi bulan yang mencakup segala yang perlu diketahui tentang perawatan tulang belakang dan bayi Anda. Buku ini mendukung dan memperkuat perasaan Anda di sepanjang perjalanan mempesona Anda menuju kelahiran bayi sehat Anda.

Pembedahan Skoliosis Lengkap Buku Panduan bagi Para Pasien

Melihat Secara Mendalam dan Tak Memihak ke dalam Apa yang Diharapkan Sebelum dan Selama Pembedahan Skoliosis

Dr Kevin Lau

Pembedahan skoliosis tidak harus menjadi suatu pengalaman menakutkan, bermasalah dan mencemaskan. Kenyataannya, dengan informasi, saran dan pengetahuan yang tepat Anda dapat miliki kemampuan untuk membuat keputusan yang pasti dan berpengetahuan tentang pilihan pengobatan yang terbaik dan paling sesuai. Buku terbaru dari Dr. Kevin Lau akan membantu Anda untuk menemukan informasi terkini dan penting yang akan memandu Anda dalam membuat keputusan tentang kesehatan tulang belakang Anda di masa mendatang.

Organisasi

The Weston A. Price Foundation

(Yayasan Weston A. Price)

PMB Box 106-380
4200 Wisconsin Avenue, NW
Washington, DC 20016

Email: info@westonaprice.org
Website: www.westonaprice.org

Yayasan Weston A. Price adalah organisasi pendidikan nutrisi non-laba yang berdedikasi terhadap keberlangsungan karya dr. Price dan mengembalikan makanan penuh nutrisi ke dalam menu kita. Situs web ini penuh dengan artikel ilmiah tentang manfaat makanan tradisional yang berdasarkan pada penelitian yang tidak dicemari oleh uang industri agribisnis dan farmasi.

Price-Pottenger Nutrition Foundation

(Yayasan Nutrisi Price-Pottenger)

7890 Broadway
Lemon Grove, CA 91945
U.S.A.

Email: info@ppnf.org
Website: www.ppnf.org

PPNF didedikasikan dengan prinsip bahwa pola makan orang primitif dan non-industri yang sehat harus menjadi panduan kita untuk kehidupan sehat abad 21. Kewajiban terpenting dari yayasan tersebut adalah untuk melestarikan dan menyebarluaskan penelitian Price dan Pottenger, untuk melindunginya dari penyalahgunaan atau kesalahan penafsiran, dan untuk mengumpulkan, mengkoordinasi, dan menyebarkan informasi sejarah, antropologi, dan ilmiah tentang nutrisi, pola makan, dan kesehatan, dari perawatan prakonsepsi hingga geriatris.

Situs web

www.HIYH.info atau **www.ScolioTrack.com**

Untuk informasi lebih lanjut tentang program perbaikan skoliosis pribadi dengan dr. Kevin Lau dan tentang DVD latihan, buku audio dan aplikasi *ScolioTrack* untuk *iPhone*.

www.Mercola.com

Situs web dr. Mercola memiliki lebih dari 50.000 halaman artikel dan informasi bermanfaat mengenai topik kesehatan apa pun yang menarik perhatian Anda. Situs ini merupakan salah satu situs kesehatan alami yang paling sering dikunjungi dan yang secara rutin saya kunjungi untuk informasi kesehatan terpercaya.

www.NaturalNews.com

Jaringan *NaturalNews* adalah koleksi non-laba dari situs pendidikan umum yang mencakup topik-topik yang memberdayakan setiap indvidu untuk membuat perubahan positif pada kesehatan, kepekaan lingkungan, pilihan konsumen dan skeptisisme terdidik.

www.MetabolicTyping.com

Ini merupakan pintu gerbang situs utama mengenai nutrisi yang disesuaikan untuk konsumen serta ahli kesehatan. Di sini, Anda akan menemukan banyak sekali informasi yang berhubungan dengan Penjenisan Metabolik, termasuk berita, fitur, kisah sukses, dan kiat penting untuk membantu mengatur pola makan dan mencapai level baru kesehatan dan kebugaran secara menyeluruh.

Peralatan

Meditrac Medical Equipment Ltd. (Dynamic Brace System)

(Peralatan Medis Meditrac Ltd. (Sistem Rungkup Dinamis))

53 Pinkas st.
Tel-Aviv 62261
Israel
E-mail: info@meditrac.co.il
Situs: www.meditrac.co.il

Daftar Belanja

	Tipe Karbohidrat	Tipe Protein
Daging/ Unggas	**Daging Ringan:** Dada ayam, dada Kalkun, daging babi rendah lemak, ham, daging merah sesekali atau batasi sepenuhnya	**Purin Tinggi:** daging jeroan, pate (daging cincang), hati sapi, hati ayam, hati babi **Purin Sedang:** daging sapi, daging babi asap, paha ayam, bebek, unggas, angsa, ginjal, domba, babi cincang, iga, kalkun, daging anak lembu, binatang liar
Makanan Laut	**Ikan Ringan:** Ikan Lele, ikan Cod, Ikan Flounder, Ikan Haddock, Ikan Halibut, Ikan Kakap Putih, Ikan lidah, Ikan Forel, Ikan Tuna, Ikan Turbot.	**Purin Tinggi:** Ikan Teri, Kaviar, Ikan Herring, kerang kupang, Ikan Sarden **Purin Sedang:** Pauhi, Kerang, Kepiting, ketam, lobster, makarel, gurita, tiram, Salmon, kerang simping, udang, cumi-cumi
Telur	Telur Ayam, Telur Puyuh	Telur Ayam, Telur Puyuh, Telur Ikan, Kaviar
Produk Susu	**Tanpa/Rendah Lemak:** Keju, Keju *Cottage*, Susu Sapi atau Kambing, Kefir, yogurt buatan sendiri	**Susu Penuh Lemak:** Susu Sapi atau kambing, kefir, yogurt buatan sendiri, keju lunak, Krim, keju *cottage*
Lemak	Gunakan dengat Hemat **Untuk Memasak:** Minyak Samin (Mentega yang diklarifikasi), minyak kelapa ekstra murni, santan (kalengan), mentega dari kambing atau sapi **Untuk salad (bukan untuk memasak):** minyak zaitun ekstra murni, minyak biji rami, minyak rami, minyak kacang, minyak biji	Semuanya Boleh **Untuk Memasak:** Minyak Samin (Mentega swalemak), minyak kelapa ekstra murni, santan (kaleng), mentega dari kambing atau sapi **Untuk Salad (bukan untuk memasak):** Minyak zaitun ekstra murni, minyak biji rami, minyak rami, minyak kacang, minyak biji

	Tipe Karbohidrat	Tipe Protein
Sayur-mayur	**Indeks Glikemik Tinggi:** Kentang, Labu, Rutabaga, ubi jalar, ketela **Indeks Glikemik Sedang:** Bit, jagung, terung, kacang okra, ubi, lobak, labu, timun jepang **Indeks Glikemik Rendah:** Bit Hijau, brokoli, kecambah brussel, kubis, *chard* (bit berdaun lebar), *collard*, mentimun, bawang putih, kangkung, kai – lang, dan sayuran hijau Asia lainnya, sayur berdaun hijau, bawang merah, peterseli, lada, bawang daun, kecambah, tomat, selada air	**Non-pati:** Asparagus, kacang (segar), bunga kol, seledri, Jamur, bayam **Indeks Glikemik Sedang:** Artichoke, Wortel, kacang polong, kentang (hanya untuk yang digoreng dengan mentega), labu
Buah-buahan	**Indeks Glikemik Tinggi:** Pisang, Mangga, Pepaya, Durian, Leci dan buah-buahan tropikal lainnya. **Indeks Glikemik Sedang:** Apel, Aprikot, Anggur, Melon, Persik, Pir, Jeruk, Plum, Nanas, Kiwi, Buah Naga, Markisa, Delima, Jambu **Indeks Glikemik Rendah:** *Blueberry*, *Blackberry*, Stroberi, *Raspberry*, jeruk bali, jeruk nipis, limau, *cherry*, Apel hijau, kelapa hijau muda (daging kelapanya saja).	**Indeks Glikemik Tinggi:** Pisang yang tidak sepenuhnya matang **Indeks Glikemik Rendah:** Alpukat, zaitun, apel atau pir yang tidak sepenuhnya matang

Tabel 3: Daftar Belanja untuk masing-masing Tipe Metabolik

10 Cara Mudah Berbelanja Makanan Sehat di Pasar Swalayan Sekitar Anda

Tim peneliti dan penasehat medis dari Meditrac menggunakan teknologi terdepan dalam pengobatan tulang belakang. Hasil usaha mereka telah membawa perkembangan produk efektif, inovatif, yang memberikan manfaat kesehatan untuk ahli kesehatan dan pasien mereka di seluruh dunia. [Secara pribadi] saya menggunakan Sistem Rungkup Vertetrac dan Dinamis untuk pasien skoliosis saya di klinik dan saya sendiri telah melihat keefektifannya dalam mengobati berbagai macam kondisi tulang belakang. Kirimkan email kepada mereka dan jangan lupa menyebutkan buku ini untuk mendapatkan penawaran khusus.

Kita semua telah melakukannya sebelumnya. Kita terlambat. Kita bekerja seharian dan tidak ada makanan di rumah, sehingga kita tergesa-gesa lari ke Pasar Swalayan seperti para peserta lomba *Supermarket Sweep* dan melemparkan barang-barang apa pun yang kita butuhkan ke keranjang belanja dan keluar.

Yah, dengan kecerobohan ini, kita bisa membahayakan tubuh kita dengan sembarangan melempar barang-barang apa pun yang dipegang tangan kita pertama kali, ke dalam keranjang belanja. Kita biasanya mengambil bahan-bahan makanan yang mudah untuk disajikan dan berasa enak. Sayangnya, barang-barang itu cenderung makanan olahan yang dikemas dengan gula dan sodium!

Sekarang, bila seperti kebanyakan orang, mungkin Anda berpikir bahwa Anda tidak punya waktu atau uang untuk membeli makanan sehat, atau beranggapan bahwa bila ingin makan secara sehat, Anda perlu berbelanja di toko makanan sehat khusus. Buanglah semua anggapan itu jauh-jauh. Toko kelontong lokal menyimpan kemasan yang mengandung kira-kira 40.000 barang dan banyak dari barang tersebut merupakan pilihan sehat untuk keranjang belanja Anda.

Jadi, bersiap-siaplah karena kami akan menunjukkan kepada Anda 10 cara mudah untuk berbelanja makanan sehat tanpa membuat anggaran belanja Anda membengkak atau membuang waktu mencari toko makanan sehat.

1. **Buatlah Daftar Belanja!**

    Jangan hanya berkeliling tanpa arah di toko. Ketahui apa yang Anda butuhkan dan susun satu daftar dengan rapi sehingga Anda bisa membacanya dengan mudah saat berbelanja. Menghabiskan sedikit waktu menyusun daftar tersebut akan menghemat waktu nantinya saat Anda benar-benar berada di toko kelontong. Juga akan membantu bila Anda mengenal bagian-bagian toko kelontong dan mengkategorikan barang-barang Anda menurut kategori tempat barang tersebut bisa ditemukan. Dengan cara ini, Anda bisa menghindari menyusuri toko lagi ketika menyadari ada yang terlupa di lorong produk susu. Membawa daftar juga mencegah Anda pergi ke lorong makanan sampah, yang menyelamatkan Anda dari makanan tidak sehat yang penuh dengan kalori dan gula.

2. **Jangan berbelanja dalam keadaan perut kosong!**

    Anda tahu, ini ide buruk. Sekali menuju ke lorong belanja dan perut mulai keroncongan, Anda cenderung mengambil apa pun yang Anda lihat! Dengan memastikan Anda berbelanja makanan dengan perut terisi, makanan yang buruk dan yang tidak dibutuhkan tidak akan dibeli. Ini menyelamatkan tubuh dan dompet Anda. Bila tidak bisa berbelanja setelah makan, pastikan setidaknya minum segelas air sebelum pergi untuk meringankan rasa lapar Anda.

3. **Beli Makanan Segar!**

    Memang tidak bisa sesederhana ini ketika membicarakan makanan sehat. Dengan menambah makanan segar seperti buah-buahan dan sayur ke daftar belanja, Anda dengan mudah bisa menambah vitamin dan mineral yang dibutuhkan untuk mempertahankan pola makan sehat.

Perhatikan apa yang Anda beli baru-baru ini. Bila lebih dari 50 persen bahan makanan berasal dari kotak atau kaleng, Anda perlu mengevaluasi kembali pilihan Anda dan pergi ke makanan sehat.

4. Berbelanjalah di batas terluar Toko

Saat mencari makanan yang paling segar, akan membantu Anda kalau tetap berada di pusat lorong kecuali tidak terlalu penting. Di toko kelontong lokal, batas luar toko adalah tempat mereka meletakkan bahan-bahan makanan segar termasuk susu dan makanan laut.

5. Jangan Melewati Makanan Organik

Bicara tentang makanan segar, kualitas nomor satu, dan bagian makanan organik harus menjadi salah satu perhentian pertama Anda di toko kelontong. Mungkin sedikit lebih mahal daripada bagian biasa, namun manfaat tambahan dari tidak digunakannya bahan-bahan kimia dan pestisida layak untuk harganya. Bila Anda berbelanja di bagian ini dengan tepat, Anda bisa mengincar bahan-bahan yang sedang dijual dan bahkan mendapatkan makanan organik dengan harga lebih murah daripada yang non-organik

6. Jauhi Makanan dan Minuman dengan Sirup Jagung

Tidak ada nilai nutrisi pada sirup jagung. Jangan mau ditipu! Pastikan Anda membaca label dengan cermat dan bila sirup jagung termasuk salah satu dari empat komposisi pertama, letakkan kembali dan tinggalkan. Anda akan terkejut karena banyak makanan dikemas dengan sirup jagung termasuk jus buah, saus spageti, dan bahkan beberapa roti.

7. Segar Paling Baik tetapi Beku juga Baik

Makanan segar tidak selalu tersedia setiap waktu. Jadi, saat makanan segar tidak ada, pergilah ke lorong makanan beku untuk cadangan. Sayur dan buah beku paling sering dibekukan dengan cara cepat, sehingga nutrisinya terkunci. Selalu menjadi ide yang bagus untuk menyimpan beberapa kantong buah atau sayur beku di lemari es Anda. Anda bisa dengan cepat memanaskannya di dalam *microwave* untuk makanan sampingan cepat, membuat *smoothie* buah, atau memasukkan ke dalam yogurt biasa untuk rasa buah segar.

8. Simpan Produk Tomat Anda di Dapur

Tomat segar memang sangat bagus, namun di sini ada satu pengecualian bahwa tomat yang lebih segar tidak lebih baik. Penelitian menunjukkan bahwa saus tomat, tomat yang dihancurkan dan tomat rebus sebenarnya memiliki peningkatan jumlah likopen antioksidan. Karena terkonsentrasi. Menyimpan bahan makanan ini di dapur bisa membantu bila nanti Anda memikirkan masakan apa untuk makan malam. Anda bisa menggunakan ayam dan saus dalam panci tempayan atau tambahkan tomat yang dilumatkan ke dalam sup, dan Anda telah membuat menu sehat dalam waktu singkat!

9. Hindari Makanan Olahan

Ingatkah Anda pada semua kotak dan tas yang Anda lemparkan ke keranjang belanja sebelumnya? Barangkali semuanya berupa makanan olahan seperti keripik, kue, dan pizza beku. Selamatkan uang dan tubuh Anda. Lewati makanan sampah dan, sebaliknya, perbanyak buah, sayur, dan daging. Anda akan menghindari gula dan merasa lebih baik dalam jangka waktu panjang.

10. Cobalah Bijian Utuh

Kehadiran bijian utuh telah meningkat dan tidak jarang lagi menemukan produk bijian utuh di samping produk olahannya. Pasta gandum utuh, beras merah, dan tepung gandum murni merupakan alternatif yang sangat bagus yang tidak hanya sehat, namun rasanya juga enak. Satu peringatan bila membahas masalah produk gandum utuh. Karena belakangan ini semakin banyak orang mencari gandum utuh, pengemasan pun menjadi sedikit cerdik. Misalnya, roti gandum adalah alternatif yang bagus daripada roti putih, namun lihat lebih dekat lagi saat membeli roti gandum. Bila kandungan utamanya adalah tepung gandum olahan, jangan diambil. Roti tersebut terbuat dari bahan-bahan yang sama seperti roti tepung putih dan sangat mungkin diwarnai coklat supaya terlihat lebih sehat. Sebagai aturan umum, roti gandum utuh cenderung lebih berat dan lebih padat daripada roti tepung putih.

Anda tidak harus menjadi gila sehat untuk berbelanja makanan sehat. Dengan sedikit disiplin dan dengan mempraktekkan langkah-langkah di atas, Anda akan melihat betapa mudahnya berbelanja makanan sehat di toko kelontong lokal Anda sendiri.

Bahan-bahan yang Harus Dihindari

Penting untuk mulai membaca label pada makanan. Di sini terdapat daftar bahan-bahan makanan berdasarkan bukti ilmiah yang telah dikaitkan dengan penyakit atau gangguan berikut ini. Dengan menghilangkan semua bentuk makanan olahan dan beralih ke diet alami dan terbuat dari makanan utuh, pada dasarnya semua bahaya makanan ini bisa dihindari.

Dari pengalaman pribadi, gula dan gandum olahan nampaknya menjadi bahan makanan yang paling sulit untuk dihilangkan. Perlahan-lahan, mulai kurangi asupannya, atau hilangkan sepenuhnya seperti dalam kasus tipe protein, semua gandum, kacang dan polong-polongan. Anak-anak dengan skoliosis aktif selama masa pertumbuhan atau memiliki insulin puasa tinggi (periksa tes insulin puasa oleh dokter) perlu dengan rajin menghindari gula, gandum olahan dan karbohidrat berpati.

Cobalah datang ke lorong pasar swalayan dan temukan produk yang tidak mengandung setidaknya salah satu bahan-bahan berikut ini. Meskipun mungkin, tentunya sulit karena sebagian besar perusahaan makanan secara rutin menambahkan makanan tersebut untuk memperpanjang tanggal kadaluwarsa atau memperkuat rasa produk mereka. Solusi paling mudah adalah berusaha menghilangkan semua makanan olahan dan mulai membuat makanan sebagaimana nenek moyang menggunakan bahan-bahan segar dan makanan utuh.

Berhenti makan makanan kesukaan Anda tidak selalu mudah. Ternyata, ini adalah salah satu perubahan yang paling sulit dilakukan. Pengobatan Barat bergantung pada fakta bahwa pada dasarnya sebagian besar orang itu malas. Kebanyakan orang akan lebih memilih kehilangan kesehatan daripada mengalami ketidaknyaman yang dibutuhkan untuk menghentikan makanan dan bahan-bahan yang benar-benar bisa membunuh mereka.

Ingat: Tubuh Anda ingin sembuh dengan sendirinya. Yang harus Anda lakukan hanyalah memberikan makanan sehat dan latihan fisik yang dibutuhkannya, serta berhenti meracuninya dengan bahan-bahan makanan berbahaya.

Bahan-bahan	Penyakit Terkait
Gula	Obesitas, penyakit jantung, gangguan metal, gangguan hormon, kanker, diabetes
Biji-bijian Olahan Beras putih, Tepung putih, Gandum instan	Obesitas, penyakit jantung, gangguan metal, gangguan hormon, kanker, diabetes
Makanan Olahan Roti, Pasta, sereal, biskuit, kentang goreng, permen, es krim, keripik, pretzel, wafel, panekuk, makanan yang dipanggang, donat	Obesitas, penyakit jantung, gangguan metal, gangguan hormon, kanker, diabetes
MSG Sup kalengan, cadangan makanan sebelum disajikan yang sering dikenal sebagai bahan-bahan yang dikeringkan, bumbu seperti saus BBQ, makan malam yang dibekukan, makanan camilan pada umumnya seperti keripik kentang rasa dan biskuit, serta sebagian makanan cepat saji	Penyakit Parkinson, penyakit Alzheimer, penyakit jantung, gangguan reproduksi, obesitas, ketidakseimbangan hormon pertumbuhan, hiperaktif, perilaku kekerasan, asma, kejang, sakit kepala
Minyak-minyak terhidrogenasi (Margarin, makanan cepat saji, makanan olahan, makanan-makanan panggang komersial, mentega kacang)	Penyakit jantung kardiovaskular, kanker, diabetes
Natrium Nitrat (Daging olahan seperti *bacon* (babi asap) dan sosis)	Kanker, terutama di bagian saluran pencernaan
Aspartam (soda diet, permen karet bebas gula)	Pusing, kehilangan ingatan, gangguan tidur, kebutaan, kebingungan mental, kanker.
Bahan-bahan dengan kadar asam tinggi Cuka, soda	Osteoporosis, kehilangan massa tulang, masalah pencernaan

Tabel 4: Pengganggu Metabolik

Lembar Catatan Pola Makan Tanggal:_____		
Reaksi Setelah Makan	**Baik**	**Buruk**
NAFSU MAKAN KEKENYANGAN/ KEPUASAN MENGIDAM MAKANAN MANIS	Setelah Makan … ☐ Merasa kenyang, puas ☐ TIDAK mengidam makanan manis ☐ TIDAK ingin makan lagi ☐ TIDAK merasa cepat lapar ☐ TIDAK perlu makan camilan sebelum jam makan selanjutnya	Setelah Makan … ☐ Merasa kenyang secara fisik tetapi masih lapar ☐ Tidak merasa puas; merasa seperti sesuatu terlewatkan dari makan ☐ Ingin makan makanan manis ☐ Merasa cepat lapar setelah jam makan ☐ Perlu camilan di antara jam makan
TINGKAT ENERGI	Respon energi normal terhadap makanan: ☐ Energi pulih setelah makan ☐ Memiliki perasaaan energi bagus, awet, "normal" dan sehat	Respon energi buruk terhadap makanan: ☐ Terlalu banyak atau terlalu sedikit energi ☐ Menjadi hiper, gelisah, gemetar, khawatir, atau terburu-buru ☐ Merasa hiper, tetapi aus "di dalam" ☐ Energi turun, lemas, lelah, mengantuk, lesu
KESEHATAN MENTAL EMOSIONAL	Kualitas Normal: ☐ Meningkatkan kesehatan ☐ Merasa energik dan segar kembali ☐ Meningkatkan emosi ☐ Memperbaiki kejelasan dan ketajaman pikiran ☐ Menormalkan proses berpikir	Kualitas yang tidak Normal: ☐ Mental lambat, lamban, lalai ☐ Tidak mampu berpikir dengan cepat dan jelas ☐ Hiper, berpikir terlalu cepat ☐ Tidak mampu memusatkan / mempertahankan perhatian ☐ Sifat hipo: apatis, depresi, sedih ☐ Sifat hiper: cemas, obsesif, takut, marah, mudah marah, atau pemarah, dll.

Tabel 5: Lembar Catatan Pola Makan
(Fotokopi dan simpan di dalam buku harian makanan)

Peregangan Penyeimbangan Tubuh

☐ **Fleksi Leher Sisi**

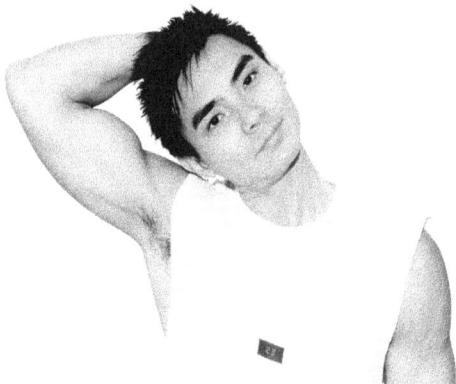

☐ **Rotator Leher**

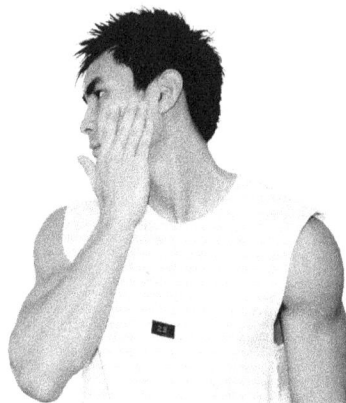

☐ **Ekstensor Leher**

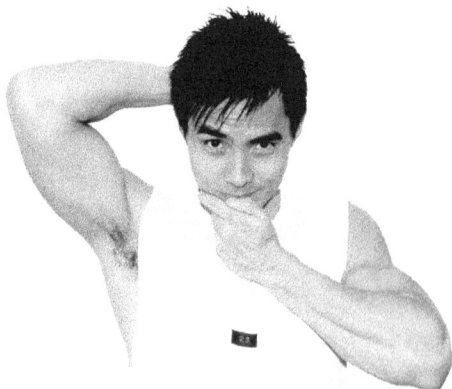

☐ **Levator Skapula**

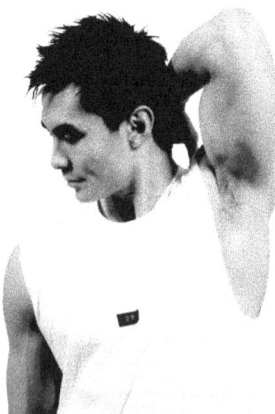

☐ **Peregangan Garukan**

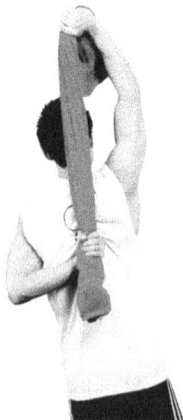

☐ **Peregangan Rhomboid**

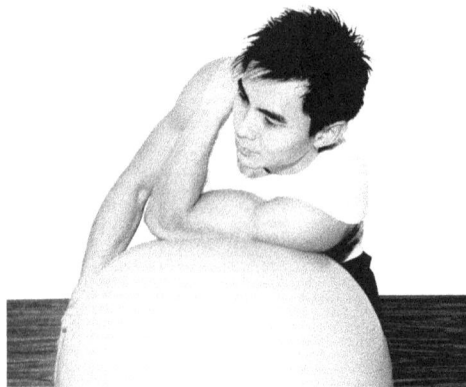

Peregangan Penyeimbangan Tubuh (bersambung)

☐ Peregangan di Atas Kepala
(tapak tangan menyatu)

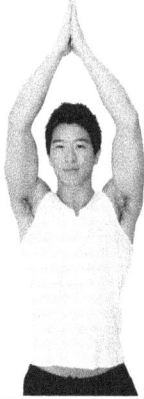

☐ Peregangan di atas Kepala
(tapak tangan terbalik)

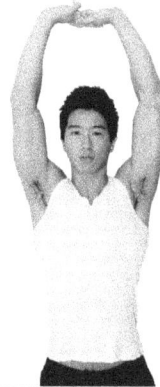

☐ Batang Tubuh Condong Sisi
(duduk di atas tumit)

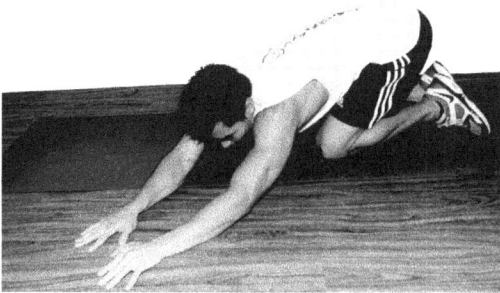

☐ Toraks Condong Sisi
(di tepi meja)

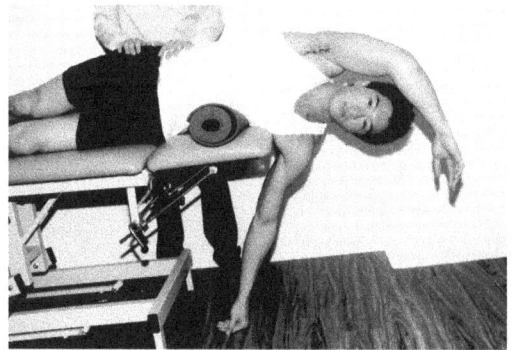

☐ Pinggang Condong Sisi
(di tepi meja)

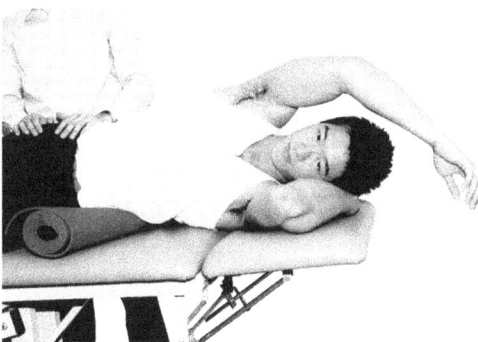

☐ Peregangan Pinggang Skoliosis

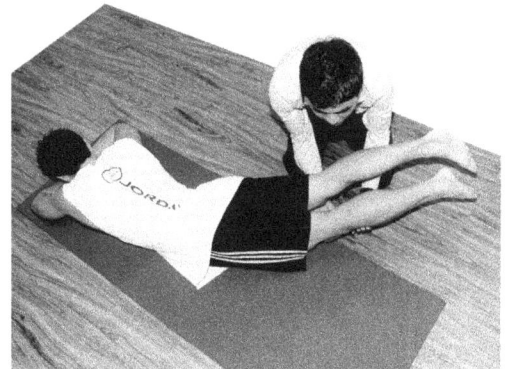

Peregangan Penyeimbangan Tubuh (bersambung)

☐ Rotasi Batang Tubuh

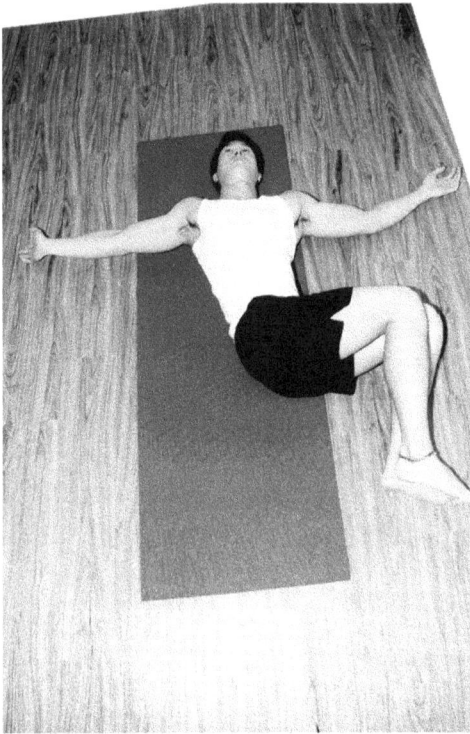

☐ Paha Belakang

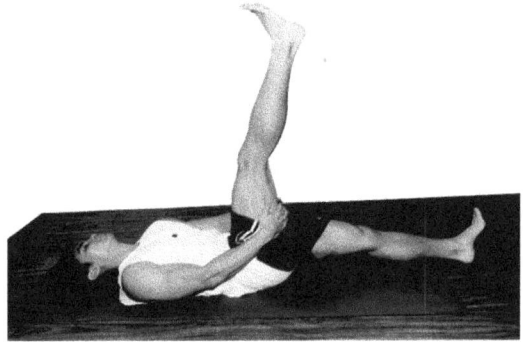

☐ Iliotibial Band

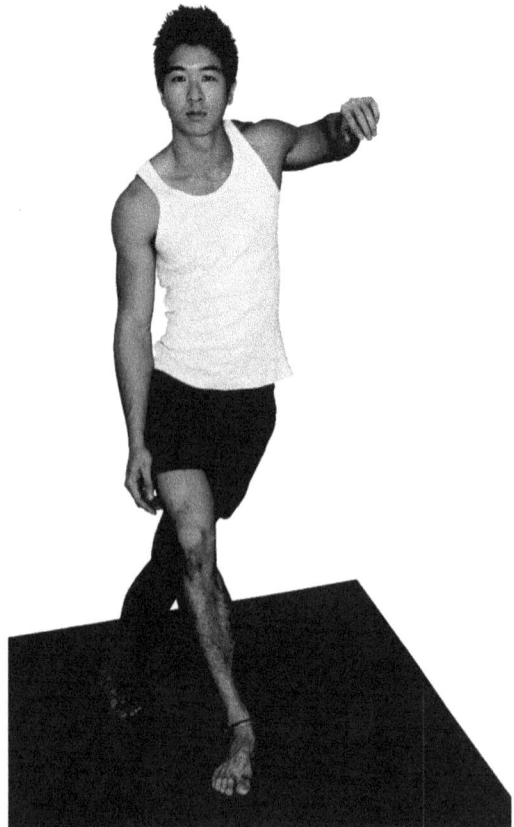

☐ Perut dan Punggung Tengah

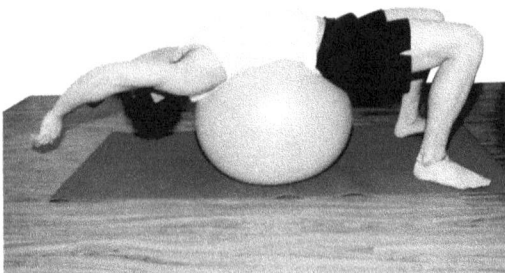

Tes Latihan Stabilitas Poros

Level 1: Posisi Plank

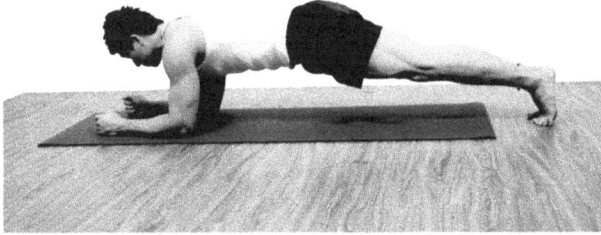

Level 2: Posisi Plank dengan Lengan Terangkat

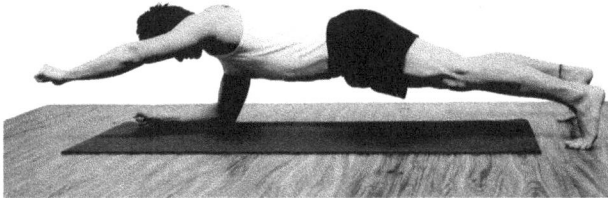

Level 3: Posisi Plank dengan Kaki Terangkat

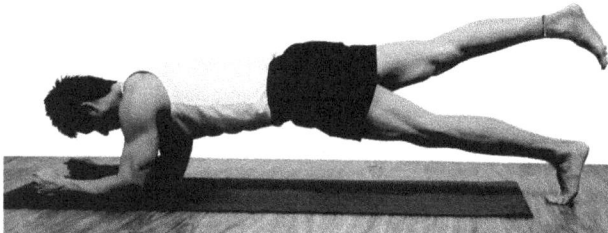

Level 4: Plank dengan Kaki Berlawanan dan Lengan Terangkat

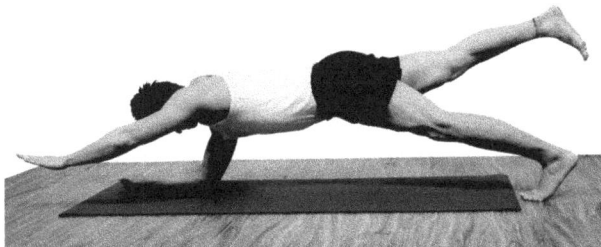

Latihan Stabilitas Poros Pemula

☐ Pengkondisian Perut bagian Bawah

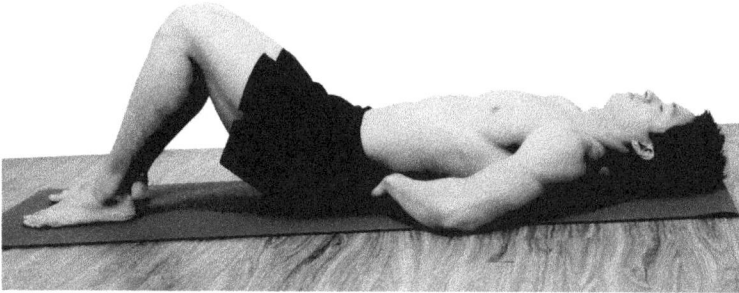

☐ Pengkondisian Perut bagian Bawah dengan Kaki Terangkat

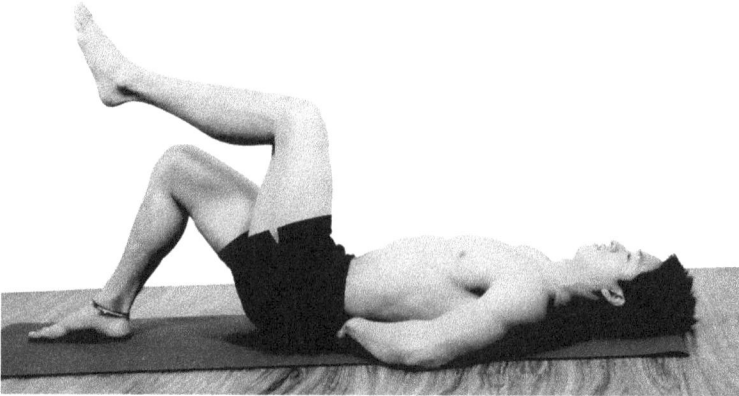

☐ Vakum Perut Empat Titik

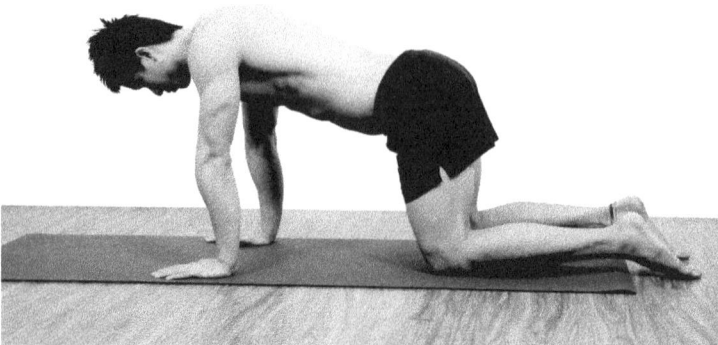

Latihan Stabilitas Poros Lanjutan

☐ Pengondisian Perut Bagian Bawah dengan Dua Kaki Terangkat

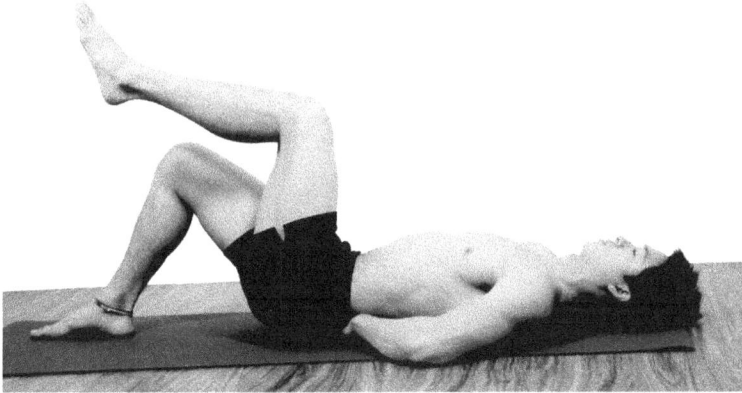

☐ Menggulung Bola ke Depan

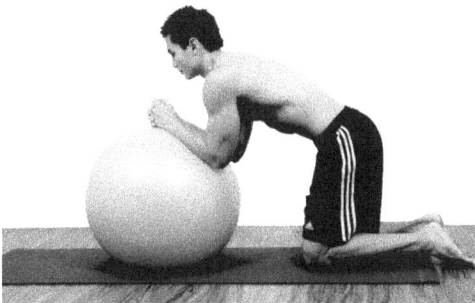

☐ Pisau-Jack dengan Bola

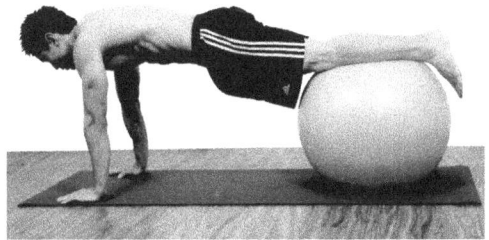

☐ Menggilas Bola Swiss

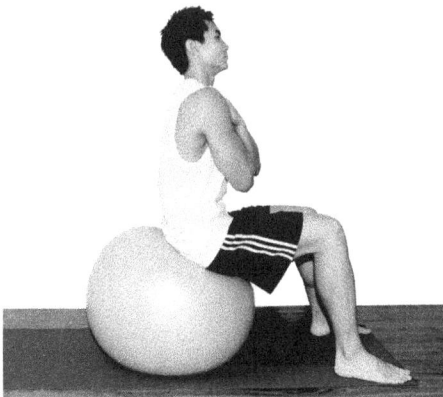

☐ Sikap Kuda Dinamis

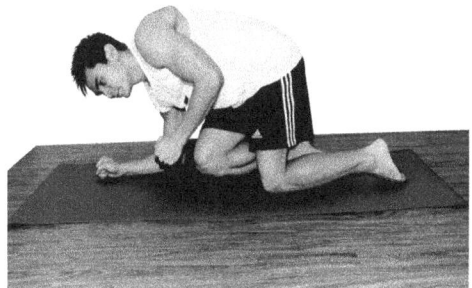

Latihan Stabilitas Poros Lanjutan

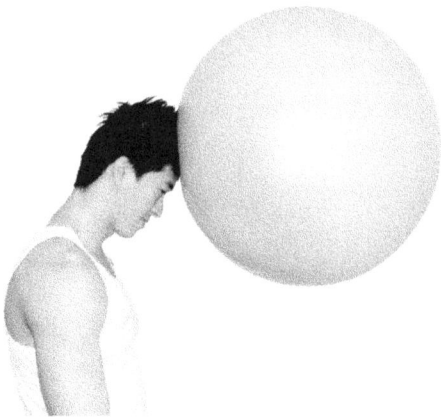

Fleksi Leher dengan Bola	Ekstensi Leher dengan Bola
Leher Condong Sisi dengan Bola	Menggoyangkan Panggul – dari depan ke belakang
Goyang Panggul – Depan ke Belakang	Goyang panggul – Sisi ke Sisi

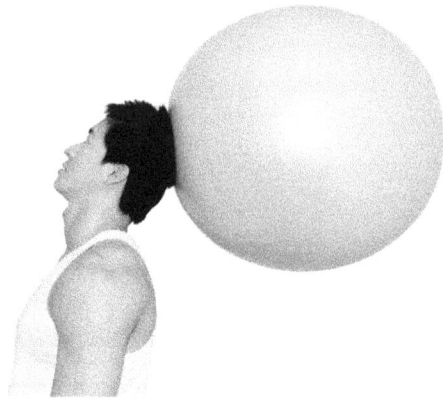

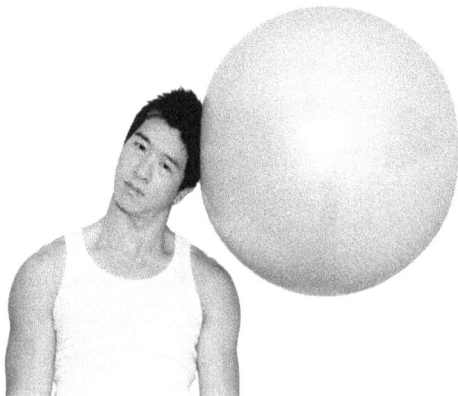

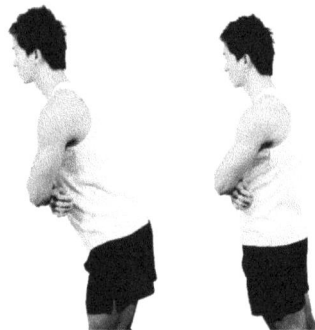

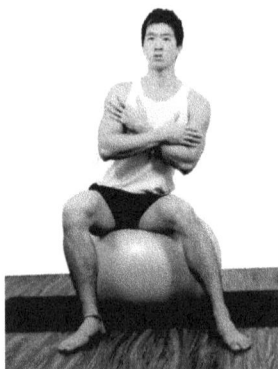

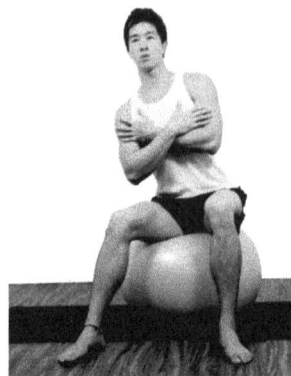

Latihan Penyelarasan Tubuh (bersambung)

Jongkok Bernapas	**Jongkok Lengan Tunggal Atas Kepala**
Jongkok Bola Swiss	**Stabilisasi Lumborum Kuadratus**
Fleksi Samping Bola Swiss	**Push up Dinding**

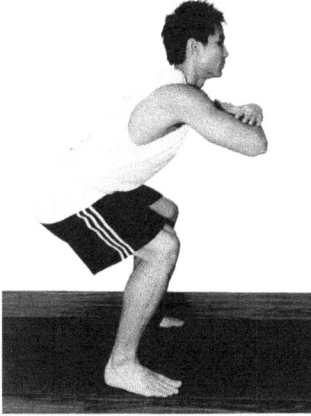

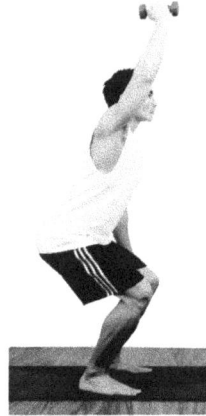

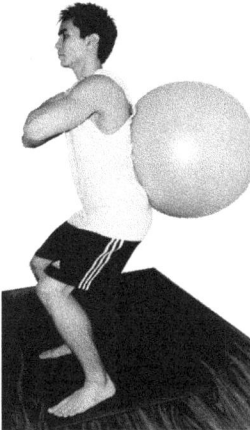

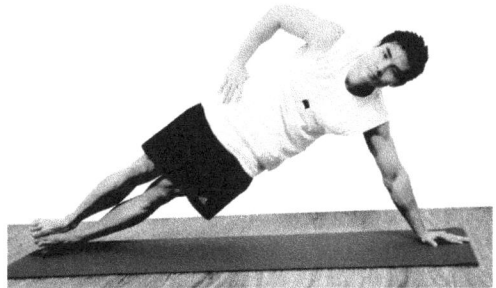

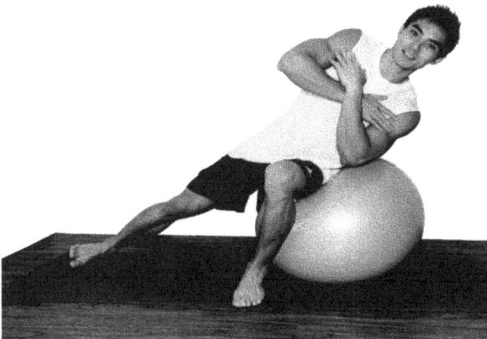

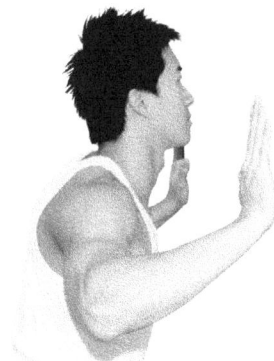

Latihan Penyelarasan Tubuh (bersambung)

Tarikan Menekuk Duduk

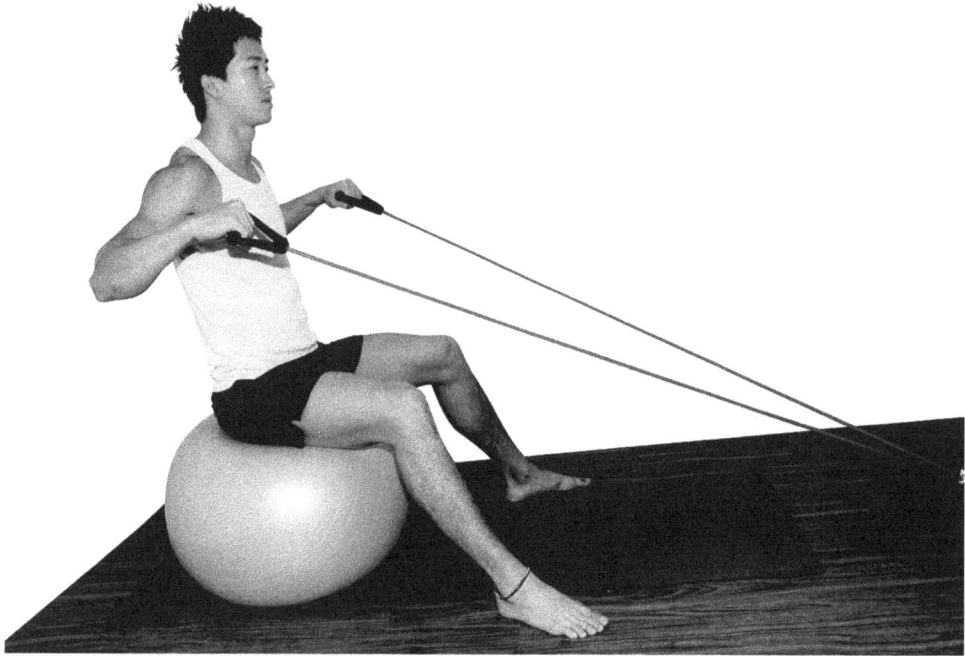

Yoga untuk Skoliosis

☐ Postur Gunung (Di Lantai)	☐ Versi Terlentang Pose Tangan dan Kaki Terbuka
☐ Pose Pohon Terlentang	☐ Pose Intens atau Kursi Terlentang
☐ Pose Wajah Pahlawan Tertelungkup	☐ Bentangan Tangan dan Kaki

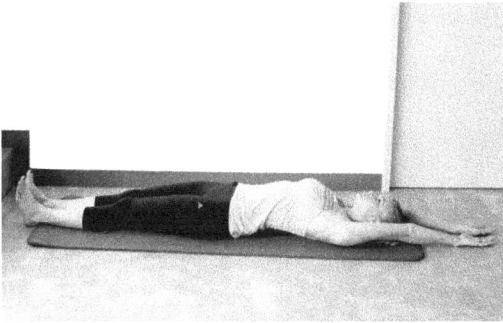

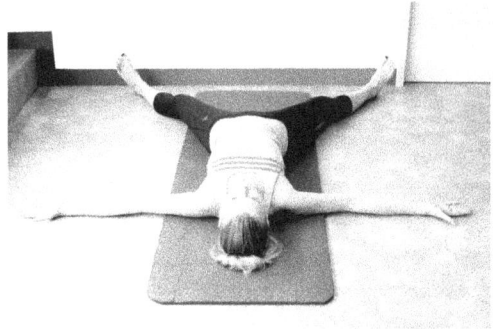

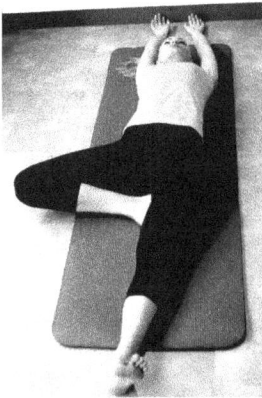

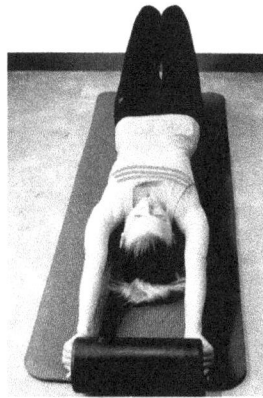

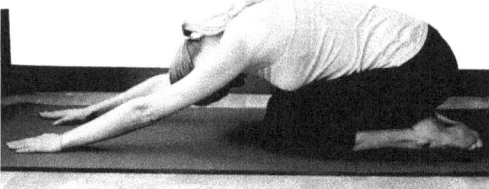

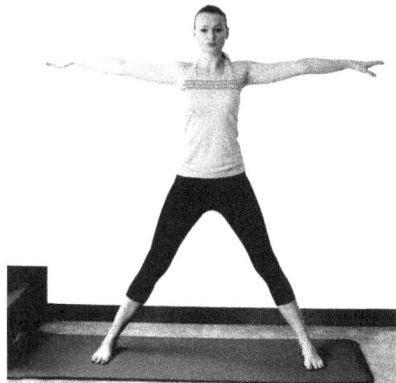

Yoga untuk Skoliosis

☐ Segitiga Memutar

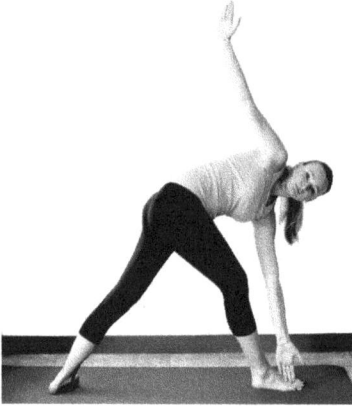

☐ Pose Wajah Anjing Tertelungkup

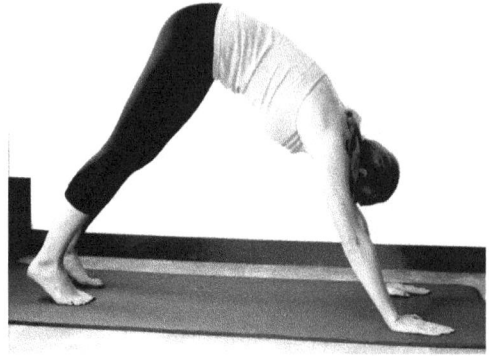

☐ Pose Tongkat

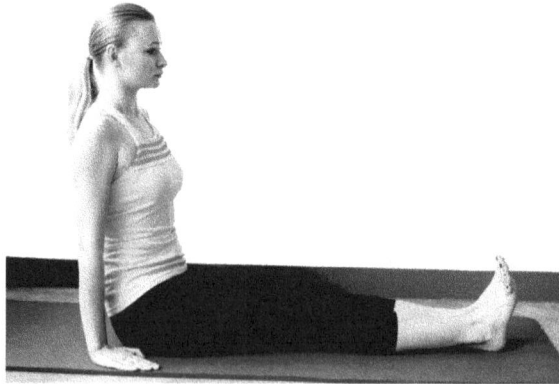

☐ Pose Duduk Condong ke Depan

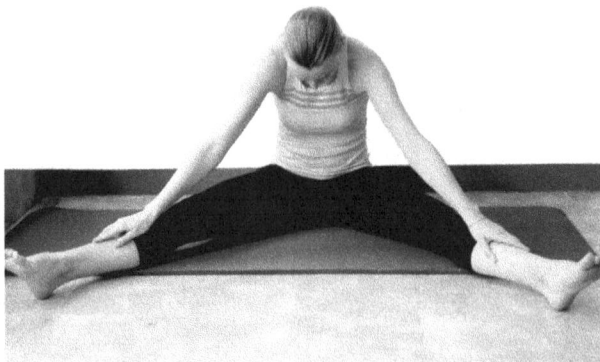

Pilates untuk Skoliosis

☐ Pembentuk Punggung Bawah dan Kaki

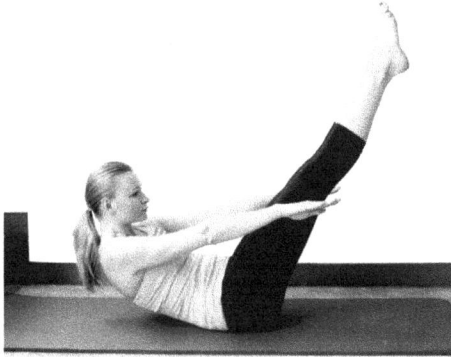

☐ Penguatan Dasar Panggul

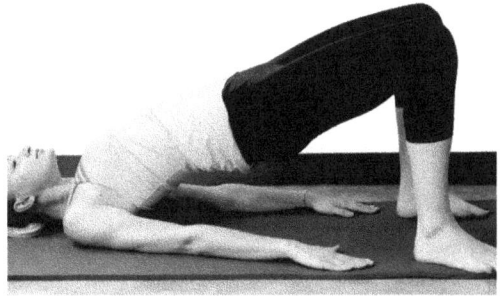

☐ Rotasi Dasar dalam Posisi Duduk

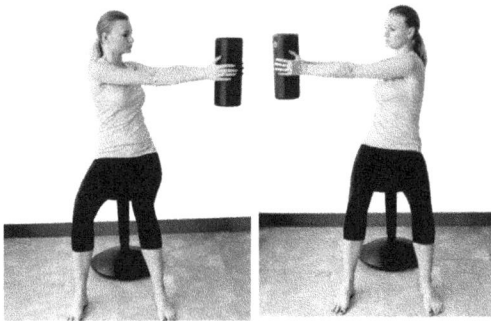

☐ Rotasi Batang Tubuh Menggunakan Pita Karet

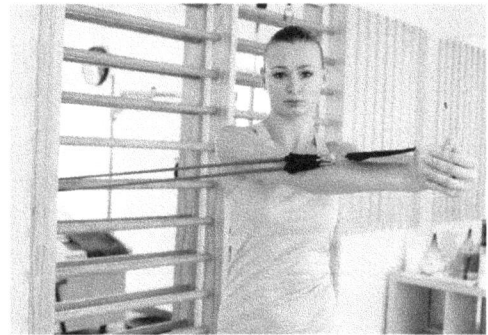

☐ Keseimbangan pada Bola

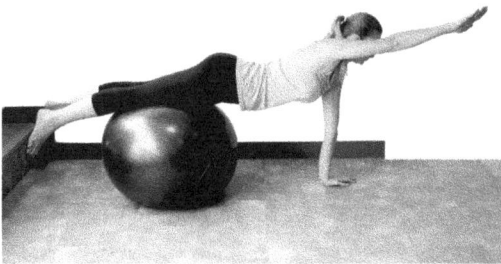

☐ Penguat Punggung Menggunakan Bola

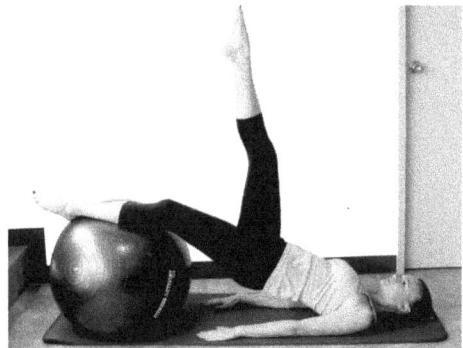

Pilates untuk Skoliosis

Gerakan Rotasi Kabel Terbalik

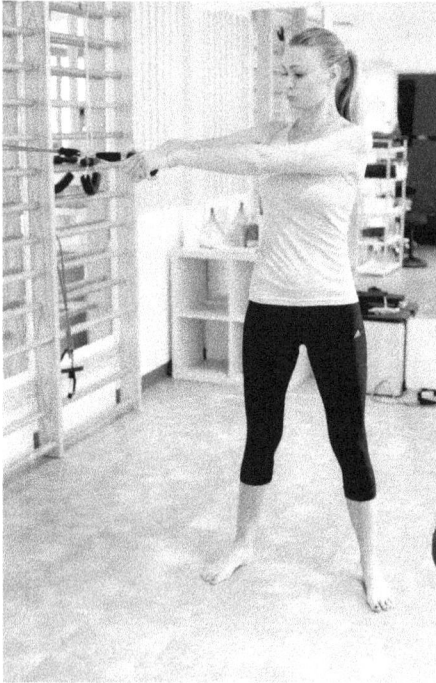

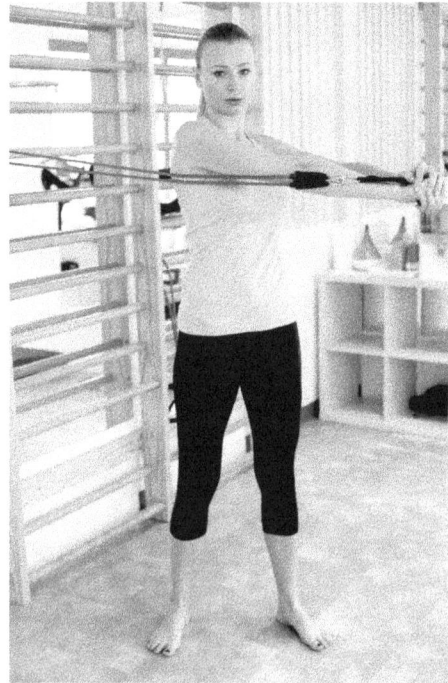

Kata-kata Terakhir

Penting mulai membaca label-label pada makanan. Berikut Ini adalah daftar bahan-bahan makanan berdasarkan bukti ilmiah yang telah dikaitkan dengan penyakit atau gangguan berikut ini. Dengan menghilangkan semua bentuk makanan olahan dan beralih ke pola makan yang alami dan terdiri dari makanan utuh, pada dasarnya semua bahaya makanan tersebut bisa dihindari.

Hidup adalah pilihan. Kita membuat pilihan setiap hari, beberapa di antaranya lebih baik dari yang lain. Mungkin keputusan yang paling penting yang pernah kita buat adalah yang berhubungan dengan kesehatan kita.

Seperti banyak orang lainnya, mungkin Anda telah keliru berasumsi bahwa tidak ada yang bisa dilakukan untuk mengubah kesempatan terserang penyakit. Tidak salah lagi: tubuh memiliki kecenderungan terhadap penyakit atau kondisi tertentu, namun kekuatan untuk merubah keadaan kesehatan fisik terletak sepenuhnya di tangan Anda.

Cukup dengan makan secara tepat dan menambahkan beberapa bentuk latihan dalam rutinitas harian, Anda bisa memperoleh dampak signifikan terhadap ekspresi gen Anda: baik atau buruk. Sederhananya begini, hanya karena Anda memiliki tendensi genetik terhadap penyakit jantung, diabetes atau skoliosis, tidak berarti tidak ada yang bisa dilakukan untuk menghindari perkembangan masalah-masalah kesehatan tersebut. Mengasup makanan kaya nutrisi dan latihan secara rutin bisa meningkatkan kesehatan Anda dan membantu mencegah terhadap perkembangan penyakit.

Para dokter terus menasehati pasien untuk mengubah pola makan dan gaya hidup, karena mereka tahu bahwa perubahan seperti itu bisa memperkecil kemungkinan pasien mengalami kondisi yang berhubungan dengan gaya hidup, seperti obesitas, diabetes, penyakit jantung, dan bahkan skoliosis.

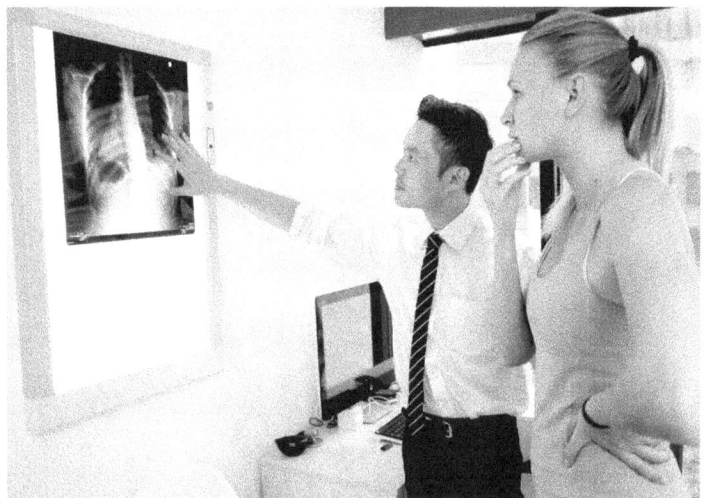

Kita memiliki kekuatan di dalam diri kita untuk memodifikasi kemunculan ekspresi gen kita. Gen kita menentukan siapa diri kita, bukan bagaimana diri kita. Kita bisa menganut gaya hidup sehat dan mengurangi resiko penyakit tertentu yang sangat mungkin menyerang kita karena kita rentan secara genetik.

Makan adalah salah satu prinsip dasar kehidupan kita. Saya telah memberikan penjelasan dan rencana untuk meningkatkan gen dan kesehatan Anda. Saya mendorong Anda untuk menggunakan informasi ini untuk menentukan pilihan-pilihan yang benar, pilihan yang membangun fondasi untuk kehidupan yang panjang dan sehat.

Sebelum saya akhiri …

Saya berharap semoga Anda memperoleh manfaat dan kepuasan dari membaca buku ini, sebagaimana saya pun menikmati pembuatannya untuk Anda. Informasi yang terkandung di dalamnya adalah informasi terbaru; beberapa penelitian seperti pentingnya kesehatan usus dan serotonin dalam tulang ditemukan selama penyuntingan akhir buku ini.

Namun, perjalanan kita menuju penyembuhan total skoliosis masih panjang. Teknik dan pengobatan baru sedang ditemukan dan ditemukan kembali setiap harinya.

Bila menemukan pengobatan-pengobatan seperti itu, atau mempunyai rekomendasi/saran untuk memperbaiki buku ini, jangan ragu, silakan kirimkan komentar Anda kepada saya di:

support@hiyh.info

Bila ingin tahu lebih banyak tentang produk-produk Kesehatan di Tangan Anda lainnya seperti DVD latihan, buku audio dan *ScolioTrack* untuk *iPhone*, kunjungi:

www.HIYH.info

Saya akan sangat berterimakasih atas saran-saran Anda dan dengan senang hati akan berusaha memasukkannya ke dalam buku ini pada edisi berikutnya.

Pengetahuan adalah Kekuatan. Gunakan dengan bijak untuk mendukung kesehatan.

Dokter Kevin Lau D.C.

Bagian 1
Latar Belakang
dan Teori Di Balik
Program

(Bab 1-7)

1. Brignall, M. (Jun 13, 2002). Diet and Lifestyle Changes Slow Progression of Prostate Cancer, Stopgettingsick.com, http://www.stopgettingsick.com/Conditions/condition_template.cfm/5888/293/1.
2. Null, G. PhD, Dean, C. MD ND, Feldman, M. MD, Rasio, D. MD and Smith, D. PhD. (Oct, 2003). Death By Medicine, Nutrition Institute of America Report, http://www.nutritioninstituteofamerica.net/research/DeathByMedicine/DeathByMedicine1.htm.
3. Jaganathan, J. (Jun 18, 2008). 1 in 10 above age 40 has curved spine disorder, The Straits Times.
4. Nowak, A. and Czerwionka-Szaflarska. M. (1998) Clinical picture of mitral valve proplapse syndrome in children - a study of a self-selected material. Med Sci Monit, 4(2): 280-284
5. Warren M.P., Brooks-Gunn J., Hamilton L.H., Warren L.F.and Hamilton W.G. (1986). Scoliosis and fractures in young ballet dancers: relation to delayed menarche and secondary amenorrhea. N Engl J Med, 314:1348—1353.
6. Akella P., Warren M.P., Jonnavithula S. and Brooks-Gunn J. (Sept, 1991) Scoliosis in ballet dancers. Med Probl Performing Artists. 84—86.
7. Tanchev, P.I., Dzherov, A.D., Parushev, A.D., Dikov, D.M., and Todorov, M.B. (Jun, 2000). Scoliosis in rhythmic gymnasts. Spine, vol 25 (issue 11): 1367-72
8. Omey, M.L., Micheli, L. J. and Gerbino, P.G. (2000). Idiopathic scoliosis and spondylolysis in the female athlete: Tips for treatment. Clinical orthopaedics and related research, 372, 74-84
9. Riseborough E. and Wynne-Davies R. (1973) A genetic survey of idiopathic scoliosis in Boston. J Bone Joint Surg Am, 55:974-982.
10. Czeizel A., Bellyei A., Barta O., et al. (1978) Genetics of adolescent idiopathic scoliosis. J Med Genet, 15:424-427.
11. Farley, D. (Jul, 1994). Correcting the curved spine of scoliosis - includes related article on X-ray · safety. FDA Consumer. 28(6):26-29.
12. Bunnell, W.P. (1988) The natural history of idiopathic scoliosis. Clin Orthop. 229:20-25.

13. Weinstein S.L., Zavala D.C. and Ponseti I.V. (Jun, 1981). Idiopathic Scoliosis: long-term follow-up & prognosis in untreated patients. J Bone Joint Surg Am, 63(5): 702-12.

14. Fayssoux, R.S., Cho, R.H. and Herman M.J. (2010) A History of Bracing for Idiopathic Scoliosis in North America Clin Orthop Relat Res, 468:654–64.

15. Coillard C., Circo A.B. and Rivard C.H. (November, 2010) SpineCor treatment for Juvenile Idiopathic Scoliosis: SOSORT award 2010 winner. Scoliosis, 5:25, doi: 10.1186/1748-7161-5-25.

16. Negrini S., Minozzi S., Bettany-Saltikov J., Zaina F., Chockalingam N., Grivas T.B., Kotwicki T., Maruyama T., Romano M. and Vasiliadis E.S. (2010) Braces for idiopathic scoliosis in adolescents. Cochrane Database of Systematic Reviews, Issue 1. Art. No.: CD006850.

17. Dale, E. Rowe, M.D., Saul, M. Bernstein, M.D., Max, F. Riddick, M.D., Adler, F. M.D., Emans. J.B. M.D. and Gardner-Bonneau, D. Ph.D. (May, 1997). A Meta-Analysis of the Efficacy of Non-Operative Treatments for Idiopathic Scoliosis, The Journal of Bone and Joint Surgery 79:664-74.

18. Miller, J.A., Nachemson, A.L. and Schultz, A.B. (Sept, 1984). Effectiveness of braces in mild idiopathic scoliosis. Spine, 9(6):632-5.

19. Nachemson, A.L. and Peterson, L.E. (1995). Effectiveness of treatment with a brace in girls who have adolescent idiopathic scoliosis. A prospective, controlled study based on data from the Brace Study of the Scoliosis Research Society. The Journal of Bone and Joint Surgery, 77(6), 815-822.

20. Dolan L.A. and Weinstein SL. (Phila Pa 1976; Sep, 2007) Surgical rates after observation and bracing for adolescent idiopathic scoliosis: an evidence-based review. Spine, 1: 32(19 Suppl): S91-S100.

21. Ogilvie J., Nelson L., Chettier R. and Ward K. (2009) Does bracing alter the natural history of Adolescent Idiopathic Scoliosis? Scoliosis, 4(Suppl 2): O59.

22. Karol L.A. (Phila Pa 1976; Sep, 2001). Effectiveness of bracing in male patients with idiopathic scoliosis, 26(18): 2001-5.

23. Weiss H.R. (Jan 1, 2001). Adolescent Idiopathic Scoliosis: The Effect of Brace Treatment on the Incidence of Surgery. Spine, 26(1), 42-47.

24. Morningstar M.W., Woggon D. and Lawrence G. (Sep, 2004) Scoliosis treatment using a combination of manipulative and rehabilitative therapy: a retrospective case series. BMC Muculoskelet Disord, 14(5): 32.

25. Dickson, R. A. and Weinstein, S. L. (Mar, 1999). Bracing (And Screening) — Yes Or No?, British Editorial Society of Bone and Joint Surgery, 81(2): 193-8.

26. Farley, D. (Jul, 1994). Correcting the curved spine of scoliosis - includes related article on X-ray safety. FDA Consumer. 28(6):26-29.

27. Humke T., Grob D., Scheier H. and Siegrist H. (1995) Cotrel-Dubousset and Harrington Instrumentation in idiopathic scoliosis: a comparison of long-term results. Eur Spine J, 4(5): 280-3.

28. Mohaideen A., Nagarkatti D., Banta J.V. and Foley C.L. (Feb, 2007) Not all rods are Harrington - an overview of spinal instrumentation in scoliosis treatment. Pediatr Radiol, 30(2): 110-8.

29. Steinmetz M.P., Rajpal S. and Trost G. (Sep, 2008) Segmental spinal instrumentation in the management of scoliosis. Neurosurgery, 63(3 Suppl): 131-8.

30. Margulies J.Y., Neuwirth M.G., Puri R., Farcy F.V. and Mirovsky Y. (Apr, 1995) Cotrel Dubousset and Wisconsin segmental spine instrumentation: comparison of results in adolescents with idiopathic scoliosis King Type II. Contemp Orthop, 30(4): 311-4.

31. Sucato D.J. (Phila Pa 1976; Dec, 2010) Management of severe spinal deformity: scoliosis and kyphosis. Spine, 35(25): 2186-92.

32. Shamji M.F. and Isaacs R.E. (Sep, 2008) Anterior-only approaches to scoliosis. Neurosurgery, 63(3 Suppl): 139-48.

33. Wilk B., Karol L.A., Johnston C.E., 2nd, Colby S. and Haideri N. (2006) The Effect of Scoliosis Fusion Surgery on Spinal Ranges of Motion: a Comparison of Fused & Nonfused Patients with Idiopathic Scoliosis. Spine, 31(3): 309-314.

34. Yawn, B.P., Yawn, R.A., Roy A. (Sep 15, 2000). The estimated cost of school scoliosis screening. Spine, 25(18):2387-91.

35. Danielsson, A.J., Wiklund, I. , Pehrsson, K. and Nachemson, A.L. (Aug, 2001). Health-related quality of life in patients with adolescent idiopathic scoliosis: a matched follow-up at least 20 years after treatment with brace or surgery. European Spine Journal. 10(4), 278-288

36. Akazawa1, T., Minami1, S., Takahashi1 K., Kotani1 T., Hanawa T. and Moriya1 H. (Mar, 2005) Corrosion of spinal implants retrieved from patients with scoliosis. J Orthop Sci, 10(2):200-5.

37. Wilk B., MS; Karol L.A., MD; Johnston C.E., II MD; Colby S. and Haideri, N. PhD (Feb 22, 2006). The Effect of Scoliosis Fusion Surgery on Spinal Ranges of Motion: a Comparison of Fused & Nonfused Patients with Idiopathic Scoliosis. Spine, 31(3):309-314.

38. Weinstein S.L., Dolan L.A., Spratt K.F., Peterson K.K., Spoonamore M.J. and Ponseti I.V. (Feb, 2003) Health and function of patients with untreated idiopathic scoliosis: a 50-year natural history study. JAMA, 289(5): 559-67.

39. Götze C., Liljenqvist U.R., Slomka A., Götze H.G. and Steinbeck J. (Jul, 2002) Quality of life and back pain: outcome 16.7 years after Harrington instrumentation. Spine (Phila Pa 1976), 27(13): 1456-63.

40. Sponseller P.D., Cohen M.S., Nachemson A.L., Hall J.E. and Wohl M.E. (Jun, 1987) Results of surgical treatment of adults with idiopathic scoliosis. J Bone Joint Surg Am, 69(5): 667-75.

41. Akazawa T., Minami S., Takahashi K., Kotani T., Hanawa T. and Moriya H. (2005) Corrosion of spinal implants retrieved from patients with scoliosis. J Orthop Sci, 10(2): 200-5.

42. Bunge E.M. and de Koning, H.J. (Feb, 2009) The effectiveness of screening for scoliosis. Pediatrics for Parents. http://findarticles.com/p/articles/mi_m0816/is_2_25/ai_n31506277/

43. Hawes, M. (2006). Impact of spine surgery on signs and symptoms of spinal deformity. Developmental Neurorehabilitation, 1751-8431, 9(4); 318 — 339.

44. Ogilvie J.W. (Jan-Feb, 2011) Update on prognostic genetic testing in adolescent idiopathic scoliosis (AIS). J Pediatr Orthop, 31(1 Suppl): S46-8.

45. University of Utah (2007, December 11). Are Humans Evolving Faster? Findings Suggest We Are Becoming More Different, Not Alike. *ScienceDaily*. Retrieved Jan 2, 2007, from http://www.sciencedaily.com/releases/2007/12/071210212227.htm

46. Price, W. (1939) Nutrition and Physical Degeneration, sixth ed. Los Angeles: Price-Pottenger Foundation.

47. Opsahl, W., Abbott, U., Kenney, C., and Rucker, R. (July 27, 1984). Scoliosis in chickens: responsiveness of severity and incidence to dietary copper. Science, 225: 440-442.

48. Greve, C., Trachtenberg, E., Opsahl, W., Abbott U. and Rocker, R. (18 Aug, 1986). Diet as an External Factor in the Expression of Scoliosis in a Line of Susceptible Chickens. The Journal of Nutrition, 117: 189-193.

49. Johnston, W.L., MacDonald, E. and Hilton, J.W., (Nov, 1989). Relationships between dietary ascorbic acid status and deficiency, weight gain and brain neurotransmitter levels in juvenile rainbow trout. Fish Physiology and Biochemistry, 6(6): 353-365.

50. Lim, C. and Lovell, R.T. (1977), Pathology of the Vitamin C Deficiency Syndrome in Channel Catfish (Ictalurus punctatus). The Journal of Nutrition, 108: 1137-1146.

51. Machlin, L.J., Filipski, R., J. Nelson, Horn, L.R. and Brin, M. (1977), Effects of a Prolonged Vitamin E Deficiency in the Rat. The Journal of Nutrition, 107: 1200-1208.

52. Halver, J.E., Ashley, L.M., and Smith, R.R. (1969), Ascorbic Acid Requirements of Coho Salmon and Rainbow Trout. Transactions of the American Fisheries Society 98:762—771.

53. Choo, P.S., Smith, T.K., Cho, C. Y. and Ferguson H.W. (1991), Dietary Excesses of Leucine Influence Growth and Body Composition of Rainbow Trout, The Journal of Nutrition, 121: 1932-1939.

54. Lee W.T., Cheung C.S., Tse Y.K., Guo X., Qin L., Ho S.C., Lau J. and Cheng J.C. (2005). Generalized low bone mass of girls with adolescent idiopathic scoliosis is related to inadequate calcium intake and weight bearing physical activity in peripubertal period. Osteoporos Int. 16(9):1024-35.

55. Mantle D, Wilkins RM, Preedy V. A novel therapeutic strategy for Ehlers-Danlos syndrome based on nutritional supplements. Med Hypotheses. 2005;64(2):279-83

56. Worthington V. and Shambaugh P. (1993). Nutrition as an environmental factor in the etiology of idiopathic scoliosis. J Manipulative Physiol Ther., 16(3):169-73.

57. Kolata G., Bone Finding May Point to Hope for Osteoporosis, New York Times, Retrieved 11.12.08 from http://www.nytimes.com.

58. Donovan P. (Mar 21, 2008). Grow Your Own Probiotics, Part 1: Kefir, NaturalNews, Naturalnews.com, http://www.naturalnews. com/022822.html.

59. Neogi T., Booth S.L. and Zhang Y.Q. (2006) Low vitamin K status is associated with osteoarthritis in the hand and knee. Arthritis Rheum, 54:1255—61. PMID: 16572460.

Bagian 2
Program Nutrisi untuk Kesehatan dan Skoliosis

(Bab 8-10)

60. Brooks, D. (1 Apr, 2008). India, China lead explosion in diabetes epidemic: researcher, AFP.

61. Child & Family Research Institute (Nov. 21, 2007). Too Much Sugar Turns Off Gene That Controls Effects Of Sex Steroids. ScienceDaily, Retrieved January 9, 2007, from http://www.sciencedaily.com / releases/2007/11/071109171610.htm

62. French, P., Stanton, C., Lawless, F., O'Riordan, E.G., Monahan, F.J., Caffrey, P.J. and Moloney, A.P. (Nov, 2000). Fatty acid composition, including conjugated linoleic acid, of intramuscular fat from steers offered grazed grass, grass silage, or concentrate-based diets. Journal of Animal Science, 78(11); 2849-2855.

63. Resnick, Donald and Niwayama, Gen, *Diagnoses of Bone and Joint Disorders* (Philadelphia: WB Saunders, 1988), p. 758.

64. Jaksic, et al. Plasma proline kinetics and concentrations in young men in response to dietary proline deprivation, *American Journal of Clinical Nutrition*, 1990, 52, 307-312.

65. Gotthoffer, NR, *Gelatin in Nutrition and Medicine* (Graylake IL, Grayslake Gelatin Company, 1945), p. 131

66. Medline abstract of Koyama, et al. Ingestion of gelatin has differential effect on bone mineral density and bodyweight in protein undernutrition, *Journal of Nutrition and Science of Vitaminology*, 2000, 47, 1, 84-86.)

67. Oesser, S, et al. Oral administration of (14) C labeled gelatin hydrolysate leads to an accumulation of radioactivity in cartilage of mice (C57/BL), *Journal of Nutrition*, 1999, 10, 1891-1895.

68. Moskowitz, W, Role of collagen hydrolysate in bone and joint disease, *Seminars in Arthritis and Rheumatism*, 2000, 30, 2, 87-99.

69. Lubec, G, et al. Amino acid isomerisation and microwave exposure, *Lancet*, 1989, 2, 8676, 1392-1393.

70. Davis, Adele, *Let's Get Well* (Signet, 1972), p. 142.

71. Gotthoffer, NR, *Gelatin in Nutrition and Medicine* (Graylake IL, Grayslake Gelatin Company, 1945), pp. 65-68

72. Pottenger, FM, Hydrophilic colloid diet, *Health and Healing Wisdom*, Price Pottenger Nutrition Foundation Health Journal, Spring 1997, 21, 1, 17.

73. Ottenberg, R, Painless jaundice, *Journal of the American Medical Association*, 1935, 104, 9, 1681-1687

74. Reuter Information Service, "Can Gelatin Transmit 'Mad Cow' Disease," *Nando Times*, 1997, www.nando.net

75. Anthony W Norman. (Aug, 2008) A vitamin D nutritional cornucopia: new insights concerning the serum 25-hydroxyvitamin D status of the US population. American Journal of Clinical Nutrition, Vol. 88, No. 6, 1455-1456

76. Goswami, R., Gupta, N., Goswami, D., Marwaha, R.K. and Tandon, N. (Aug 2000). Prevalence and significance of low 25-hydroxyvitamin D concentrations in healthy subjects in Delhi. American Journal of Clinical Nutrition, 72(2), 472-475.

77. Holick M.F. (Sept, 2000). Calcium and Vitamin D. Diagnostics and Therapeutics. Clin Lab Med, 20(3):569-90

78. Tokita, H., Tsuchida, A., Miyazawa, K., Ohyashiki, K., Katayanaqi, S,. Sudo, H., Enomoto, M., Takaqi, Y. and Aoki, T. (2006). Vitamin K2-induced antitumor effects via cell-cycle arrest and apoptosis in gastric cancer cell lines. Int J Mol Med, 17(2):2355-43.

79. Neogi, T., Booth, S.L. and Zhang, Y.Q., et al. (2006). Low vitamin K status is associated with osteoarthritis in the hand and knee. Arthritis Rheum, 54:1255-61.

80. Geleijnse, J.M., Vermeer, C., Grobbee, D.E., Schurgers, L.J., Knapen, M.H.J., Van der Meer, I.M., Hofman, A. and Witteman, J.C.M. (2004). Dietary Intake of Menaquinone Is Associated with a Reduced Risk of Coronary Heart Disease: The Rotterdam Study. J Nutr. 134: 3100-3105.

81. National Health and Medical Research Council. (8 Mar, 2006). Joint Statement and Recommendations on Vitamin K Administration

to Newborn Infants to Prevent Vitamin K Deficiency Bleeding in Infancy.

82. Purwosuna, Y., Muharram, Racjam I.A., et al. (Apr, 2006) Vitamin [K$_2$] treatment for postmenopausal osteoporosis in Indonesia. J Obstet Gynaecol Res, 32:230-4.

Bagian 3
Peregangan dan Latihan Penyeimbangan Tubuh

(Bab 11-19)

83. Negrini, S., Fusco, C., Minozzi, S., Atanasio, S. Zaina, F. and M. Romano, (2008). Exercises reduce the progression rate of adolescent idiopathic scoliosis: Results of a comprehensive systematic review of the literature. Disability & Rehabilitation. 30(10) ; 772 — 785.

84. Smith, R.M. and Dickson, R.A., (Aug, 1987) Experimental structural scoliosis. The Journal of Bone and Surgery. 69(4):576-81.

85. Bogdanov, O.V., Nikolaeva, N.I. and Mikhaelenok, E.L. (1990). Correction of posture disorders and scoliosis in schoolchildren using functional biofeedback. Zh Nevropatol Psikhiatr Im S S Korsakova, 90(8); 47-9.

86. Woynarowska, B., and Bojanowska, J. (1979) Effect of increased motor activity on changes in posture during puberty. Probl Med Wieku Rozwoj. 8:27-35.

87. Wong, M.S., Mak, A.F., Luk, K.D., Evans, J.H. and Brown, B. (Apr, 2001). Effectiveness of audio-biofeedback in postural training for adolescent idiopathic scoliosis patients. Prosthetics and Orthotics International. 25(1):60-70.

88. Yekutiel, M., Robin G.C. and Yarom R. (1981) Proprioceptive function in children with adolescent idiopathic scoliosis. Spine. 6(6):560-6.

89. Klein, A.C. and Sobel D., (1985). Backache Relief. Times Books.

90. Petruska, G.K. DC, DACRB, A Functional Approach to Treatment of Scoliosis. Retrieved December 19, 2007 from www.doctorpetruska.com.

91. Pećina, M., Daković, M. and Bojanić, I. (1992). The natural history of mild idiopathic scoliosis. Acta Med Croatica. 46(2):75-8.

92. Timgren J & Soinila S. (2006). Reversible pelvic asymmetry: an overlooked syndrome manifesting as scoliosis, apparent leg-length difference, and neurologic symptoms. Journal Manipulative Physiological Therapeutics, ;29(7):561-5.

93. Hawes, M.C. (2002). Scoliosis and the Human Spine, West Press.

94. Mooney, V., Gulick, J. and Pozos, R. (Apr, 2000) A preliminary report on the effect of measured strength training in adolescent idiopathic scoliosis. Journal of Spinal Disorders, 13(2):102-7.

95. Weiss, H.R. (1992). Influence of an in-patient exercise program on scoliotic curve. Journal of Orthopaedic Trauma. 18(3):395-406.

96. Weiss, H.R. (Feb, 2003). Conservative treatment of idiopathic scoliosis with physical therapy and orthoses. Orthopade, 32(2):146-56.

97. Morningstar, M.W., Woggon D., and Lawrence, G. (14 Sept, 2004). Scoliosis treatment using a combination of manipulative and rehabilitative therapy: a retrospective case series. BMC Musculoskelet Disord. 5: 32

98. Athanasopoulos, S., Paxinos T., Tsafantakis, E., Zachariou, K. and Chatziconstantinou, S. (31 August, 1998). The effect of aerobic training in girls with idiopathic scoliosis. Scandinavian Journal of Medicine and Science in Sports, 9(1):36-40.

99. Timgren, J. and Soinila, S. (September, 2006). Reversible pelvic asymmetry: an overlooked syndrome manifesting as scoliosis, apparent leg-length difference, and neurologic symptoms. Journal Manipulative Physiological Therapeutics, ;29(7):561-5.

100. Hawes, M.C., (2002). Scoliosis and the Human Spine, West Press.

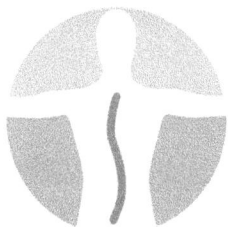

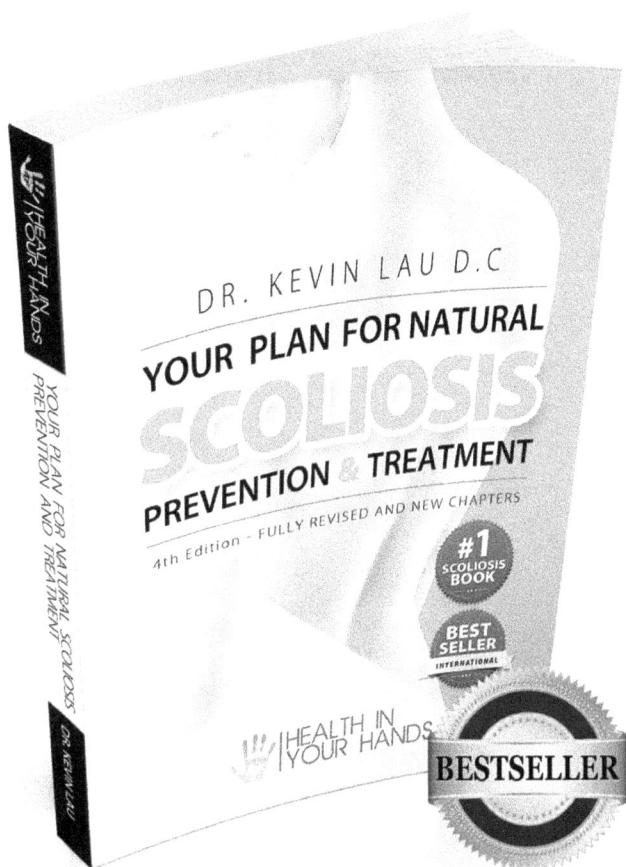

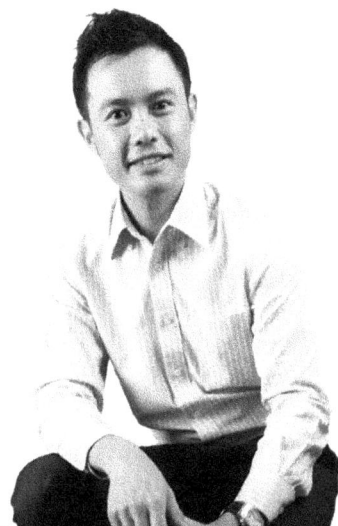

DVD Olahraga untuk Pencegahan dan Perbaikan Skoliosis
merupakan hasil seleksi seksama atas latihan-latihan fisik yang bisa Anda lakukan untuk membalikkan skoliosis di tengah kenyamanan rumah Anda.

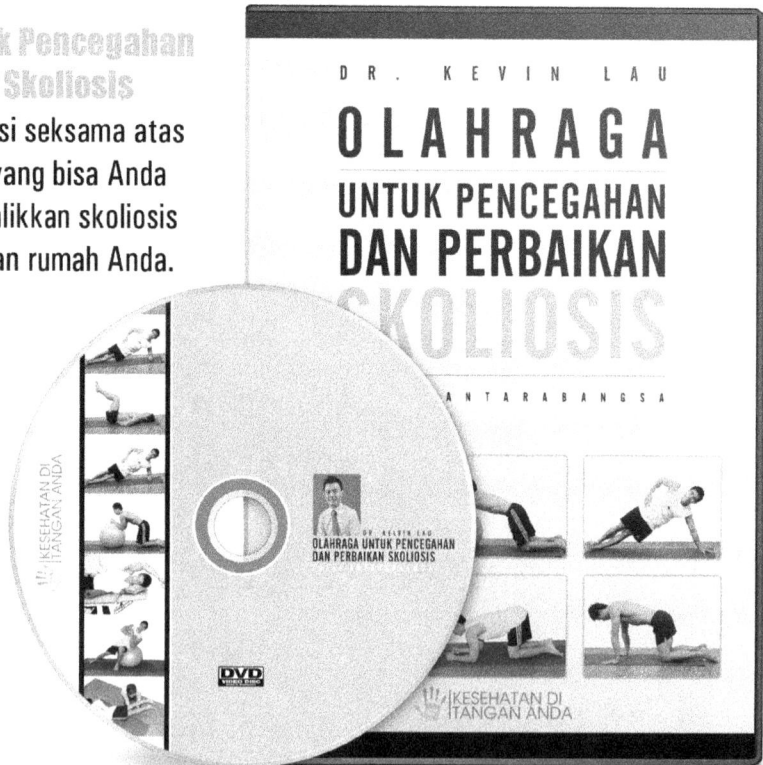

DR. KEVIN LAU

OLAHRAGA
UNTUK PENCEGAHAN
DAN PERBAIKAN
SKOLIOSIS

ANTARABANGSA

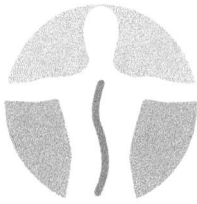

KESEHATAN DI TANGAN ANDA

Terbagi ke dalam tiga bagian yang mudah dicerna, DVD ini akan menghantar Anda melewati berbagai langkah untuk mulai membangun kembali dan menjadikan tulang belakang Anda kembali seimbang. Bagian-bagian yang komprehensif mencakup segalanya, mulai dari Peregangan Penyeimbangan Tubuh untuk Membangun Poros Tubuh Anda dan sejumlah Olahraga Penjajaran Tubuh yang telah dirancang dan dipilih secara cermat oleh dr. Kevin Lau.

Bagi siapa pun yang menderita skoliosis, keuntungan utama dari DVD ini adalah:

- Menyajikan enam puluh-menit pengembangan ringkas atas buku dr. Lau dengan judul yang sama, Program Pencegahan dan Penyembuhan Skoliosis untuk Anda.

- Bagian Penyeimbangan Tubuh dalam DVD menjabarkan secara terperinci teknik peregangan yang benar untuk pengidap skoliosis guna menghilangkan kekakuan.

- Bagian Membangun Poros Tubuh menitikberatkan penguatan otot yang memberikan tulang belakang Anda stabilitas.

- Olah Raga Penjajaran Tubuh akan memperbaiki secara menyeluruh kesejajaran tulang belakang Anda.

- Semua latihan fisik yang merupakan bagian penting di dalam DVD cocok untuk rehabilitasi pra- dan pasca-operasi skoliosis.

- Aman, bahkan bagi mereka yang sedang kesakitan.

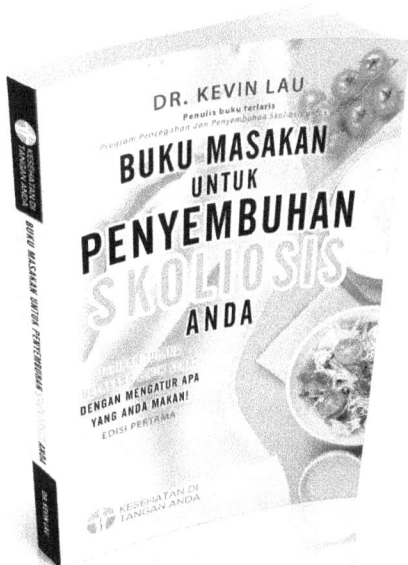

Memperkuat tulang belakang, dengan satu kali makan sekaligus!

'Buku Masakan untuk Pengobatan Skoliosis Anda' - merupakan salah satu jenis buku yang tidak pernah ada sebelumnya, karena dapat menyesuaikan pola makan anda dengan lebih dari 100 kelezatan resep, resep yang akan membentuk tulang belakang untuk mengobati skoliasis anda! Buku ini akan membawa anda pada rahasia yang menakjubkan dan sudah teruji waktu, rahasia dari nutrisi yang optimal bagi kesehatan tulang belakang yang tersaji dalam bentuk panduan yang mudah untuk diikuti. Anda cukup mengikuti langkah demi langkah petunjuk tentang cara untuk mengetahui makanan yang tepat untuk metabolisme dan gen. Setelah selesai, hal yang perlu anda lakukan adalah mengambil/ membuat resep sesuai dengan selera anda dan memilih bahan yang sesuai dengan hasil dari Jenis Metabolis anda.

Apa yang dapat anda harapkan:

- Mengurangi rasa sakit terkait dengan skoliosis
- Memperkuat otot anda
- Mengendurkan kekakuan otot
- Menyeimbangkan hormon anda
- Meningkatkan pertumbuhan tulang belakang dan perkembangannya

- Meningkatkan tingkat energi anda
- Mencegah degenerasi tulang belakang
- Membantu mencapai ukuran tubuh ideal anda
- Memperkuat sistem kekebalan tubuh
- Peningkatan tidur

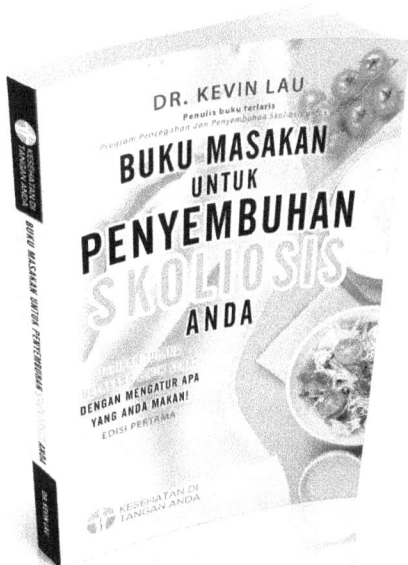

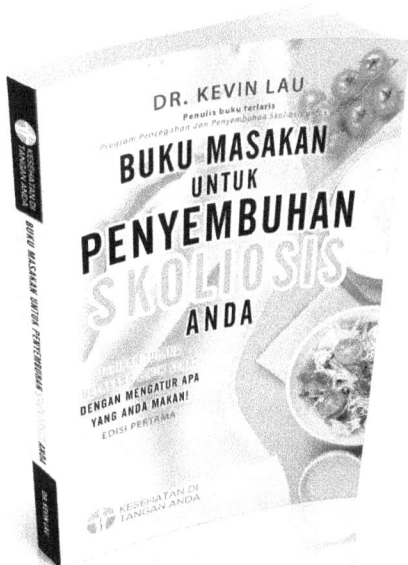 KESEHATAN DI TANGAN ANDA   # Jurnal

Petunjuk per hari selama 12 minggu untuk tulang belakang yang lebih lurus dan kuat!

Dalam buku laris di Amazon.com 'Perencanaan Anda terhadap Pencegahan dan Penanganan Skoliosis secara Alami', Dr. Kevin Lau menawarkan pengetahuan praktis yang mendasar bagi keberhasilan perawatan kesehatan Anda selama 12 minggu. Berdasarkan riset dan pengembangan oleh Dr. Kevin Lau, buku ini menghadirkan rencana penanganan skoliosis yang terbukti aman, dapat diterima dan mudah diikuti. Petunjuk langkah demi langkah sederhana yang memandu Anda menuju perbaikan kesehatan tulang belakang.

Program Dr. Lau dirancang secara universal agar bermanfaat bagi semua penderita skoliosis. Muda ataupun tua, tak memandang seberapa ringan atau parahnya skoliosis Anda, semua orang akan mendapatkan manfaat dari program ini.

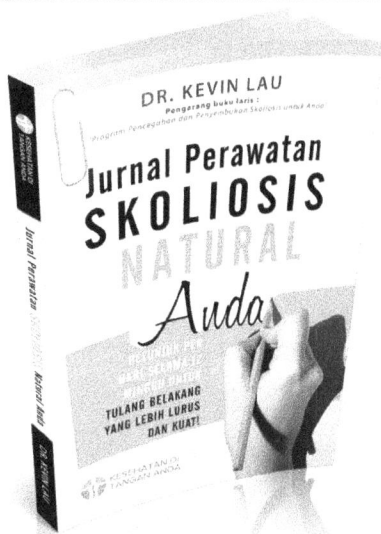

Operasi

DR. KEVIN LAU

PEMBEDAHAN SKOLIOSIS LENGKAP
BUKU PANDUAN BAGI PARA PASIEN

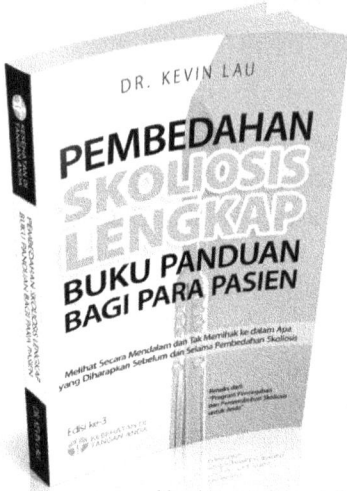

Melihat Secara Mendalam dan Tak Memihak ke dalam Apa yang Diharapkan Sebelum dan Selama Pembedahan Skoliosis

Melihat secara mendalam dan tak memihak ke dalam apa yang diharapkan sebelum dan selama pembedahan skoliosis

Pembedahan skoliosis tidak harus menjadi suatu pengalaman menakutkan, bermasalah dan mencemaskan. Kenyataannya, dengan informasi, saran dan pengetahuan yang tepat Anda dapat miliki kemampuan untuk membuat keputusan yang pasti dan berpengetahuan tentang pilihan pengobatan yang terbaik dan paling sesuai.

Buku terbaru Dr. Kevin Lau akan membantu Anda untuk menemukan informasi terkini dan penting yang akan memandu Anda dalam membuat keputusan tentang kesehatan tulang belakang Anda di masa depan.

Anda akan:

- **Mempelajari** lebih lanjut tentang rincian pembedahan skoliosis - Termasuk memahami komponen pembedahan itu sendiri seperti mengapa batang diletakkan di dalam tubuh Anda selama pembedahan (fusi) yang dimaksudkan untuk tetap berada di sana.

- **Mengungkap** fakta serius - Sebagai contoh, Anda akan mengetahui bahwa setelah pembedahan, ada kemungkinan Anda tidak akan kembali ke keadaan normal sepenuhnya, dalam penampilan atau tingkat aktivitas.

- **Menemukan** faktor yang menentukan prognosis jangka panjang Anda, termasuk studi kasus terperinci.

- **Mempelajari** bagaimana cara mengevaluasi risiko dengan benar yang terkait dengan berbagai jenis pembedahan skoliosis.

- **Mendapatkan** tips tentang cara untuk mengusahakan pembedahan Anda dan bagaimana memilih waktu, tempat dan dokter bedah yang terbaik untuk kebutuhan Anda.

- **Menemukan** lebih dari 100 ilustrasi untuk membantu membuatnya mudah untuk dibaca dan dipahami.

Kehamilan

DR. KEVIN LAU D.C

PANDUAN ESENSIAL UNTUK SKOLIOSIS DAN KESEHATAN KEHAMILAN

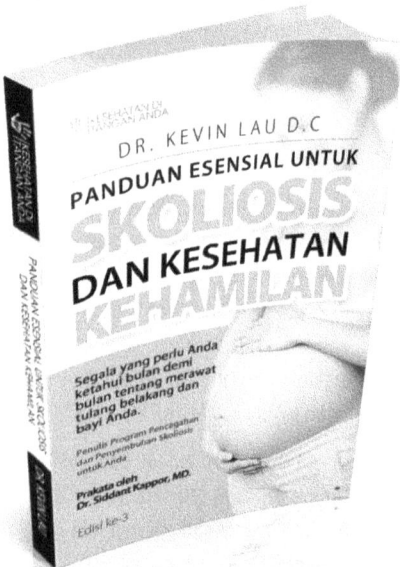

Segala yang perlu Anda ketahui bulan demi bulan tentang merawat tulang belakang dan bayi Anda.

Penulis Program Pencegahan dan Penyembuhan Skoliosis untuk Anda

Prakata oleh Dr. Sddant Kapoor, MD.

Edisi ke-3

Segala yang perlu Anda ketahui bulan demi bulan tentang merawat tulang belakang dan bayi Anda.

"Panduan Esensial untuk Skoliosis dan Kesehatan Kehamilan" merupakan panduan bulan demi bulan yang mencakup segala yang perlu diketahui tentang perawatan tulang belakang dan bayi Anda. Buku ini mendukung dan memperkuat perasaan Anda di sepanjang perjalanan mempesona Anda menuju kelahiran bayi sehat Anda.

Buku ini menyediakan jawaban dan nasihat pakar untuk wanita hamil yang menderita skoliosis. Penuh dengan informasi untuk mengatasi gejolak fisik dan emosi kehamilan selama skoliosis. Sejak mengandung hingga melahirkan dan seterusnya, panduan ini akan menuntun Anda menjadi seorang ibu yang bahagia dan bangga dengan kelahiran seorang bayi baru yang sehat.

Scoliotrack

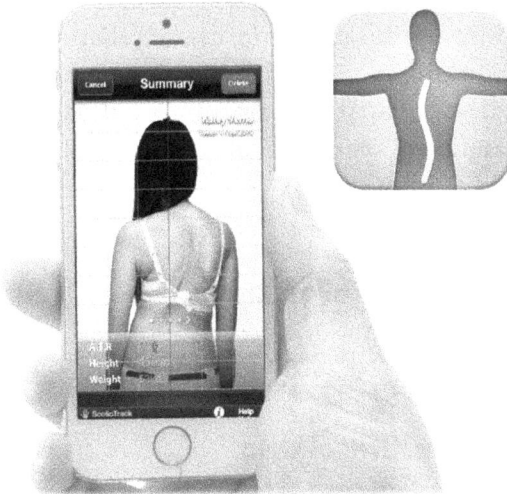

ScolioTrack merupakan cara aman dan inovatif untuk melacak keadaan skoliosis seseorang bulan demi bulan dengan menggunakan meteran akselerator iPhone sebagaimana dokter melakukannya dengan skoliometer. Skoliometer adalah alat yang digunakan untuk memperkirakan besarnya lengkungan pada spina seseorang dan dapat juga digunakan sebagai alat bantu selama proses pendeteksian, atau sebagai tindak lanjut terhadap skoliosis, suatu kelainan bentuk spina karena spina melengkung secara abnormal.

App Store — Unduh di

Google play — DAPATKAN DI

Fitur Aplikasi:

- Dapat digunakan oleh banyak pengguna dan data mereka dapat disimpan dengan aman dalam iPhone untuk pemeriksaan mendatang
- Melacak dan menyimpan ukuran Sudut Rotasi Poros Spina (Angle of Trunk Rotation, ATR), suatu ukuran kunci dalam mendeteksi dan merencanakan terapi terhadap skoliosis
- Menampilkan umpan berita terbaru tentang skoliosis agar pengguna tetap mendapatkan info terbaru

- Melacak tinggi dan berat badan ideal remaja yang sedang bertumbuh dan mengidap skoliosis atau orang dewasa yang peduli terhadap kesehatan
- Perkembangan skoliosis ditunjukkan dalam grafik sehingga perubahannya bulan demi bulan dapat diamati dengan mudah.

Skoliometer

Telah hadir pemindai skoliosis mutakhir :
Aplikasi skoliometer

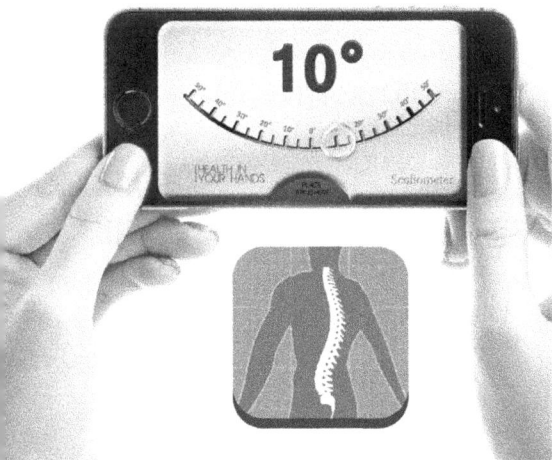

Skoliometer adalah perangkat bermanfaat dan berinovasi tinggi bagi para professional di bidang medis, para dokter dan siapa saja yang ingin melakukan pemeriksaan skoliosis di rumah. Kami persembahkan perangkat yang selalu tersedia, memiliki tingkat akurasi yang tinggi namun dengan harga yang lebih terjangkau. Para dokter dan professional di bidang medis yang mencari sebuah metode yang sederhana, cepat dan sempurna untuk mengukur pembengkokan pada tulang belakang dapat beralih menggunakan perangkat ini.

App Store — Unduh di

Google play — DAPATKAN DI

Ikuti Kami

Tetap terhubung dengan kiat-kiat kesehatan, berita, dan informasi terbaru dari dr. Lau dengan situs jejaring sosial berikut ini. Bergabunglah dengan Kesehatan di Tangan Anda di Facebook untuk mendapat kesempatan bertanya pada dr. Kevin Lau tentang buku, pertanyaan umum tentang skoliosis, aplikasi iPhone yang bernama ScolioTrack atau DVD Latihan:

facebook. www.facebook.com/Skoliosis.id

You Tube www.youtube.com/DrKevinLau

Blogger www.DrKevinLau.blogspot.com

twitter www.twitter.com/DrKevinLau

Linked in http://sg.linkedin.com/in/DrKevinLau/in

Instagram www.instagram.com/hiyh.info/

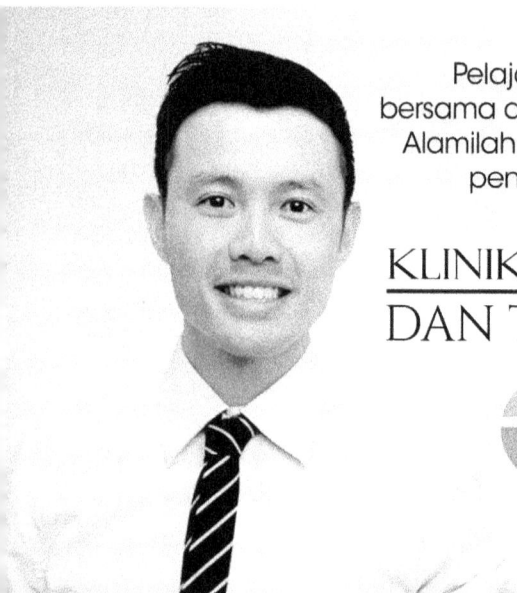
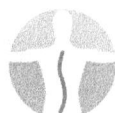
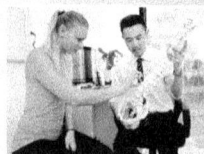
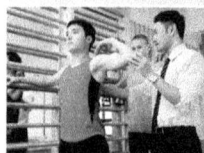
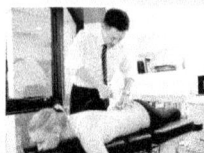

www.ingramcontent.com/pod-product-compliance
Lightning Source LLC
Chambersburg PA
CBHW080242030426
42334CB00023BA/2676